皇汉医学精华书系

[日] 丹波元简◎著

马梅青　尹桂平　田思胜　郝菲菲◎校注

伤寒论辑义

中国健康传媒集团

中国医药科技出版社

内 容 提 要

《伤寒论辑义》是日本著名的汉医学家丹波元简集诸家见解，以阐发《伤寒论》精义注释之作。全书共七卷，成书于公元 1801 年。该书以明·赵开美翻刻的宋版《伤寒论》为底本，参考别本及多家注本，集诸前人多家注释，在《伤寒论》每一条之下，或选一二家言，或众说并蓄，删繁节要，融会贯通，并以按语形式，加以己见而成。全书简要切用，极有价值，适合中医药从业人员、中医药院校师生及中医药爱好者阅读参考。

图书在版编目（CIP）数据

伤寒论辑义 /（日）丹波元简著；马梅青等校注 .—北京：中国医药科技出版社，2019.9

（皇汉医学精华书系）

ISBN 978-7-5214-1074-7

Ⅰ.①伤… Ⅱ.①丹…②马… Ⅲ.①《伤寒论》—研究 Ⅳ.① R222.29

中国版本图书馆 CIP 数据核字（2019）第 062732 号

美术编辑 陈君杞
版式设计 也 在

出版 **中国健康传媒集团** | 中国医药科技出版社
地址 北京市海淀区文慧园北路甲 22 号
邮编 100082
电话 发行：010 - 62227427 邮购：010 - 62236938
网址 www.cmstp.com
规格 710 × 1000mm $\frac{1}{16}$
印张 20 $\frac{1}{2}$
字数 312 千字
版次 2019 年 9 月第 1 版
印次 2023 年 3 月第 6 次印刷
印刷 三河市万龙印装有限公司
经销 全国各地新华书店
书号 ISBN 978-7-5214-1074-7
定价 **59.00 元**

获取新书信息、投稿、为图书纠错，请扫码联系我们。

《 丛书编委会 》

总 主 编 田思胜

副总主编 张永臣　马梅青

编　　委（按姓氏笔画排序）

王明亮　王春燕　尹桂平　卢承顶

田　虎　边　莉　李明轩　杨其霖

张　晶　范延妮　赵　琼　赵雨薇

郝菲菲　翟文敏　薛远亮

前　　言

中医学博大精深，源远流长，不仅为中华民族的繁衍昌盛做出了巨大贡献，同时远播海外，对世界医学的发展影响极大。

中国与日本是一衣带水的邻邦，中医学对日本的影响尤其重大。早在秦朝中医药文化就已经传播到了日本，《后汉书》载徐福等上书言海中有三神山，于是秦始皇遣"福入海求仙"而达日本。相传徐福通医术，精采药和炼丹，被日本人尊为"司药神"。南北朝时期，吴人知聪携《明堂图》共一百六十四卷到日本，对日本汉方医学的发展产生了重要影响，之后出现了一些著名的医家和医著，形成了早期的汉方医学。隋唐时期，日本派往中国的遣隋使、遣唐使学习佛法、政治与文化，同时也把中国的中医药书籍如《四海类聚方》《诸病源候论》等带回了日本。日本大宝年间，天皇颁布"大宝令"，采纳唐制设置医事制度、医学教育、医官等，并将《针灸甲乙经》《脉经》《小品方》《集验方》《素问》《针经》《明堂》《脉诀》等列入医生学习必修书目，仿效中医。除此之外，还邀请中国高僧鉴真东渡日本，传律讲经，传授中医药知识和药材鉴别方法等。自此，日本朝野上下，重视中医，出现了许多以研究中医学而著称的学者。公元984年，日本医学界产生了一部极为重要的著作，即丹波康赖撰写的《医心方》，主要从我国中医经典医籍中摘要精华内容，经改编后用日文出版，成为中日医药交流一大成果，影响日本医学界近百年。金元时期，中国出现了金元四大家，形成了著名的学术流派，同样在日本也形成了三大流派。日本医家田代三喜留华12年，专攻李杲、丹溪之学，回国后成立了"丹溪学社"，奉丹溪翁为医中之圣，后传其学至弟子曲直濑道三，曲直濑道三以朱丹溪理论为核心，汇入个人经验形成独自的医学体系"后世派"。明代初期，《仲景全书》和宋版《伤寒论》在日本出版，引起了很大轰动，许多医家热衷研究和学习《伤寒论》，加之当时儒教盛行，国学复古思潮高涨，与此相应也出现了提倡医学应复归于古代中国医学根本的呼声。结合当时中国在中医研究方面注重《伤寒论》的情况，伊藤仁斋等认为《伤寒论》是医学的原点，主张复古，从张仲景《伤寒论》原点研究《伤寒论》，之后形成了以吉益东洞为代表的"古方派"。此时期，荷兰医学在日本开始盛行，采用汉方医学与荷兰医学折衷方法行医的医家逐渐增多，出现了《解体新书》等西洋医学与汉方医学结合的著作，形成了"折衷派"。

古方派重视中国古典医学著作如《黄帝内经》《神农本草经》《伤寒杂病论》，

其中尤为推崇张仲景所著的《伤寒论》与《金匮要略》，奉张仲景的著作为圭臬。主张医方亦应回归到医学的真正古典，亦即东汉时代《伤寒杂病论》为主的观点，树立以《伤寒论》为中心的医学体系作为目标，用《伤寒论》中的独自法则来解释《伤寒论》。认为《伤寒论》113 方中的绝大多数方剂适合于临床应用，其治疗理论应当分型证治，由此奠定了汉方医学重视实证治疗并崇尚古典经方应用的基础。

正是在这种风气下，吉益东洞从《伤寒论》原点出发，针对《伤寒论》和《金匮要略》中的方药设计了一套特定处方对应特定证候的"方证相对"医疗方案，并重新整理拆解《伤寒论》和《金匮要略》。选用二书 220 首方剂，采取"以类聚方"，重新编排，集原书各篇中方剂应用、辨证立法条文列于该方之后，后附作者的考证及按语，解释原文中症状特点和方证内涵，编写了《类聚方》一书。同时，他对《伤寒论》《金匮要略》中常用 54 种药物进行研究，每品分考征、互考、辨流、品考四项，"指仲景之证，以征其用；辨诸氏之说，以明其误"，主张"万病一毒"，认为用药治病是以毒攻毒，进而撰成《药征》一书。

清代乾嘉时期朴学兴起，考据之风盛行。此风传入日本后，各地文运大兴，风靡日本儒医两界。江户儒家山本北山、大田锦城、龟田鹏斋等建立了日本考证学派。作为山本北山学生的丹波元简与其子丹波元胤、丹波元坚，亦深受儒家思想的熏陶。在儒家重现实、重人文传统的影响下，丹波元简父子重视清儒与医家著作的研究。他们兼通医儒，上承家学，旁通中国经史小学，秉承清儒的治学态度，借鉴清儒的治学方法，参考和引用中国历代医家的研究成果，客观真实，撰成如《伤寒论辑义》《金匮玉函要略辑义》《脉学辑要》《素问识》《灵枢识》《医賸》《救急选方》《伤寒论述义》《金匮玉函要略述义》等著作，集众家之长于一炉，驳误纠讹，分明泾渭，发前人所未发。又参稽相关的医籍文献，持之以医理，征之以事实，旁征博引，穷源竟委，廓清了一批聚讼纷纭的问题。其严谨文献考证学态度，深受中日两国学界好评。

《皇汉医学精华书系》选取吉益东洞、丹波元简父子、汤本求真等古方派医家中的精华医著，进行校注整理，付梓刊印，以期为广大读者呈现日本古方派医家研究以《伤寒论》为代表的医著精华。

由于水平有限，虽几经努力，但选书校注等定会存在不足之处，恳请读者不吝赐教，批评指正。

田思胜
2019 年 8 月于山东中医药大学

丹波元简（1755～1810）是丹波元德之子，字廉夫，号桂山，日本著名的汉医学家，又栎窗，擢侍医，叙法眼，兼医学教谕，精于考证，著述宏富，代表性著作有《伤寒论辑义》《金匮要略辑义》《脉学辑要》《素问识》《灵枢识》《管聚方要补》《救急选方》等。

《伤寒论辑义》是丹波元简辑集诸家见解，以阐发《伤寒论》精义注释之作。全七卷，成书于公元1801年。该书以明·赵开美复宋版《伤寒论》为底本，参考别本、多家注本，集诸前人多家注释，在《伤寒论》每一条之下，或选一二家言，或众说并蓄，删繁节要，融会贯通，并以按语形式，加以己见而成。全书简要切用，极有价值，深受中日两国学界好评。现存主要版本有日本文政五年（1822年）聿修堂刻本清光绪十年杨守敬重印本，1939年《皇汉医学丛书》排印本，1957年人民卫生出版社据《皇汉医学丛书》版重印本，1983年人民卫生出版社《聿修堂医书选》铅印本。

本次点校以日本文政五年（1822年）聿修堂刻本清光绪十年杨守敬重印本为底本，参考《皇汉医学丛书》等本，整理点校。在校注过程中力争保持原貌，但也作了以下调整：

1. 原书为竖排繁体，现改为横排简体。异体字、古体字、通假字等均改为现行通用简化字，不出校。原本因竖排所用"右"字，现因改为横排，全改为"上"字，不出校。

2. 对底本中明显的错字、"已""己"不分、"日""曰"混用的字，均予以校正，不出校注。对底本中明确是错讹、脱漏、衍文、倒置处，予以校正，出校记说明。

3. 对底本与校本互异，若难以判断是非或两义皆通者，则不改原文，而出校记并存，或酌情表示有倾向性意见；若属一般性虚词而无损文义者，或底本无误而显系校本讹误者，一般不予处理。若底本与校本虽同，但原文却有误者，予以勘正，并出校说明理由；若怀疑有误而不能肯定者，不改原文，只在校注中说明。

4. 文中引用书名多为简称，作"附 引用书简称全称对照"于书末。

由于水平所限，错点漏校之处在所难免，还望专家不吝指正。

校注者

2019年5月

许叔微曰：读仲景论，不能博通诸医书，以发明其隐奥，专守一书，吾未见能也。余早奉家庭之训，读《伤寒论》，间从一二耆宿①，有所承受，然既无超卓之才，何有创辟之识？因循苟且，粗领会崖略②，以为临证处方之资，忽忽二十余年矣。唯癖嗜聚书，以所入之赢，颇多储蓄，如伤寒一科，殆至四十余家，以事务倥偬，不克专心于抽绎③，仅供一时披寻耳。会丙辰秋，为人讲斯书，因顾世为仲景书者，或谓《伤寒论》，只当于原文中，字栉句比，参证互明，以求其归趣，别开心眼，后世注家，迂腐之谈，无益方术，一概抹杀而可矣。是盖性高明者，宜如此也。如余则谓宋元而降，解释此书者，亡虑数十家，深讨搜穷，各竭其心，其间虽意见各出，得失互存，均之非无追溯仲景渊源者焉。呜呼！余也才识不能逮今人，安能望于前贤，矧④竭一人之心力智巧，乃孰与假数百年间，数十贤之所竭心力智巧，而以为吾有也。于是公私应酬之暇，陈所储蓄，逐条历考，旁及他书，广求密搜，沉思默想，窃原许氏之旨，而期阐发其隐奥，临证以辨疑，处方得精当而已，遂录以成一书，亦聊便于讲肄，是吾志也。而取诮于高明者，吾不忧也。凡七卷，名曰《伤寒论辑义》。昔人云：易稿则技精，屡利则艺进。是书之成，但恐抉择未精，或失繁芜，辑以徯⑤他日之删汰云尔。

岁享和纪元春二月望，直舍书

丹波元简廉夫

---

① 耆宿：指年高有德望者。
② 崖略：大概。
③ 抽绎：阐述引导。
④ 矧：况且。
⑤ 徯：等待。

伤寒卒病论集原序

柯本：卒，作杂。宜从，详见于综概。方氏以降诸本，并无集字。

　　论曰：程本：删"论曰"二字，锡志柯同。余每览越人入虢之诊，望齐侯之色，二事见《史记·扁鹊传》。未尝不慨然叹其才秀也。慨，通嘅。《说文》嘅，叹也。《诗·王风》嘅其叹。又《曹风》忾我寤叹。忾，即慨字。按：晋潘岳《闲居赋·序》岳尝读汲黯传，至司马安四至九卿，而良史书之，以巧宦之目，未尝不慨然废书而叹文法略同。并原于《史·孟轲列传》。怪当今居世之士，曾不留神医药，精究方术，《史·秦始皇纪》召文学方术之士。《汉·平帝纪》方术本草。上以疗君亲之疾，下以救贫贱之厄，中以保身长全，以养其生。但竞逐荣势，企踵权豪，《汉·萧望之传》天下之士，延颈企踵，争愿自效。孜孜汲汲，《博雅》孜孜汲汲，剧也。惟名利是务。崇饰其末，忽弃其本，华其外而悴其内，皮之不存，毛将安附焉！《左传·僖公十四年》文。卒然遭邪风之气，婴非常之疾，婴疾，又见《后汉·李膺传》。患及祸至，而方震栗，降志屈节，《论语·微子》不降其志，不辱其身。《家语》宰予进于孔子曰：夫子之于司寇也。日少而屈节数矣，不可以已乎。钦望巫祝，《尔雅》钦，敬也。《楚语》在男曰觋，在女曰巫。《说文》祝，祭主赞词者也。告穷归天，束手受败，束手，见《后汉·光武纪》。赍百年之寿命。赍，当作"赉"。赍，赉同。《千金方》作赉。赍，亦持也。《左传·僖公三十二年》注：上寿百二十岁，中寿百岁，下寿八十。《庄子·盗跖篇》人上寿百岁，中寿八十，下寿六十。持至贵之重器，委付凡医，恣其所措，咄嗟呜呼！何休《公羊》注曰：噫，咄嗟也。厥身已毙，神明消灭，变为异物，贾谊《鹏鸟赋》化为异物兮，又何足患。幽潜重泉，江淹《述哀诗》美人归重泉。李善注引潘岳《悼亡诗》之子归穷泉，重壤永幽隔。徒为啼泣。痛夫！举世昏迷，莫能觉悟，不惜其命，若是轻生，彼何荣势之云哉！按：从当今居世之士至此，《千金方》序论引张仲景曰，文与此少异。而进不能爱人知人，退不能爱身知己，遇灾值祸，身居厄地，厄，何本作死。蒙蒙昧昧，蠢若游魂。蠢，《千金》作戇，柯本作蠢。《礼·哀公问》寡人蠢愚冥烦。《易·系辞》游魂为变。皇甫谧《甲乙经·序》曰：

夫受先人之体，有八尺之躯，而不知医事，此所谓游魂耳，盖此义也。哀乎！趋世之士，驰竞浮华，不固根本，忘躯徇物，《庄子·让王篇》今世俗之君子，危身弃生以徇物。危若冰谷，潘岳《寡妇赋》若履冰而临谷。李善注《毛诗》曰：惴惴小心，如临于谷。又曰：战战兢兢，如履薄冰。《北史·周武帝纪》诏曰：每一念及，若临冰谷。至于是也。

余宗族素多，向余二百，建安纪年按：纪年，纪元之年也。《汉书·武帝纪》元狩元年，冬十月，祠五畤，获一角兽，以燎，始以天瑞纪元。以来，犹未十稔，《左传·襄公二十七年》不及五稔。注：稔，年也。熟也。谷一熟，为一年。其死亡者，三分有二，按：此乃当今居世之士，委付凡医，故如是尔。伤寒十居其七。感往昔之沦丧，《书·微子》篇，今殷其沦丧。《博雅》沦，没也。伤横夭之莫救，乃勤求古训，《书·毕命》不由古训，于何其训。博采众方，撰用《素问》《九卷》《八十一难》《志》云：《素问》《九卷》者，《素问》八十一篇，内有遗阙，故举其卷；《灵枢》君臣问答八十一篇，毫无遗阙，故举其篇。按：《九卷》即《灵枢》。《八十一难》即《难经》也。志聪注：太谬妄。《阴阳大论》按：林亿等以《素问》运气七篇为《阴阳大论》然无明据焉。《胎胪药录》志云：《胎胪药录》者，如《神农本经》、长桑阳庆《禁方》之类。《胎胪》者，罗列之谓。按：此说未有所据。并平脉辨证，柯云：仲景言平脉辨证，为《伤寒杂病论》，是脉与证未尝两分也。按：《平脉辨证》亦似书名，然史志未着录，今无所考。为《伤寒杂病论》合十六卷。虽未能尽愈诸病，庶可以见病知源，若寻余所集，思过半矣。《易下·系辞》知者观其彖辞，则思过半矣。王弼云：过半之益，不亦宜乎。孔颖达云：聪明知达之士，观象辞则能思虑有益，以过半矣。

夫天布五行，以运万类。人禀五常，以有五脏。《白虎通》曰：五常者何？谓仁义礼智信也。五脏，肝仁、肺义、心礼、肾知、脾信也。经络府俞，气腑，俞穴。阴阳会通，《易上·系辞》观其会通，以行其典礼。玄冥幽微，变化难极，自非才高识妙，岂能探其理致哉！按：才高，与首段才秀应。上古有神农、黄帝、岐伯、伯高、雷公、少俞、少师、仲文，按：仲文，史书医传等无考。中世有长桑、扁鹊，汉有公乘阳庆及仓公，下此以往，未之闻也。观今之医，即前段所谓凡医。不念思求经旨，以演其所知，各承家技，终始顺旧，省疾问病，务在口给，《论语》御人以口给。何晏注：佞人口辞捷给。相对斯须，斯须，犹须臾。《礼乐记》礼乐不可斯须去身。便处汤药，按寸不及尺，寸谓寸口。尺谓尺肤。握手不及足，人迎、跌阳，三部不参，《十便良方》引王贶《脉诀》曰：说脉之法，其要有三。一曰人迎，在结喉两旁，法天。二曰三部，谓寸关尺，在于腕上侧，法人。三曰趺阳，在足面系鞋之所，法地。三者皆气之出入要会，所以能决吉凶死生。凡三处，大小迟速，相应齐等，则为无病之人，故曰人迎、趺阳，三部不参，动数发息，不满五十，未知生死，所以三者决死生之要也。**动数发息，不满五十**，《灵枢·根结篇》曰：脉不满五十动而一止者，一脏无气，故须候五十动。**短期未知**陆机《叹逝赋》嗟人生之短期。李善注《素问》雷公曰请问短期。**决诊，九候**见《素问·三部九候论》。**曾无仿佛**，《说文》曰：仿，相似也。佛，见不审也。**明堂阙庭，尽不见察**，《灵枢·五色篇》曰：明堂，鼻也。阙者，眉间也。庭者，颜也。**所谓窥管而已**。《庄子》曰：魏牟谓公孙龙曰：乃规规而求之以察，索之以辨，是直用管窥天，用锥指地，不亦小乎。**夫欲视死别生，实为难矣**。按：齐侯犹生，而视其死。虢太子已死，而别其生。首以越人之才秀起，故结以此二句。○夫天以下，止难矣。《千金方》载治病略例首，文与此少异。**孔子云：生而知之者上，学则亚之。多闻博识，知之次也。**《论语·季氏篇》曰：孔子曰，生而知之者上也。学而知之者次也。困而学之又其次也。文异义近。**余宿尚方术，请事斯语。**《论语·颜渊篇》雍虽不敏，请事斯语。○按：生而知之者，乃前段所谓其才之秀者也。学与多闻博识，乃前段所谓勤求古训，博采众方之类是也。盖生而知之者，天之所赋，不可企而及，学与多闻博识，人之所能，皆可勤而至矣。当今居世之士，不留神医药，精究方术，独仲景宿尚之。然无越人之才之秀，唯欲多闻博识，以精究之，故诵孔子语，以服膺之而已。此盖仲景之谦辞。

汉长沙太守南阳张机著，程应旄曰：按古人作书大旨，多从序中提出，故善读书者，未读古人书，先读古人序，从序法中，读及全书，则微言大义，宛然在目。余读《伤寒论》仲景之自序，竟是一篇悲天悯人文本，从此处作论，盖即孔子惧作春秋之微旨也。

曰：张仲景《汉书》无传，见《名医录》，云：南阳人，名机，仲景乃其字也。举孝廉，官至长沙太守，始受术于同郡张伯祖，时人言，识用精微过其师。《太平御览》引仲景方序论。文同。按皇甫谧《甲乙经》序云：汉有华佗、张仲景。仲景见侍中王仲宣，时年二十余，谓曰：君有病，四十当眉落，眉落半年而死，令服五石汤可免。仲宣嫌其言忤，受汤勿服。居三日，见仲景，谓曰：服汤否？仲宣曰：已服。仲景曰：色候固非服汤之诊，君何轻命也？仲宣犹不言。后二十年果眉落，后一百八十七日而死，终如其言。此事，虽扁鹊、仓公，无以加也。《太平御览》引《何颙别传》。文同。又《晋书·皇甫谧传》仲景垂妙于定方。《抱朴子》仲景开胸纳赤饼。出《初学记》及《素问》王冰注。今《抱朴子》无所考。晋去汉未远，其见称于当时如何，仲景虽于汉书无传，其为汉末人无疑矣。《后汉书·刘表传》建安三年，长沙太守张羡，率零陵桂阳三郡畔表，表遣兵攻围，破羡平之。

注：《英雄记》曰：张羡南阳人，盖仲景，羡之族，岂表破羡之后使仲景代之乎？

凡例

——《伤寒论》有二本。一为宋本，系宋治平中高保衡等校定；一为金成无己注解本。而《金匮》《玉函经》亦是《伤寒论》之别本，同体而异名者，盖从唐以前传之，大抵与《千金翼》所援同。《外台》柴胡加芒硝汤方后引《玉函经》，方与今本符。《脉经》《外台秘要》所引互有少异同，方有执以降诸家注本尽原成本按：成本今收《医统正脉》中。而又有汪济川、王执中、张遂辰等校本，余家所藏，独为元版，盖系聊摄之旧本。而又有小小异同者。盖各家以意所改，非敢有别本而订之。方氏所谓蜀本，程氏所谓古本，未知何代所刊，特可疑耳。今行宋版，明·赵开美所翻雕，虽非原本，文本端正，不失治平之旧格。成氏注本又有少异，唯《明理论》所载，或有与宋本文同者。又按：李时珍《本草纲目》人参柴胡，惟张仲景《伤寒论》，作人茈胡，今世未见此本。唯成注释音，载音参。茈音柴，的知古本如此。今原文一遵宋版，而诸本异同，尽注各条下以备参考。

——书名辑义。每条必钻研诸家注解，虚心夷考，衡别是非，采辑其最允当于本文者，或一条止一二家，或一条兼众说，大抵以文义相须为先后，不敢拘注家之世次，删冗语节要义，不致彼此迭见，眩惑心眼，要使文义较着，旨趣融贯而已。但其中脱文误字，其义难领会者，则姑举数说，不敢判其然否，以俟来哲。所辑入诸家，一仿金坛王氏之义例。〔成〕者，无己也。《伤寒论》注解〔赵〕者，嗣真也。〔宸〕者，沈亮宸也。以上二家系《仲景全书》中所引。〔兼〕者，张兼善也。系《准绳》所引。〔王〕者，宇泰也。《伤寒准绳》〔方〕者，有执也。《伤寒条辨》〔喻〕者，昌也。《伤寒尚论篇》〔徐〕者，彬也。《伤寒原方发明〕〔**程**〕者，应旄也。《伤寒后条辨》〔**钱**〕者，潢也。《伤寒溯源集》〔**柯**〕者，琴也。《伤寒论注》〔**周**〕者，扬俊也。《伤寒三注》〔**张**〕者，璐也。《伤寒缵论》〔**志**〕者，张志聪也。《伤寒论集注》〔**印**〕者，《伤寒宗印》也。张志聪著〔**锡**〕者，张锡驹也。《伤寒直解》〔**魏**〕者，荔彤也。《伤寒论本义》〔**三**〕者，王三阳也。《伤寒纲目》〔**汪**〕者，琥也。《伤寒辨注》〔**闵**〕者，芝庆也。《伤寒阐要编》〔**林**〕者，澜也。〔**沈**〕者，明宗也。〔**郑**〕者，重光也。〔**知**〕者，程知也。〔**驹**〕者，吴人驹也。以上六家系《金鉴》所引。〔**鉴**〕者，乾隆御纂《医宗金鉴》也。〔**吴**〕者，仪洛也。《伤寒分经》〔**舒**〕者，诏也。《再重订伤寒论集注》此余不专疏释，而别立论，以阐发本经之义者，作注外之注，附各条后。其姓氏书目，以涉繁琐，今不揭示于此。

——注家有为新奇之说者，遽见之则似可依，然其实大眩惑后人，如是者，则略加辩驳，亦注于各条之后。

——古今方书。用仲景方立医案及为之加减者，足以启发运用之机，故随所见，而附各方后。

——文本训释。非医家可深研，然几几、温温、剂颈、擗地之类，不究其义，于临证施理之际，不无疑滞，故细检查考，多方引证，亦附条末，非敢骛博也。

——论中误文脱字。不敢妄加删改，并注各条后，本汉儒尊经之遗意而已。

综概

《伤寒论》，后汉[①]·张仲景著，晋王叔和撰次，经六朝隋唐，而未见表彰者，至宋治平中，始命儒臣校定之。高保衡、孙奇、林亿等序载，开宝中节度使高继冲，曾编录进上，其文理舛误，未尝校正。按：开宝，宋太祖时号，刘完素《原病式》云：唐开宝中，误。历代虽藏之书府，亦阙于雠校。国家诏儒臣，校正医书，先校定张仲景《伤寒论》十卷，总二十二篇，合三百九十七法，除复重有一百一十二方。按：原一百一十三方，阙禹余粮丸一方，故云尔。其命书以伤寒者，仲景自序，称其宗族余二百，建安纪年以来，犹未十稔，其死亡者三分有二，伤寒十居其七，感往昔之沦丧，伤横夭之莫救，遂作此书。考论中伤寒乃外感中之一证，太阳病或已发热，或未发热，必恶寒体痛呕逆，脉阴阳俱紧者，名为伤寒，此即麻黄汤之所主，其十分之七，岂尽以麻黄汤一证而死乎！盖伤寒者，外感之总称也。《素问》黄帝问热病者，伤寒之类也，而岐伯答以伤寒一日太阳云云。《难经》伤寒有几，曰有中风、有伤寒、有湿温、有热病、有温病。《千金方》引《小品》云：伤寒雅士之辞，云天行瘟疫，是田舍间号耳，不说病之异同也，考之众经，其实殊异矣。《肘后方》云：贵胜雅言，总呼伤寒，世俗因号为时行。《外台秘要》许仁则论天行病云，此病方家呼为伤寒，而所以为外感之总称者，盖寒为天地杀厉之气，亘于四时，而善伤人，非温之行于春，暑之行于夏，各王于一时之比，是以凡外邪之伤人，尽呼为伤寒，仲景所以命书者，只取乎此而已。如麻黄汤证，则对中风而立名者，即伤寒中之一证，其义迥别矣。后汉·崔实《政论》，夫熊经

---

① 后汉：并非我国史书所列"后汉"其所指应为东汉。下同。

鸟伸，虽延历之术，非伤寒之理。呼吸吐纳，虽度纪之道，非续骨之膏。按：所谓伤寒，乃指天行病，盖明雅士之辞也。张子和《儒门事亲》云：春之温病，夏之暑病，秋之疟及病，冬之寒气及咳嗽，皆因时不正之气也，总名之曰伤寒。孙应奎《医家类选》云：凡风寒暑湿热燥，天之六气，自外而中人五脏六腑、十二经络者，四时之中，皆得谓之伤寒。程氏《后条辨》云：伤寒有五之寒字，则只当得一"邪"字看。而系之以论者，程氏《后条辨》曰：论，即论定后官之论。按：《礼·王制》，司马辩论官材，论定然后官之，是也。论之为言，有法有戒，有案有例，在仲景俨然以笔削自任，作一部医门断定之书。故论字，断不可以曰篇、曰书、曰集等字代之。方氏《条辨》亦曰：书曰论，何也？论也者，仲景自道也。盖谓愤伤寒之不明，戚宗族之非命，论病以辨明伤寒，非谓论伤寒之一病也。其文经也，其事则论，其意则又不欲以经自居。《易》曰：谦谦君子，此之谓也。吾故曰，名虽曰论，实则经也。虽然若曰伤寒经，殊乖矣。必曰医经，称情哉。案论，是论难之论。《内经》诸篇，有岐黄问答之语者，必系以论字，无之者则否。《金匮要略》各篇题下，有论几首，证几条，方几首，考之于原文，其云论者，乃问答之语也。丹溪朱氏《格致余论·序》云：假说问答，仲景之书也，则其为论难之论，盖较然矣。后人尊崇之至，遂以论语之论释焉，恐非命书者之本旨也。

仲景自序首，题曰《伤寒卒病论》卒，乃杂之讹。序中云作《伤寒杂病论》合十六卷，其为传写之谬可知矣。《隋·经籍志》有《张仲景方》十五卷，而无《伤寒论》之目，盖得非当时以湮晦而不见之故耶。《旧唐·经籍》亦因《隋志》而不收其目。至《新唐·艺文志》则云王叔和《张仲景方》十五卷，《伤寒卒病论》十卷，杂之讹卒，其来旧矣。杂病，乃对伤寒，而谓中风、历节、血痹、虚劳等之类。《杂病论》即今《金匮要略》。喻氏云：《卒病论》已不可复睹。钱氏云《卒病论》早云亡。程氏云本论具有治杂病之方法，故云《伤寒杂病论》。柯氏云，凡条中不贯伤寒者，皆是杂病，故曰《伤寒杂病论》。此数说皆并不可从也。又《隋·经籍志》注载梁《七录》《张仲景辨伤寒》十卷亡，今《伤寒论》每篇尽冠辨字，即此指今《伤寒论》。而其云亡者，盖《千金方》称江南诸师，秘仲景伤寒方法不传，然则《隋志》云亡者，其实非亡也。《七录》《艺文志》并云十卷，考诸仲景自序，乃缺六卷。盖《伤寒论》十卷，《杂病论》六卷，各别行于世者，而王焘《外台秘要》，载《金匮要略》诸方，而曰出张仲景《伤寒论》某卷中，则唐时其全帙十六卷，不易旧目者，才存台阁中。王氏知弘文馆图籍方书等时，特得探其秘要，而载之其著书。今所传十卷，虽重复颇多，似强足十卷之数者，然逐一对勘，大抵与《外台》所引符。则今《伤寒论》，不可断为非《七录》及《唐志》之旧也。按：《外台》引《伤寒论》，考其卷目，桂枝汤云出第二卷中，知太阳上编，在第二卷。葛根汤、麻黄汤、小柴胡汤、小建中汤云出第三卷中，知太阳中篇在第三卷。柴胡桂枝干姜汤、大陷胸丸、大小陷胸汤、大柴胡汤、半夏泻心汤、文蛤散、白散云出第四卷中，知太阳下编，在第四卷。大承气汤、茵陈蒿汤、猪苓汤云出第五卷中，知阳明篇，在第五卷。半夏散及汤、真武汤、干姜黄连黄芩人参汤云出第六卷中，知少阴厥阴二篇，在第六卷。其第一、第七、第九虽无所考，而葛根黄芩黄连汤云出第七卷中，其余不引药，则当第一卷辨脉等篇，第七以下乃汗吐下可不可等篇。太阳病三日云云，属调胃承气汤条，今本载第五卷阳明篇。而云出第十卷，伤寒汗出恶寒，身热，大渴不止，欲饮水一二斗者，白虎加人参汤主之。此条今本不载，盖系于脱漏，而亦云出第十卷中，知辨发汗吐下后病在第十卷。由是观之，《伤寒论》大抵与今本，无大异同。如杂病，则痉湿暍在第十一卷，黄疸在第十四卷，疟病、胸痹心痛、寒疝在第十五卷，呕吐哕在第十六卷，而百合病论并方、霍乱、理中汤、附子粳米汤、四逆汤、通脉四逆汤并云出第十七卷中。肺胀、小青龙加石膏汤、越婢加半夏汤、肺痈桔梗白散并云出第十八卷中，是王氏所见本不止第十卷，乃知杂病分门次第与《金匮要略》大不同，此可以窥唐旧本之崖略也。故备录于此。

晋·皇甫谧《甲乙经·序》云：伊尹以元圣之才，撰用《神农本草》以为《汤液》，汉张仲景论广《汤液》为十数卷，用之多验。近世太医令王叔和撰次仲景遗论甚精，皆可施用。按：伊尹作《汤液》所未经见，唯《汉书·艺文志》载《汤液经法》四十卷，《活人书》《本事方》《卫生宝鉴》等，间引伊尹《汤液》，此后人依士安言所伪托，《史志》等未见著录者。此岂伊尹所作与！然仲景自序，特云博采众方，未言及汤液，士安去仲景时不远，岂亲观所谓汤液者，而为此说与！自序又云：撰用《素问》《九卷》《八十一难》《阴阳大论》《胎胪药录》并平脉辨证，作《伤寒杂病论》合十六卷。盖伤寒三阴三阳，乃源于《素问》《九卷》，伤寒中风温病等之目，本于《八十一难》，其他如《阴阳大论》，虽未知何等书，然要之纂旧典以文而编著者，非悉仲景之创论立方也。元·吴澄作《活人书辨·序》云：汉末张仲景著《伤寒论》，予尝叹东汉之文气，无复能如西都，独医家此书，渊奥典雅，焕然三代之文，心一怪之，及观仲景于序，卑弱殊甚，然后知序乃仲景自序，而《伤寒论》即古《汤液论》，盖上世遗书，仲景特编纂云尔。吴氏此说源于士安，其论未可定然，但至论文章之更变，则虽非我医家所能及，而宜以资考镜也。

　　高保衡等校定序称自仲景于今八百余年，惟王叔和能学之。成无己亦云，仲景之书，逮今千年，而显用于世者，王叔和之力也。盖仲景书，当三国兵燹之余，残缺失次，若非叔和撰集，不能延至于今，功莫大矣。而明洪武中，芗溪黄氏作《伤寒类证辨惑》曰：仲景之书，六经至劳复而已，其间具三百九十七法，一百一十三方，纤悉具备，有条而不紊也。《辨脉法》《平脉法》《伤寒例》三篇，叔和采摭群书，附以己意，虽间有仲景说，实三百九十七法之外者也。又痉、湿、暍三种一篇，出《金匮要略》，叔和虑其证与伤寒相似，故编入六经之右。又有汗吐下可不可并汗吐下后证，叔和重集于篇末，比六经中，仓卒①寻检易见也。今一以仲景书为正，其非仲景之书者悉去之，庶使真伪必分，至理不繁，易于学者也。按：此说溯源于王履《溯洄集》，但履以《伤寒例》为仲景原文。从此而降，方有执、喻昌、柯琴辈，从而宗其说，或驳或贬，以加诋谋②，如序例则云搜采仲景旧论，《外台》乃载其文，揭以王叔和曰，则此一篇，叔和所撰，非敢伪托而作也。至辨脉平

----

① 卒：通"猝"。下同。
② 诋谋：毁谤攻讦。

脉汗吐下可不可等篇，叔和既于《脉经》中引其文，以为仲景语。又高湛《养生论》曰：王叔和性沉静，好著述，考核遗文，采撷群言，撰《脉经》十卷。叔和《脉经·序》亦云：今撰集岐伯以来，逮于华佗，经论要诀合为十卷，其王阮傅戴吴葛吕张所传异同，咸悉载录，《伤寒例》固多不合仲景之绳墨而言属荒谬者，然叔和亦一名士也，岂有以我所立论，嫁名于前贤，而为采撷于已著书中，如毒手狡狯之伎俩乎！阴阳五行，汉儒好谈之，五脏六腑，经络流注，《史记》扁仓传间及于此，《汉书·艺文志》亦多载其书目。仲景生于汉末，何独屏去，今依临川吴氏之言而考之，如六经至劳复，文辞典雅简奥者，系于所撰用古经之文，其他言涉迂拘，而文气卑弱，世人以为叔和所羼入者，岂知非却是仲景之笔乎！因意《伤寒例》及原文中，或云疑非仲景方，或云无大黄恐不为大柴胡汤，或本云云云之类，皆叔和所录，其语气为明显。此余尽是仲景旧文，而前后义相矛盾，文理暧昧难晓者，古书往往有之，又何疑焉！方喻诸家，逐条更定，删改字句，以为复仲景之旧，殊不知益乖本来，惑乱后人，莫此为甚，视诸叔和，其功罪之轻重，果奈何也。按：程氏、志聪、锡驹等以序列，为叔和所撰，其他为仲景原文，是固然矣。钱氏以序例及发汗吐下可不可等篇为叔和所增，殆无明据焉。又按：张遂辰本及全书卷首，载《医林列传》云：王叔和次《张仲景方论》为三十六卷，大行于世，此原出于《太平御览》引高湛《养生论》。然《隋志》等，不载三十六卷之目。汪氏云：仲景为《伤寒杂病论》十六卷，叔和编次，何至遽增二十卷书邪？则云三十六卷，误矣。

　要之《伤寒论》一部，全是性命之书，其所关系大矣。故读此书，涤尽胸中成见，宜于阴阳表里虚实寒热之分，发汗吐下攻补和温之别，而痛著工夫，欲方临证处疗身亲试验之际，而无疑殆也。其中或有条理抵牾，字句钩棘，不易晓者，勿敢妄为穿凿。大抵施之于行事，深切著明者，经义了然，无太难解者，太阳病，头痛发热，汗出恶风者，桂枝汤主之之类，岂不至平至易乎！学者就其至平至易处，而细勘研审，辨定真假疑似之区别，而得性命上之神理，是为之得矣。其所难解释，诸家费曲说者，纵令钻究其旨，不免隔靴抓痒，如以其不的确明备者，施之于方术，则害于性命，亦不可测，然则其所难解释者，置诸阙如之例而可也。谚云：开卷了然，临证茫然。是医家之通患，学者宜致思于此，亦何苦以诋诘古人为事乎哉！

宽政辛酉正月之望，元简撰

目　　录

卷　一

辨太阳病脉证并治上

太阳之为病，脉浮，头项强痛而恶寒。

〔**方**〕太阳者，六经之首，主皮肤而统荣卫，所以为受病之始也。《难经》曰：浮脉在肉上行也。滑氏曰：脉在肉上行，主表也。表即皮肤荣卫丽焉，故脉见尺寸俱浮，知为病在太阳之诊也。项，颈后也。强痛者，皮肤荣卫一有感受，经络随感而应，邪正争扰也。恶寒者，该风而言也。风寒初袭表而郁于表，故不胜复被风寒外迕而畏恶之，及其过表而入里则不复恶。仇，雠之义也。此揭太阳之总病，乃三篇之大纲。以下凡首称太阳病者，皆指此而言之也。

〔**程**〕凡云太阳病，便知为皮肤受邪，病在腠理荣卫之间而未涉乎腑脏也。太阳之见证，莫确于头痛恶寒，故首揭之，使后人一遇卒病，不问何气之交而但兼此脉此证，便可作太阳病处治。亦必兼此脉此证，方可作太阳病处治。虽病已多日，不问其过经已未，而尚见此脉此证，仍可作太阳病处治。

〔**柯**〕凡言太阳病者，必据此条脉证。如脉反沉，头不痛，项不强，不恶寒，是太阳之变局矣。仲景立六经总纲法，与《内经·热论》不同，太阳只重在表证表脉，不重在经络主病，看诸总纲，各立门户，其意可知。

按：方云太阳者，以太阳经所主之部属皮肤言也。皮肤为人一身之表，表之为言，外也。风寒本天之二气，于人身为外物，故其中伤于人，必自外而内。人之中伤之，必皮肤先受起，以病方在皮肤。皮肤属太阳，故曰太阳病。盖举大纲而言始，以见周身之皮肤具病。后人不察，以经络之一线而嚣讼，岂不太谬？此说出于痉书，以其论太阳之大纲，故附于此。

柯氏凡例云：太阳病"脉浮头项强痛"六字，当作六句读，言脉气来尺寸俱浮，头与项强而痛，若"脉浮"两字连读，头项强痛而恶寒，作一句读，疏略无味，则字字读断，大义先明矣。

太阳病，发热汗出，恶风脉缓者，名为中风。《玉函》《千金翼》"出"下有"而"字。"脉缓者"，作"其脉缓"，无"名"字。

〔方〕太阳病，上条所揭云云者是也，后皆仿此。发热，风邪干于肌肤而郁蒸也。汗出，腠理疏，玄府开而不固也。此以风邪郁卫，故卫逆而主于恶风。缓，即下文"阳浮而阴弱"之谓。中，当也。凡首称太阳中风者，则又皆指此而言也。

〔喻〕"中"字，与"伤"字无别，即谓"伤风"亦可。

〔汪〕脉缓，当作浮缓看。"浮"是太阳病脉，"缓"是中风脉。

〔钱〕缓者，紧之对称，非迟脉之谓也。风为阳邪，非劲急之性，故其脉缓也。

按：中风，又称伤风。《活人书》伤风之候，头痛发热，脉缓汗出恶风。《三因方》叙伤风论，寒泣血，无汗恶寒，风散气，有汗恶风为不同。《本事方》今伤风古谓之中风。

太阳病，或已发热，或未发热，必恶寒体痛，呕逆，脉阴阳俱紧者，名为伤寒。"逆"，成本作"哕"。《玉函》"脉"上有"其"字，无"者""名"二字。

〔方〕或，未定之词。寒为阴，阴不热，以其着人而客于人之阳经，郁而与阳争，争则蒸而为热，已发热者，时之所至，郁争而蒸也。未发热者，始初之时，郁而未争也。必，定然之词，言发热早晚不一，而恶寒则必定即见也。

〔钱〕体痛者，寒伤营分也。营者，血中精专之气也。血在脉中，随营气而流贯滋养夫一身者也。此因寒邪入于血脉之分，营气涩而不快于流行，故身体骨节皆痛也。

〔鉴〕胃中之气，被寒外束，不能发越，故呕逆也。寒性劲急，故脉阴阳俱紧也。此承首条，言太阳病，又兼此脉此证者，名曰"伤寒"，以为伤寒病之提纲。后凡称"伤寒"者，皆指此脉证而言也。

〔喻〕仲景恐见恶寒体痛呕逆，又未发热，认为直中阴经之证，早于辨证之先。揭此一语，虑何周耶？一语。乃"或未发热"四字也。

〔柯〕阴阳，指浮沉而言，不专指尺寸也。

〔魏〕伤寒中风，同一浮脉，而彼为浮缓，此为浮紧，阳邪舒散故缓，阴邪劲急故紧。同为在表之浮，而一缓一紧，风寒迥异矣。

按： 验之病者，有其未发热则脉沉紧，而其已发热则浮紧者，诊视之际，宜仔细辨认也。张介宾《脉神章》有说，当考。

《明理论》云：恶风，则比之恶寒而轻也。恶寒者，啬啬然憎寒也。虽不当风而自然寒矣。恶风者，谓常居密室之中，帏帐之内，则舒缓而无所畏也。一或用扇，一或当风，淅淅然而恶者，此为恶风者也。

按： 风寒二证，譬如人之"呵"与"吹"，"呵"之风属阳，"吹"之寒属阴。阳主泄，阴主闭，故人之感邪气，其表虚泄而汗出者名为中风，其表实闭而无汗者名为伤寒。其实受邪之风寒，不知果何如，只就其表虚表实，无汗有汗，而立其目，以为处疗之方耳。故不曰此伤寒也，此中风也，而下"名为"二字，其意可自知也。

伤寒一日，太阳受之，脉若静者为不传。颇欲吐，若躁烦，脉数急者，为传也。 "躁"，成本、方本作"燥"。《玉函》无下"若"字。"为传也"，作"乃为传"。

〔钱〕伤寒一日，太阳受之者，即《内经·热论》所谓一日巨阳受之，二日阳明受之之义也。因太阳主表，总统营卫，故先受邪也。然寒伤营之证，其脉阴阳俱紧，或见浮紧之脉，若一日之后，脉安静恬退，则邪轻而自解，不至传入他经矣。倘见证颇觉欲吐，则伤寒呕逆之证，犹未除也。况吐则邪入犯胃，乃纳入之机，若口燥而烦热，脉数急者，为邪气已郁为热，其气正盛，势未欲解，故为传经之候也。

〔方〕一日、二日、三四五六日者，犹言第一第二第三四五六之次序也。大要譬如计程，如此立个前程的期式约模耳，非计日以限病之谓。

按： "燥烦"即"躁烦"之讹，以为口燥烦热者，误矣。诸注并以烦躁为解。

锡云：数急，对静而言。

柯云："欲"字、"若"字，是审其将然。脉之数急，是诊其已然。此因脉定证之法也。

伤寒二三日，阳明少阳证不见者，为不传也。

〔鉴〕伤寒二日，阳明受之，三日少阳受之，此其常也。若二三日，阳明证之不恶寒反恶热、身热心烦、口渴不眠等证，与少阳证之寒热往来、胸胁满、喜呕口苦耳聋等证不见者，此为太阳邪轻热微，不传阳明少阳也。

〔方〕不传有二，一则不传而遂自愈，一则不传而犹或不解。若阳明少阳虽不见，太阳亦不解，则始终太阳者有之。余经同推。要皆以脉证所见为准，若只蒙龙拘拘，数日以论经，则去道远矣。

太阳病，发热而渴，不恶寒者，为温病。《玉函》无"者"字。

〔鉴〕发热不渴恶寒者，太阳证也。发热而渴不恶寒者，阳明证也。今太阳病始得之，不俟寒邪变热。转属阳明而即热渴不恶寒者，知非太阳伤寒，乃太阳温病也。由于膏粱之人，冬不藏精，辛苦之人，冬伤于寒，内阴已亏，外阳被郁，周身经络，早成温化，所以至春一遇外邪，即从内应，感寒邪者，则名曰温病。

〔程〕太阳初得之一日，即发热而渴，不恶寒者，因邪气早已内蓄，其外感于太阳，特其发端耳。其内蓄之热，固非一朝一夕矣。盖自冬不藏精，而伤于寒，时肾阴已亏，一交春阳发动，即病未发，而周身经络，已莫非阳盛阴虚之气所布。所云至春发为温病者，盖从其胚胎受之也。此证初治，可用辛凉治标，一经汗下后，芩连栀膏，只增其热。王冰云：寒之不寒，责其无水，须大剂六味地黄汤，重加生地、麦冬，救肾水为主。若干呕烦逆者，加山楂、贝母，折其冲势。金水两亏者，宜二地二冬加人参，为固本汤，滋水之上源。若见斑衄等证，此为上竭，宜四物汤，倍生地、赤芍，加山楂、丹皮，复营分之亏，以生阴气。煎法俱用童便，或加金汁和服。盖病源得之冬不藏精，故滋阴可以退火，而凉血即能清热。余以此活人多矣，因附识于此。

〔钱〕其见证之初，以大青龙汤之凉解，为治温之首剂，而作一大柱石也，然无汗者宜之耳。其有发热而渴，不恶寒而汗自出者，不宜更汗，则有桂枝二越婢一汤之法也。其无表证，但热渴而不恶寒者，为已入阳明，又有白虎汤可用也。

按：《活人书》，温病渴而不恶寒者，主以竹叶石膏汤。盖其方，清凉润补相兼也。

又按：钱氏主用石膏，程氏专用地黄，不知孰是。尝验温病，亦未能无虚实之分，虚者宜从程法，实者当依钱法。学人要须参诸脉证，匆令误也。

若发汗已，身灼热者，名风温。风温为病，脉阴阳俱浮，自汗出，身重，多眠睡，鼻息必鼾，语言难出。若被下者，小便不利，直视失溲。若被火者，微发黄色，剧则如惊痫，时瘛疭，若以火熏之。一逆尚引日，再逆促命期。成本，"名"上有"曰"字。张卿子本无"鼻"字。《玉函》"被下者"，作"下之"。无"火者"之"者"及"色"字。"瘛疭"，作"瘈纵"，下有"发作"字。"若以火熏之"，作"复以火熏之"。

〔成〕伤寒发汗已则身凉。若发汗已，身灼热者，非伤寒，为风温也。风伤于上而阳受风气，风与温相合则伤卫。脉阴阳俱浮，自汗出者，卫受邪也。卫者，气也。风则伤卫，温则伤气，身重多眠睡者，卫受风温而气昏也。鼻息必鼾、语言难出者，风温外甚而气拥不利也。若被下者，则伤脏气。太阳，膀胱经也。《内经》曰：膀胱不利为癃，不约为遗溺。癃者，小便不利也。太阳之脉，起自内眦。《内经》曰：瞳子高者，太阳不足。戴眼者，太阳以绝。小便不利，直视失溲，为下后竭津液，损脏气，风温外胜。《经》曰：欲绝也，为难治。若被火者，则火助风温成热。微者热瘀而发黄，剧者热甚生风，如惊痫而时瘛疭也。

〔方〕灼热，谓热转加甚也。风温，谓触犯于温而有风也。

〔程〕冬时伤肾，则寒水被亏，是温病源头。误治温病而辛温发散，是风温源头。风温，即温病之坏病，非温病外又有风温也。一逆者，若汗若下若火也。再逆者，汗而或下，下而或火也。温乃阳盛阴虚之病，一逆已令阴竭，况再逆乎？甚矣，温热病不同于风寒治也。

〔钱〕阴阳脉俱浮，则以寸口为阳，尺中为阴，即关前为阳，关后为阴之法也。阳脉浮，则风邪伤卫，毛孔不闭，故汗自出。阴脉浮，则热伤阴分，温邪熏灼，郁冒神昏，故身重多眠而昏睡中之鼻息必鼽鼾也。其语言难出者，非舌强失音喑哑之病，乃神昏不语也。温病得火，内外充斥，浸淫于脏腑肌肉筋骨之间，所以时时瘛疭也。瘛疭者，筋骨瘛动，十指抽掣，臂胫坚劲，转侧而不自知也。

按：诸家以温病、风温为二证，特程注以风温为温病之坏证。今考宋版及《玉函》，温病风温，连接为一条。且据"若发汗已"之"若"字，则程注为得矣。庞安时《总病论》云：病人素伤于风，又复伤于热，风热相搏则发风温。四肢不收，头痛身热，常自汗出不解，治在少阴厥阴，不可发汗。汗出则谵语内烦，扰不得卧，善惊，目光无精，治之复发其汗，如此者医杀之耳。风温之为病，脉阴阳俱浮，汗出体重，其息必喘，默默但欲眠，下之则小便难，发汗则谵语，加温针则耳聋难言，但吐下之则遗尿，宜葳蕤汤。

按：诸家以风温为别证，出于斯。

汪云："小便不利"四字，当在"若被下者"四字之上。否则既云不利，又曰失溲，悖矣。

病有发热恶寒者，发于阳也。无热恶寒者，发于阴也。发于阳七日愈，发于阴六日愈。以阳数七，阴数六故也。《玉函》《千金翼》"病"上有"夫"字，"热下"并有"而"字，"无热"作"不热"，"六""七"上并有"者"字。成本亦有。

〔成〕阳为热也，阴为寒也。发热而恶寒，寒伤阳也。无热而恶寒，寒伤阴也。阳法火，阴法水，火成数七，水成数六。阳病七日愈者，火数足也。阴病六日愈者，水数足也。

〔程〕经虽有六，阴阳定之矣。阴阳之理虽深，寒热见之矣。在发热恶寒者，阳神被郁之病，寒在表而里无寒，是从三阳经为来路也。在无热恶寒者，阴邪独治之病，寒入里而表无热，是从三阴脏为来路也。同一证而所发之源自异。七与六不过"奇偶"二字解，特举之为例，以配定阴阳耳。日子上宜活看，重在阳数阴数之数字上。

〔张〕此条以有热无热，证阳病阴病之大端。言阳经受病则恶寒发热，阴经受病则无热恶寒。《尚论》以风伤卫气为阳，寒伤营血为阴，亦属偏见。

〔钱〕此一节提挈纲领，统论阴阳，当冠于六经之首。自叔和无己诸家，错简于太阳脉证之后，致喻氏以未热注无热，悖于立言之旨矣。盖仲景以外邪之感，受本难知，发则可辨，因发知受有阴经阳经之不同，故分发热无热之各异，以定阳奇阴偶之愈期也。发于阳者，邪入阳经而发也。发于阴者，邪入阴经而发也。即《阴阳应象论》所谓阳胜则身热，阴胜则身寒，阴阳更胜之变也。

按：《玉函经》及周氏、钱氏、张氏、柯氏注本，以此条冠《太阳篇》首。

又按：以阴阳为营卫之说。昉见方氏注。后喻氏、魏氏、程氏及《金鉴》，皆从其说。周氏、钱氏，驳正细辨，今不繁引。

《外台秘要》云：王叔和曰，夫病发热而恶寒者发于阳，无热而恶寒者发于阴。发于阳者可攻其外，发于阴者宜温其内。发表以桂枝，温里宜四逆。庞安时《总病论》亦同。

叶文龄《医学统旨》云：愚谓发于阳而发热者头必疼，发于阴而发热者头不疼。

黄炫《活人大全》云：或问发热恶寒发于阳，无热恶寒发于阴。且如伤寒，或发热，或未发热，必恶寒体痛，二说皆曰恶寒，如何辨之？曰：伤寒或发热，或未发热，必恶寒体痛，呕逆，头痛项强，脉浮紧，此在阳可发汗。若阴证，则无头疼，无项强，但恶寒而倦，脉沉细，此在阴可温里也。

太阳病，头痛至七日以上自愈者，以行其经尽故也。若欲作再经者，针足阳明，使经不传则愈。《玉函》《千金翼》无"以行"二字。"尽"作"竟"。

〔方〕太阳头痛，首条已具言之。此又独言者，举大意也。七日以上，该六日而言也。行，亦传也。经尽，谓传遍也。欲作再经，谓病加进也。针足阳明，夺其传路而遏之也。传，与《阳明篇》转互音义，犹古之驿传，今之过所云也。

〔周〕七日而云以上自愈者，明明邪留太阳，至七日则正气复而邪气退也。所谓经尽，盖六日之间，营卫流行，复至七日而行受邪之经耳，岂诚一日太阳、二日阳明、六日间六经证见至七日乃又显太阳经证也耶！针足阳明者，谓太阳将传阳明，故于跌阳脉穴针之，以泄其邪，则邪散而自愈矣。

〔柯〕旧说，伤寒日传一经，六日至厥阴，七日再传太阳，八日再传阳明。谓之再经，自此说行，而仲景之堂，无门可入矣。夫仲景未尝有日传一经之说，亦未有传至三阴而尚头痛者。曰头痛者，是未离太阳可知。曰行，则与传不同。曰其经，是指本经而非他经矣。发于阳者七日愈，是七日乃太阳一经，行尽之期，不是六经传变之日。岐伯曰：七日太阳病衰，头痛少愈，有明证也。故不曰传足阳明而曰欲再作经，是太阳过经不解，复病阳明而为并病也。针足阳明之交，截其传路，使邪气不得再入阳明之经，则太阳之余邪亦散，非归并阳明，使不犯少阳之谓也。

按：成氏、喻氏、程氏、钱氏及《金鉴》，并以六日传六经之说为注解，皆不可从。

太阳病欲解时，从巳至未上。《玉函》《千金翼》"至"作"尽"，无"上"字。

〔成〕巳为正阳，则阳气得以复也。始于太阳，终于厥阴，六经各以三时为解，而太阳从巳至未，阳明从申至戌，少阳从寅至辰。至于太阴从亥至丑，少阴从子至寅，厥阴从丑至卯者，以阳行也速，阴行也缓。阳主于昼，阴主于夜，阳三经解时，从寅至戌，以阳道常饶也。阴三经解时，从亥至卯，以阴道常乏也。《内经》曰：阳中之太阳，通于夏气，则巳午未，太阳乘王也。

风家表解而不了了者，十二日愈。

〔方〕风家，谓中风之病也。表，外证也。解，罢也。了了，犹惺惺也。言中风之病，外证俱罢，大势已除，余邪未尽，犹未复初也。十二日，经尽之时也。言至此时，则余邪当悉去而初当复也。盖晓人当静养以待，勿多事反扰之意。

〔柯〕七日表解后，复过一候，而五脏元气始充，故十二日精神慧爽而愈。此虽举风家，伤寒概之矣。

〔鉴〕不了了者，不清楚也。

〔吴〕经中凡勿药而俟其自愈之条甚多。今人凡有诊视，无不与药，致自愈之证，反多不愈矣。《总病论》方言曰：南楚疾愈，或谓之瘥，或谓之了。

病人身大热反欲得衣者，热在皮肤，寒在骨髓也。身大寒反不欲近衣者，寒在皮肤，热在骨髓也。成本，"得衣"间，有"近"字。

〔成〕皮肤言浅，骨髓言深。皮肤言外，骨髓言内。身热欲得衣者，表热里寒也。身寒不欲衣者，表寒里热也。

〔程〕病人身大热反欲得近衣者，沉阴内锢而阳外浮，此曰表热里寒。身大寒反不欲近衣者，阳邪内菀而阴外凝，此曰表寒里热。寒热之在皮肤者，属标属假。寒热之在骨髓者，属本属真。本真不可得而见而标假易惑，故直从欲不欲处断之，情则无假也。不言表里言皮肤骨髓者，极其浅深，分言之也。

〔汪〕或云，此条非仲景论，系叔和所增入者。详其文义，与阳盛阴虚汗之则死云云，又桂枝下咽阳盛则毙云云同。构此危疑之辞，以惊惑人耳。例宜从删。

按：柯氏亦删此条。

太阳中风，阳浮而阴弱，阳浮者热自发，阴弱者汗自出。啬啬恶寒，淅淅恶风，翕翕发热，鼻鸣干呕者，桂枝汤主之。"阴弱"，《玉函》《脉经》《千金翼》作"阴濡弱"。《千金》"啬啬"作"涩涩"。"翕翕"作"吸吸"。

〔方〕太阳中风，乃掇上条所揭，攒名以指称之。犹上条掇首条所揭，而以太阳病为首称，同一意也。阳浮而阴弱乃言脉状，以释缓之义也。《难经》曰：中风之脉，阳浮而滑，阴濡而弱是也。阳浮者热自发，阴弱者汗自出，言外为阳，卫亦阳也。风邪中于卫则卫实，实则太过，太过则强，然卫本行脉外，又得阳邪而助之强于外，则其气愈外浮，脉所以阳浮。阳主气，气郁则蒸热，阳之性本热，风善行而数变，所以变热亦快捷，不待闭郁而即自蒸热，故曰阳浮者热自发也。内为阴，荣亦阴也。荣无故则荣比之卫为不及，不及则不足，不足则弱，然荣本行脉内，又无所助而但自不足于内，则其气愈内弱，脉所以阴弱。阴主血，汗者血之液，阴弱不能内守，阳强不为外固，所以致汗亦直易，不待覆盖而即自出泄。故曰阴弱者，汗自出也。啬啬恶寒，淅淅恶风，乃双关之句。啬啬，言恶寒，由于内气馁不足以担当其渗逼，而恶之甚之意。淅淅，言恶风，由于外体疏，犹惊恨雨水卒然淅沥其身，而恶之切之意。盖风动则寒生，寒生则肤粟，恶则皆恶，未有恶寒而不恶风，恶风而不恶寒者。所以经皆互文，而互言之也。翕翕发热，乃形容热候之轻微。翕，火炙也。翕为温热而不蒸。蒸，大热也。鼻鸣者，气息不利也。干呕者，气逆不顺也。盖阳主气而上升，气通息于鼻，阳热壅甚，故鼻窒塞而息鸣，气上逆而干呕也。主，主当也。言以是为主当，而损益则存乎人，盖脉证无有不相兼而见者，所以经但活泼泼，不欲人拘执之意也。

〔程〕阴阳，以浮沉言，非以尺寸言。观伤寒条，只曰脉阴阳俱紧，并不着"浮"字可见，唯"阳浮"同于伤寒，故"发热"同于伤寒，唯"阴弱"异于伤寒，故"汗自出"异于伤寒，虚实之辨在此。热自表发，故浮以候之。汗自里出，故沉以候之。得其同与异之源头，而历历诸证，自可不爽。

〔柯〕两"自"字，便见风邪之迅发。

〔喻〕风寒互言，后人相传，谓伤风恶风，伤寒恶寒，苟简率易，误人多矣。翕翕发热，乃气蒸湿润之热，比伤寒之干热不同。方氏或问云：啬，悭吝也。恶寒者，譬如悭吝啬细、惧事之人，恁地常常怯怯然畏恶也。淅，淅米也。《孟子》接淅而行是也。恶风者，譬如裸体之人，被人卒然以水洒淅于身，蓦地惊恐，恨恨然畏恶也。然特迎风动扇则如此，间静坐卧则不恶。此二者，所以有大同小异之分也。顾氏《溯源集》云：翕翕者，热在表也，如鸟翼之附外也。《方言》翕，炙也。又曰：翕，炽也。

《伤寒选录》云：张氏曰，对病施治乃依方疗疾也。事理平正，无曲折可否之责，止对证而用药，即无疑难，故曰主之。假如此条，理明而言简，曰主之者当然，其他虽间有病证冗杂者，而理终归一途，别无差失相反。方内凡言主之，理同一体也。

黄炫《活人大全》云：或问，经言用药，有言可与某汤，或言不可与，又有言宜某汤，及某汤主之。凡此数节，旨意不同，敢问曰《伤寒论》中，一字不苟，观是书片言只字之间，当求古人之用意处，轻重是非，得其至理，而后始可言医矣。所问有言可与某汤，或言不可与者，此设法御病也。又言宜某汤者，此临证审决也。言某汤主之者，乃对病施药也。此三者，即方法之条目也。

桂枝汤方

桂枝三两，去皮　　芍药三两　　甘草二两，炙　　生姜三两，切　　大枣十二枚，擘○《玉函》作劈

上五味，㕮咀三味，以水七升，微火煮，取三升，去滓。适寒温，服一升。服已须臾，啜热稀粥一升余，以助药力。温覆令一时许，遍身漐漐微似有汗者益佳，不可令如水流离，病必不除。若一服汗出病瘥，停后服，不必尽剂。若不汗，更服依前法。又不汗，后服小促其间，半日许，令三服尽。若病重者，一日一夜服。周时观之，服一剂尽。病证犹在者，更作服。若汗不出，乃服至二三剂。禁生冷黏滑、肉面五辛、酒酪臭恶等物。成本无"三味"二字。"离"作"漓"。"小促"下有"役"字。"不出"下有"者"字。《金匮·下利篇》"流离"作"淋漓"。全书，"遍身"作"通身"。"小促"上有"当"字。《玉函》亦有"当"字。"周"作"晬"。无"禁"以下十五字。"若病重者"以下，《千金翼》作"病重者，一日一夜乃瘥。当晬时观之，服一剂汤，病证犹在，当复作服之。至有不汗出，当服三剂乃解"。《外台》作"若病重者，昼夜服，特须避风。若服一剂，时不解，病证不变者，当更服之"。○王云：小促，宋版作"少从容"。按：现行宋版，未有如此者。

〔鉴〕名曰桂枝汤者，君以桂枝也。桂枝辛温，辛能发散，温通卫阳。芍药酸寒，酸能收敛，寒走阴营。桂枝君芍药，是于发汗中寓敛汗之旨。芍药臣桂枝，是于和营中有调卫之功。生姜之辛，佐桂枝以解表。大枣之甘，佐芍药以和中。甘草甘平，有安内攘外之能，用以和中气，即以调和表里，且以调和诸药。以桂芍之相须，姜枣之相得，借甘草之调和，阳表阴里，气卫血营，并行而不悖，是刚柔相济，以相和也。而精义在服后，须臾啜稀

粥，以助药力。盖谷气内充，不但易为酿汗，更使已入之邪，不能少留，将来之邪，不得复入也。又妙在温覆令一时许，微似有汗，是授人以微汗之法也。不可令如水流漓，病必不除，是禁人以不可过汗之意也。此方为仲景群方之冠，乃解肌发汗，调利营卫之第一方也。凡中风伤寒，脉浮弱，汗自出，而表不解者，皆得而主之。其他但见一二证即是，不必悉具也。此汤倍芍药、生姜加人参，名桂枝新加汤，用以治营表虚寒，肢体疼痛。倍芍药，加饴糖，名小建中汤，用以治里虚心悸，腹中急痛。再加黄芪，名黄芪建中汤，用以治虚损虚热，自汗盗汗，因知仲景之方，可通治百病也。若一服汗出病瘥，谓病轻者，初服一升，病即解也。停后服，不必尽剂。谓不可再服第二升，恐其过也。若不汗更服依前法，谓初服不汗出未解，再服一升，依前法也。又不汗后服，谓病仍不解，后服第三升也。小促其间，半日许令三服尽，谓服此第三升。当小促其服，亦不可太缓，以半日三时许为度，令三服尽始适中，其服之宜也。若病重者，初服一剂三升尽，病不解，再服一剂，病犹不解，乃更服三剂，以一日一夜，周十二时为度，务期汗出病解而后已。后凡有曰依服桂枝汤法者，即此之谓也。

〔三〕太阳病汗出，服桂枝，只使之似有汗者，邪已去矣。"似"字当细玩，不可认作发汗，与麻黄汤混看。

〔**方**〕微火者，取和缓不猛而无沸溢之患也。滓，淀也。古人药大剂，釜鬵中煮，绵绞漉汤，澄滤取清，故曰去滓。啜，大饮也。漐漐，和润而欲汗之貌。"微似"二字，最为要紧，有影无形之谓也。不可，禁止之词也。如水流漓，言过当也。病必不除，决言不遵节制，则不效验也。

〔**锡**〕汗，乃中焦水谷之津，故啜粥以助药力，谷精足而津液通矣。禁生冷等物者，恐中气虚，生冷之物，能伤胃气也。《玉函》方药炮制云：生姜，皆薄切之。大枣，擘去核。桂削去皮。用里黑润有味者为佳。陶隐居云：凡用桂心、厚朴、杜仲、秦皮、木兰之辈，皆削去上虚软甲错处，取里有味者秤之。《总病论》云：桂，刮去粗皮。《直格》云：削去皱皮，官桂是也。《元戎》云：去浮皮。○按：方氏云，桂去皮而用枝。张志聪谓用梢尖嫩枝，内外如一，而去皮骨。钱潢《金鉴》，删"去皮"二字，并失考耳。

陶氏本草序例云：㕮咀者，谓秤毕捣之如大豆，又使吹去细末。此于事殊不允当，药有易碎难碎，多末少末，秤两则不复均平，今皆细切之，较略令如㕮咀者，乃得无末，而片粒调和也。

吴遵程方注云：㕮咀，谓碎之如大豆，其颗粒可以咀嚼，又吹去细末，煎取清汁也。后世制为饮片，煎之浓浓而不清，甚非法也。

五辛，《楞严经》五种辛菜注：五辛者，谓大蒜、茖葱、慈葱、兰葱、兴渠。《本草纲目》大蒜、小蒜、韭、胡荽、芸苔。堵昌胤《达生录》蒜、葱、薤、韭、姜。

柯琴《伤寒附翼》云：此为仲景群方之魁，乃滋阴和阳，调和营卫，解肌发汗之总方也。凡头痛发热，恶风恶寒，其脉浮而弱，汗自出者，不拘何经，不论中风伤寒杂病，咸得用此，惟以脉弱自汗为主耳。愚常以此汤，治自汗盗汗，虚疟虚痢，随手而愈。因知仲景方，可通治百病，与后人分门证类，使无下手处者，可同年而语耶。

《总病论》云：凡桂枝汤证，病者常自汗出，小便不数，手足温和，或手足指梢，露之则微冷，覆之则温，浑身热，微烦而又憎寒，始可行之。若病者身无汗，小便数，或手足逆冷，不恶寒反恶热，或饮酒后，慎不可行桂枝汤也。

太阳病，头痛发热，汗出恶风，桂枝汤主之。风下，《脉经》有"若恶寒"三字。成本有"者"字。

〔方〕此与前条，文虽差互详略，而证治则一。前条有脉无头痛，以揭病名，此有头痛无脉，以言治，互相详略耳，无异殊也。

〔柯〕此条是桂枝本证，辨证为主。合此证即用此汤，不必问其为伤寒中风杂病也。今人凿分风寒，不知辨证，故仲景佳方，置之疑窟，四证中头痛，是太阳本证。头痛发热恶风，与麻黄证同。本方重在汗出，汗不出者，便非桂枝证。

按：《金鉴》以此条为重出衍文。误。

太阳病，项背强几几，反汗出恶风者，桂枝加葛根汤主之。"几几"，程本作"兀兀"，非也。《玉函》云"桂枝汤主之"。论云"桂枝加葛根汤主之"。《千金翼》同，"论云"作"本论云"。

〔成〕几几者，伸颈之貌也。动则伸颈，摇身而行，项背强者，动则如之。

〔程〕"项背强兀兀"五字连读，上半身成硬直之象。

〔志〕此承上文头痛而及于项背，以见太阳循经，自上而下之义也。太阳经脉，循于脊背之间，今风邪涉于分部，而经气不舒，故项背强而几几然也。是当无汗，反汗出者，肌腠不密也。肌腠虚故恶风，用桂枝汤，以解太阳肌中之邪。加葛根，宣通经脉之气，而治太阳经脉之邪。

《本事方》云：或问曰，何谓几几？予曰：几几者，如束足疾屈而强也。谢复古谓病人羸弱，须凭几而起，误也。《明理论》云：几音殊，几引颈之貌。几，短羽鸟也。短羽之鸟，不能飞腾，动则先伸引其头尔。项背强者，动亦如之，非若几案之几而偃屈也。《金匮直解》云：按《说文》，"几"字无钩挑，有钩挑者，乃"几案"之"几"字也。几，乃鸟之短羽，像小鸟毛羽未盛之形，飞几几也。故凫字从几，盖形容其颈项强急之意。

桂枝加葛根汤方

葛根四两　　**麻黄**三两，去节○成本、《玉函》并无　　**芍药**二两○《可发汗篇》作三两
生姜三两，切　　**甘草**二两，炙　　**大枣**十二枚，擘　　**桂枝**二两，去皮○《玉函》、全书、志、锡作三两

上七味，以水一斗，先煮麻黄、葛根，减二升，去上沫，纳诸药，煮取三升，去滓，温服一升，覆取微似汗，不须啜粥，余如桂枝法，将息及禁忌。【原注】臣亿等谨按：仲景本论：太阳中风自汗用桂枝。伤寒无汗用麻黄。今证云汗出也。第三卷有葛根汤。恶风而方中有麻黄，恐非本意。证云无汗恶风，正与此同，是合用麻黄也。此云桂枝加葛根汤，恐是桂枝中但加葛根耳。○《玉函》无"麻黄"二字，一斗作九升，无"将息及禁忌"五字。成本亦无五字，又本不载本方，但云于桂枝汤方内加葛根三两，余依桂枝汤法。

《活人书》云：伊芳尹《汤液论》，桂枝汤中加葛根，今监本用麻黄，误矣。

按：方氏以降，以此方为太阳阳明合病之的方，只张志聪、张锡驹之解，为太阳病项背强者之主剂，其说似长矣。盖以葛根为阳明之药者，昉乎张洁古，诸家未察耳。仲景用葛根者，取之于其解表生津，痉病亦用葛根，其意可见也。《本草经》云：葛根主治消渴身大热。《名医别录》云：疗伤寒中风头痛，解肌发表，出汗开腠理，亦可以为佐证也。《圣济总录》桂心汤，治四时伤寒初觉即本方。

太阳病下之后，其气上冲者，可与桂枝汤，方用前法。若不上冲者，不得与之。《玉函》《千金翼》无"后"字及"方用前法"四字。"得"作"可"，成本亦作"可"。

〔成〕太阳病属表，而反下之，则虚其里，邪欲乘虚传里。若气上冲者，

里不受邪，而气逆上，与邪争也。则邪仍在表，故当复与桂枝汤解外。其气不上冲者，里虚不能与邪争，邪气已传里也。故不可更与桂枝汤攻表。

〔钱〕太阳中风，外证未解之时而误下之，则胃气虚损，邪气乘之，当内陷而为痞为结，下陷而成协热下利矣。以下后而其气上冲，则知外邪未陷，胸未痞结，当仍从外解，可与桂枝汤，不须加减，悉照前方服法可也。若其气不上冲者，恐下后邪或内入，胃气已伤，将有逆变，尚未可知，桂枝汤不可与也。姑待其变，然后随证治之可耳。

〔志〕金氏曰：气上冲者，谓太阳之气，从下而上，根气盛，不因下后内陷，故上冲也。可与桂枝汤，以解肌中之邪。若不上冲者，太阳之气下陷，邪亦从之内入，毋庸桂枝以解肌，故曰不得与之。

按：上冲，诸家未有明解，盖此谓太阳经气上冲，为头项强痛等证，必非谓气上冲心也。

太阳病三日，已发汗，若吐，若下，若温针，仍不解者，此为坏病，桂枝不中与之也。观其脉证，知犯何逆，随证治之。 《玉函》《千金翼》"仍"作"而"。"不中与之"，作"不复中与也"。成本无"之"字。

〔方〕坏，言历遍诸治而犹不愈，则反复杂误之余，血气已惫坏，难以正名名也。不中，犹言不当也。末三句，言所以治之之法也。盖既不可名以正名，则亦难以出其正治，故但示人以随机应变之微旨，斯道之一贯，斯言尽之矣。

〔程〕如汗后，亡阳动经，渴躁谵语。下后，虚烦结胸痞气。吐后，内烦腹胀满。温针后，吐衄惊狂之类，纷纭错出者，俱是。既为前治所坏。

〔王〕逆者，谓不当汗而汗，不当下而下，或汗下过甚，皆不顺于理，故云逆也。

〔志〕太阳病至三日而已发汗，则肌表之邪已去。假使里证未除，若吐之而治其中膈，若下之而清其肠胃，若温针而理其经脉，里证仍不解者，此为坏病。夫自败曰坏，言里气自虚而自败也。

〔柯〕坏病者，即变证也。若误汗则有遂漏不止，心下悸，脐下悸等证。妄吐则有饥不能食，朝食暮吐，不欲近衣等证。妄下则有结胸痞硬，协热下利，胀满清谷等证。火逆则有发黄圊血，亡阳奔豚等证。是桂枝证已罢，故不可更行桂枝汤也。桂枝以五味成方，减一增一，便非桂枝汤，非谓桂枝竟不可用。

〔钱〕论中凡属误汗吐下之变，皆坏病也。故治之之法，即下文误汗、误吐、误下、误烧针诸条是也。

按：坏，成氏读为古坏切，云为医所坏病也。乃似于义不稳，有太阳病为医所坏，转为少阳，为阳明者，则不得谓之为坏病也。巢源云：或已发汗吐下而病证不解，邪热留于腑脏，致令病候多变，故曰坏伤寒。

《外台秘要》引文仲云：伤寒八九日不瘥，名为败伤寒，诸药不能消。又引《古今录验》云：伤寒五六日以上不解，热在胸中，口噤不能言，唯欲饮水，为败伤寒，医所不疗，《千金方》作坏伤寒。所谓败伤寒，盖是坏败之义，即坏病耳，当互证也。

按：温针，诸注欠详。王纶《明医杂著》云：问近有为温针者，乃楚人法，其法针于穴，以香白芷作圆饼，套针上，以艾蒸温之，多取效。答：古有针则不灸，灸则不针，未有针而加灸者，此后人俗法也。此法行于山野贫贱之人，经络受风寒致病者，或有效，只是温经通气而已。仲景楚人，此岂古温针之遗法耶。

按：不中，方氏解为不当，是恐不尔。萧参《希通录》云：俚谈以不可用，为不中用，自晋时已有此语。《左传·成公二年》却子曰：克于先大夫，无能为役。杜预注：不中为之役使。王充耘《读书管见》云：中土见事之当其可者谓之中，其不可者谓之不中。于物之好恶，人之贤不肖，皆以之目焉。简按：不中用，见《始皇本纪》《韩延寿传》等。

《名医类案》云：一人伤寒坏证垂死，手足俱冷，气息将绝，口张不能言，张致和以人参一两去芦，加附子一钱，于石铫内，煎至一碗，以新汲水浸之。若冰冷，一服而尽。少顷病人汗从鼻梁上，涓涓如水，此其验也。盖鼻梁上应脾，若鼻端有汗者可救，以土在身中周遍故也。近陆同妇，产后患疫证，二十余日，气虚脉弱，即同坏证，亦以此汤治之，遂愈。世谓伤寒，汗吐下三法差谬，名曰坏证。孙真人云：人参汤须得长流水煎服，若用井水则不验。盖长流水，取其性之通达耳。○按：《百一选方》破证夺命散，治伤寒阴阳二证不明，或投药错误，致患人困重垂死，即与致和方同，唯不用附子，后世所谓独参汤。《卫生家宝方》名"人参夺命散"，有生姜。

桂枝本为解肌，若其人脉浮紧，发热汗不出者，不可与之也。常须识此，勿令误也。《玉函》《千金翼》"桂枝"下有"汤"字，"汗不出"作"无汗"。无"之"

字，成本亦无。

〔**成**〕脉浮发热，汗出恶风者，中风也。可与桂枝汤解肌。脉浮紧发热，不汗出者，伤寒也。可与麻黄汤。常须识此，勿妄治也。

〔**方**〕肌，肤肉也。盖风中卫而卫不固，发热汗出而恶风。卫行脉外，肤肉之分也。桂枝救护之，热粥释散之，病之所以解也。识与志同，记也。记其政事谓之识，言当常常用心以记其事，勿忘勿怠，而不可使有一忽之失误。

按：肌，《说文》肉也。折骨分经，白为肌，赤为肉。而肌有两义，有肌肤之肌，有肌肉之肌。《注证发微》详辨之。方氏因注云：肌，肤肉也。盖分肌肉之肌也。

按：解肌，解散肌表之邪气也。言桂枝，虽为解肌之剂，若其人脉浮紧，发热汗不出者，不可与桂枝汤，当以麻黄汤解散其肌表之邪也。"解肌"二字，不专属于桂枝。《外台秘要》有麻黄解肌汤、葛根解肌汤。《名医别录》麻黄主疗云解肌，可以见耳。

若酒客病，不可与桂枝汤，得之则呕，以酒客不喜甘故也。《玉函》《千金翼》无"若"字、"病"字、"以"字。成本"得之"，作"得汤"。

〔**成**〕酒客内热，喜辛而恶甘，桂枝汤甘，酒客得之，则中满而呕。

〔**柯**〕仲景用方慎重如此，言外当知有葛根连芩以解肌之法矣。

按：程云酒客脉浮汗自出，似风伤卫。《金鉴》云酒客病，谓过饮而病也。并非是。

喘家，作桂枝汤加厚朴杏子佳。《玉函》《千金翼》"杏子"作"杏仁"。方云"佳"，一本作"仁"。汪云"佳"，坊本作"仁"。

〔**成**〕太阳病为诸阳主气，风甚气拥则生喘也。与桂枝汤以散风，加厚朴、杏仁以降气。

〔**魏**〕凡病人素有喘证，每感外邪，势必作喘，谓之喘家，亦如酒客等。有一定之治，不同泛常人一例也。

〔**钱**〕气逆喘急，皆邪壅上焦也。盖胃为水谷之海，肺乃呼吸之门，其气不利则不能流通宣布，故必加入厚朴、杏仁乃佳。杏子即杏仁也。前人有以"佳"字为"仁"字之讹者，非也。

凡服桂枝汤吐者，其后必吐脓血也。《玉函》《千金翼》无"凡"字、"也"字。

〔钱〕其后必吐脓血句乃未至而逆料之词也。言桂枝性本甘温，设太阳中风，投之以桂枝汤而吐者，知其人本阳邪独盛于上，因热壅上焦，以热拒热，故吐出而不能容受也。若邪久不衰，熏灼肺胃，必作痈脓，故曰其后必吐脓血也。此以不受桂枝而知之，非误用桂枝而致之也。乃各注家俱言胃家湿热素盛，更服桂枝，则两热相搏，中满不行，势必上逆而吐，热愈淫溢，蒸为败浊，必吐脓血，此一大禁也。按：方喻并云尔。不知桂枝随已吐出，何曾留着于胸中，岂可云更服桂枝，两热相搏乎？前人遂以此条，列为桂枝四禁，岂不谬乎！

〔魏〕桂枝既不可用，将坐以候之乎？此处俱无一语救正，不几令主治者茫然耶！湿热家之中风，于用桂枝之内，必佐以五苓之治法。或易桂枝为葛根，即葛根连芩汤之义也。

〔汪〕此条证，仲景无治法。《补亡论》常器之云，可服《类要》芍药地黄汤。郭白云云，见脓血而后可服。安舒云，酒客病不可与桂枝。得汤则呕者，其后果必吐脓血乎？盖积饮素盛之人，误服表药，以耗其阳而动其饮，上逆而吐，亦常有之。若吐脓血者，从未之见也。定知叔和有错，此说似有理。

太阳病，发汗遂漏不止，其人恶风，小便难，四肢微急，难以屈伸者，桂枝加附子汤主之。《玉函》《脉经》《千金翼》"汗"上有"其"字，"漏"下有"而"字。

〔成〕太阳病，因发汗遂汗漏不止而恶风者，为阳气不足。因发汗阳气益虚而皮腠不固也。《内经》曰：膀胱者，州都之官，津液藏焉，气化则出。小便难者，汗出亡津液，阳气虚弱，不能施化。四肢者，诸阳之本也。四肢微急，难以屈伸者，亡阳而脱液也。《针经》曰：液脱者，骨属屈伸不利，与桂枝加附子汤，以温经复阳。

〔柯〕太阳固当汗，若不取微似有汗而发之太过，阳气无所止息，而汗出不止矣。

〔方〕恶风者，太阳中风，本自汗出，腠理疏而恶风。既漏不止，则腠理愈疏，而恶愈甚也。

徐大椿《伤寒类方》云：此发汗太过，如水流漓，或药不对证之故。中风本恶风，汗后当愈，今仍恶风，则表邪未尽也。

按: 喻氏以恶风为外风复入所致，恐不然也。

桂枝加附子汤方

桂枝三两，去皮　芍药三两　甘草三两，炙〇《玉函》作二两　生姜三两，切　大枣十二枚，擘　附子一枚，炮去皮，破八片〇方本作三枚，云三枚盖出于增补，非经之本文。

上六味，以水七升，煮取三升，去滓，温服一升。本云桂枝汤，今加附子，将息如前法。《玉函》"味"下有"㕮咀三物"四字。"本云"作"本方"。成本不载本方。第十卷云，于桂枝汤方内加附子一枚，炮，去皮，破八片，余依前法。

〔徐〕此阳气与阴津两亡，更加风气缠绵。若用四逆，则不宜干姜之刚燥；用真武，则不宜苓术之渗湿。故用桂枝汤加附子，以固表驱风，而复阳敛液也。

〔周〕仲景何遽用附子。观本文云，遂漏不止，知其漏正未有止期也。人身津液有几，堪漏而无已邪，故以附子入桂枝汤中，即为固表回阳之剂。

〔钱〕此方于桂枝汤全方内加附子者，故多一"加"字。伤寒八九日风湿相搏条下之桂枝附子汤芍药已去，非桂枝全汤，乃另是一方，故无"加"字。

《伤寒类方》云：四肢为诸阳之本，急难屈伸，乃津脱阳虚之象，但不至亡阳耳。若更甚而厥冷恶寒，则有阳脱之虑，当用四逆汤矣。又云，桂枝同附子服，则能止汗回阳。

按: 成本第十卷，此方后附术附汤方，全书乃移载本条之后，盖依太阳下篇桂枝附子汤后有术附汤，而错出而已。

按:《千金方》治产后风虚，汗出不止，小便难，四肢微急，难以屈伸者，桂枝附子汤，即是此方，正见孙公运用之妙矣。

《叶氏录验方》救汗汤治阳虚自汗，即此方。出《虚劳门》。

《本事方》云：有一士人，得太阳病，因发汗，汗不止，恶风小便涩，足挛曲而不伸，予诊其脉，浮而大，浮为风，大为虚。予曰：在仲景方中有两证，大同而小异，一则小便难，一则小便数，用药稍差，有千里之失。

仲景第七证云：太阳病，发汗遂漏不止，其人恶风，小便难，四肢微急，难以屈伸者，桂枝加附子汤。

十六证云：伤寒脉浮，自汗出，小便数，心烦，微恶寒，脚挛，反与桂枝欲攻其表，此误也。得之便厥，咽中干，烦躁吐逆。一则漏风小便难；一则自汗小便数，或恶风，或恶寒，病各不同也。

予用第七证，桂枝加附子汤，三啜而汗止，佐以甘草芍药汤，足便得伸。

太阳病下之后，脉促胸满者，桂枝去芍药汤主之。【原注】"促"，一作"纵"。〇后《玉函》《脉经》《千金翼》作"其"。

〔**成**〕太阳病下之，其脉促，不结胸者，此为欲解。一百四十一条。此下后脉促，而复胸满，则不得为欲解，由下后阳虚，表邪渐入，而客于胸中也。

〔**鉴**〕太阳病表未解而下之，胸实邪陷，则为胸满气上冲咽喉不得息，瓜蒂散证也。胸虚邪陷，则为气上冲，桂枝汤证也。今下之后，邪陷胸中，胸满脉促，似乎胸实，而无冲喉不得息之证，似乎胸虚，又见胸满之证，故不用瓜蒂散以治实，亦不用桂枝汤以治虚，惟用桂枝之甘辛，以和太阳之表，去芍药之酸收，以避胸中之满。

〔**张**〕脉促，虽表邪未尽，然胸但满而不结，则以误下，而损其胸中之阳也。

〔**钱**〕脉促者，非脉来数，时一止复来之促也。即急促，亦可谓之促也。顾宪章《伤寒溯源集》云：促，有短促之义。

桂枝去芍药汤方

桂枝三两，去皮　甘草二两，炙　生姜三两，切　大枣十二枚，擘

上四味，以水七升，煮取三升，去滓，温服一升。本云桂枝汤，今去芍药，将息如前法。成本不载本方。第十卷云，于桂枝汤方内去芍药，余依前法。《玉函》"味"下有"哎咀"字。"云"作"方"。

若微恶寒者，桂枝去芍药加附子汤主之。原本无"恶"字，今据成本、《玉函》补。成本，"桂枝去芍药"，作"去芍药方中"。

〔**沈**〕若脉促胸满而微恶寒，乃虚而蹰躇，阳气欲脱，又非阳实之比，所以加附子固护阳气也。

按：张志聪、张锡驹以微恶寒，为脉微而恶寒之义，误。

桂枝去芍药加附子汤方

桂枝三两，去皮　甘草二两，炙　生姜三两，切　大枣十二枚，擘　附子一枚，炮，去皮，破八片

上五味，以水七升，煮取三升，去滓，温服一升。本云桂枝汤，今去

苟药加附子，将息如前法。成本不载本方，第十卷云，于桂枝汤方内去苟药，加附子一枚，炮，去皮，破八片，余依前法。《玉函》"味"下有"㕮咀"字。"云"作"方"。

太阳病得之八九日，如疟状，发热恶寒，热多寒少，其人不呕，清便欲自可，一日二三度发，脉微缓者，为欲愈也。脉微而恶寒者，此阴阳俱虚，不可更发汗，更下，更吐。面色反有热色者，未欲解也。以其不能得小汗出，身必痒，宜桂枝麻黄各半汤。《玉函》《千金翼》发热，"热多"下并有"而"字。"欲自可"作"自调"。"必"下有"当"字。不可发汗篇，"欲自可"作"续自可"，《脉经》同。"此"下有"为"字，《千金翼》亦有。

〔成〕发热恶寒，而热多寒少，为阳气进而邪气少也。里不和者，呕而利。今不呕，清便自调者，里和也。寒热日二三发者，邪气微也。今日数多而脉微缓者，是邪气微缓也。故云欲愈。脉微而恶寒者，表里俱虚也。阳，表也。阴，里也。脉微为里虚，恶寒为表虚，以表里俱虚，故不可更发汗更下更吐。阴阳俱虚，则面色青白，反有热色者，表未解也。热色，为赤色也。得小汗则和。不得汗，则不得邪气外散皮肤而为痒也。与桂枝麻黄各半汤，小发其汗，以除表邪。

〔方〕八九日，约言久也。如疟状，谓有往来寒热而无作辍之常也。更，再也。不可汗，已过表也。不可吐下，未见有里也。

〔钱〕邪既浮浅，脉又微缓。微者，非微细之微，言较前略觉和缓也。脉微恶寒之微者，乃轻微细小之微，非微缓之微也。

〔魏〕小汗出，"小"字亦须留意，意见正邪俱微，大汗流漓，必在所禁也。

〔张〕首节，颇似小柴胡证，故以不呕清便自调证之。次节虽脉微恶寒，止宜小建中加黄芪，以温分肉司开阖。原非温经之谓，后节面色反有热色，言表邪未尽，故宜各半，不可与面合赤色，比类而观也。

《伤寒琐言》云：赵嗣真《活人释疑》曰，仲景之意，盖病"得之八九日，如疟状，发热恶寒，热多寒少"十六字，为自初至今之证。下文乃是以后拟病防变之辞，当分作三截看。若其人不呕，清便欲自可，一日二三度发，脉浮缓为欲愈。此一节，乃表和无病而脉微者，邪气微缓也。阴阳同等，脉证皆向安之兆，可不待汗而欲自愈。若脉微而恶寒者，此阴阳俱虚，不可更汗更下更吐之，此一节宜温之。若面色反有赤色者，未欲解也。以其不能得少汗出，其身必痒，宜桂枝麻黄各半汤，此一节必待汗而愈也。○

按：程注云：作一头，下面分三脚，其说盖原于赵氏也。

《脉经》引《四时经》清溲痢通，注云：清者，厕也。溲从水道出，而反清溲者，是谓下痢至厕也。

刘熙《释名》云：圊，至秽之处，宜常修治使洁清也。颜师古《急就篇》注云：清言其处特异所，常当加洁清也。成氏《辨脉篇》注：清者圊也。○按：《太阳中篇》，清谷、清血，其清，皆与圊同。

按：此阴阳俱虚，宜用桂枝加附子汤、附子汤之属，小建中加黄芪，恐不能救之。

《伤寒类方》云：微邪已在皮肤中，欲自出不得，故身痒，以此汤取其小汗足矣。《阳明篇》云：身痒如虫行皮中状者，此以久虚故也。

桂枝麻黄各半汤方

桂枝一两十六铢，去皮　**芍药**　**生姜**切　**甘草**炙　**大枣**四枚，擘　**麻黄**各一两，去节○《千金翼》作去节各一两　**杏仁**二十四枚，汤浸，去皮、尖及两仁者○《千金翼》无"汤浸"二字

上七味，以水五升，先煮麻黄一二沸，去上沫，纳诸药，煮取一升八合，去滓，温服六合。本云：桂枝汤三合，麻黄汤三合，并为六合，顿服。**将息如上法。**【原注】臣亿等谨按：桂枝汤方，桂枝、芍药、生姜各三两，甘草二两，大枣十二枚。麻黄汤方，麻黄三两，桂枝二两，甘草一两，杏仁七十二个。今以算法约之，二汤各取三分之一，即得桂枝一两十六铢，芍药、生姜、甘草各一两，大枣四枚，杏仁二十三个零三分枚之一，收之得二十四个，合方。详此方，乃三分之一，非各半也。宜云合半汤。○《玉函》"七味"下有"㕮咀"字。"云"作"方"。"顿服"下有"今裁为一方"五字。

〔柯〕桂枝汤三合，麻黄汤三合，并为六合。后人算其分两，合作一方，大失仲景制方之意。

〔徐〕是风虽外薄，为寒所持而不能散，所以面显怫郁之热色，必宜总风寒两解之，故桂麻合用。

《伤寒类方》云：按此方，分两甚轻，计共约六两，合今之秤，仅一两三四钱，分三服，只服四钱零，乃治邪退后，至轻之剂，犹勿药也。

太阳病，初服桂枝汤，反烦不解者，先刺风池、风府，却与桂枝汤则愈。"先"上，《玉函》《千金翼》有"当"字。《脉经》有"法当"二字。

〔柯〕此条治中风之变，桂枝汤煮取三升，初服者，先服一升也。却与

者，尽其二升也。热郁于心胸者谓之烦，发于皮肉者谓之热，麻黄症发热无汗，热全在表，桂枝症发热汗出便见内烦，服汤反烦而外热不解，非桂枝汤不当用也。以外感之风邪重，内之阳气亦重耳。风邪本自项入，必刺风池、风府，疏通来路，以出其邪，仍与桂枝汤，以和营卫。《内经》曰：表里刺之，服之饮汤，此法是矣。

《伤寒类方》云：此非误治，因风邪凝结于太阳之要路，则药力不能流通，故刺以解其结。盖邪气太甚，不仅在卫而在经，刺之以泄经气。《素问·骨空论》云：风从外入，令人振寒，汗出头痛，身重恶寒，治在风府。大风颈项痛，刺风府。风府在上椎。

《甲乙经》云：风池二穴在颞后发际陷中，足少阳阳维之会。风府一穴，在项发际上一寸大筋中宛宛中，督脉阳维之会。

按：《针灸资生经》云：岐伯对黄帝之问曰，巨阳者，诸阳之属也。其脉连于风府，故为诸阳主气也。然则风府者，固伤寒所自起也。北人皆以毛裹之，南人怯弱者，亦以帛护其项，俗谓三角是也。柯氏之说，盖本于斯。

服桂枝汤，大汗出，脉洪大者，与桂枝汤，如前法。若形似疟，一日再发者，汗出必解，宜桂枝二麻黄一汤。 成本，"似"作"如"，《玉函》《脉经》同。"脉洪大者"，作"若脉但洪大者"。"再"下《脉经》有"三"字。

〔志〕大汗出，脉洪大者，肌腠之气而外合于肤表，标阳气盛，故脉洪大而汗出也。如前啜粥之法，以助药力。

〔柯〕服桂枝汤后，而恶寒发热如疟者，是本当用麻黄发汗而用桂枝，则汗出不彻故也。凡太阳发汗太过，则转属阳明，不及则转属少阳，此虽寒热往来而头项强痛未罢，是太阳之表尚在，因风邪泊营卫，动静无常，故一日再发，或三度发耳。

〔鉴〕服桂枝汤，大汗出，病不解，脉洪大。若烦渴者，则为表邪已入阳明，是白虎汤证也。今脉虽洪大而不烦渴，则为表邪仍在太阳也。

按:《玉函》有"但"字，可见其无他证也。

桂枝二麻黄一汤方

桂枝一两十七铢，去皮　芍药一两六铢　麻黄十六铢，去节　生姜一两六铢，切　杏仁十六个，去皮尖○《千金翼》有"两仁者"三字　甘草一两二铢，炙　大枣五枚，擘

上七味，以水五升，先煮麻黄一二沸，去上沫，纳诸药，煮取二升，去

滓，温服一升，日再服。本云桂枝汤二份，麻黄汤一份，合为二升，分再服。今合为一方，将息如前法。

【原注】臣亿等谨按：桂枝汤方，桂枝、芍药、生姜各三两，甘草二两，大枣十二枚。麻黄汤方，麻黄三两，桂枝二两，甘草一两，杏仁七十个。今以算法约之，桂枝汤取十二分之五即得桂枝、芍药、生姜各一两六铢，甘草二十铢，大枣五枚。麻黄汤，取九分之二，即得麻黄十六铢，桂枝十铢三分铢之二，收之得十一铢，甘草五铢三分铢之一，收之得六铢，杏仁十五个九分枚之四，收之得十六个。二汤所取相合，即共得桂枝一两十七铢，麻黄十六铢，生姜、芍药各一两六铢，甘草一两二铢，大枣五枚，杏仁十六个。合方。○成本，无"本云"以下二十九字。《玉函》"云"作"方"。

〔柯〕邪气羁留于皮毛肌肉之间，固非桂枝之可解，已经汗过，又不宜麻黄汤之峻攻，故取桂枝汤三分之二，麻黄汤三分之一，合而服之，再解其肌，微开其表，审发汗于不发之中。又用桂枝后，更用麻黄法也。后人合为一方者，是大背仲景，比较二方之轻重，偶中出奇之妙理矣。

〔张〕详此方与各半，药品不殊，惟铢分稍异，而证治攸分，可见仲景于差多差少之间，分毫不苟也。

《伤寒类方》云：此与桂枝麻黄各半汤，意略同。但此因大汗出之后，故桂枝略重，而麻黄略轻。

服桂枝汤，大汗出后，大烦渴不解，脉洪大者，白虎加人参汤主之。"脉"上，《玉函》《脉经》有"若"字。《脉经》《千金方》作"白虎汤"。

〔成〕大汗出，脉洪大而不渴，邪气犹在表也。可更与桂枝汤。若大汗出，脉洪大，而烦渴不解者，表里有热，不可更与桂枝汤，可与白虎加人参汤，生津止渴，和表散热。

〔钱〕此因大汗出后，遂至胃中津液耗竭，阳邪乘虚入里，至大烦渴而不解，上篇之大汗出，脉浮而微热，消渴者，及中篇之发汗后，脉浮数烦渴之证，皆以误汗亡阳，下焦无火，膀胱之气化不行，失其蒸腾之用，故气液不得上升而渴也。然脉浮，则其邪仍在太阳，故以五苓散主之。今大烦渴，而脉见洪大，则邪不在太阳，而已传入阳明矣。即《阳明篇》所谓阳明脉大者是也。故以白虎汤，解胃中之烦热，加人参以补其大汗之虚，救其津液之枯竭也。

白虎加人参汤方

知母六两　石膏一斤，碎，绵裹　甘草炙，二两　粳米六合　人参三两

上五味，以水一斗，煮米熟，汤成去滓，温服一升，日三服。《外台秘要》作上五味，切，以水一斗二升，煮米熟，去米，纳诸药，煮取六升，去滓，温服一升，日三。成本云，于白虎汤内加人参三两，余依白虎汤法。按：《外台》所载，当仲景旧法。

《活人辨疑》化斑汤，治赤斑口燥，烦渴中喝。即本方。

《保命集》人参石膏汤，治膈消，上焦烦渴，不欲多食，于本方去粳米。东垣加黄芩、杏仁。

徐同知方人参白虎汤，治伏暑发渴，呕吐身热，脉虚自汗。即本方。如伏暑作寒热未解，宜和五苓散同煎服。

《疹科纂要》人参白虎汤，治麻疹，化斑发疹止渴如神。于本方去粳米，加桔梗、竹叶。

《医史》云：吕沧洲治赵氏子，病伤寒余十日，身热而人静，两手脉尽伏，俚医以为死也，弗与药。翁诊之，三部举按皆无，其舌苔滑，而两颧赤如火，语言不乱，因告之曰：此子必大发赤斑周如锦文，夫脉血之波澜也。今血为邪热所搏，淖而为斑，外见于皮肤，呼吸之气，无形可依，犹沟隧之无水，虽有风不能成波澜，斑消则脉出矣。及揭其衾，而赤斑烂然，即用白虎加人参汤化其斑，脉乃复常，继投承气下之愈。发斑无脉，长沙所未论，翁盖以意消息耳。

太阳病，发热恶寒，热多寒少，脉微弱者，此无阳也。不可发汗，宜桂枝二越婢一汤。"者"《千金翼》作"则"。"发汗"上，《玉函》有"复"字。全书作"更汗"。

〔柯〕本论无越婢证，亦无越婢方，不知何所取义。窃谓其二字，必误也。此热多，是指发热，不是内热。无阳是阳已虚而阴不虚，不烦不躁，何得妄用石膏？观麻黄桂枝合半，桂枝二麻黄一二方，皆当汗之证。此言不可发汗，何得妄用麻黄？凡读古人书，须传信阙疑，不可文饰，况为性命所关者乎！且此等脉证最多，无阳不可发汗，便是仲景法旨。柴胡桂枝汤，乃是仲景佳方，若不头项强痛，并不须合桂枝矣。读书无目，至于病人无命，愚故表而出之。

舒氏云："热多寒少"四字是条中关键，必其人平素热盛津衰，故方中用石膏，以保其津液也。但"无阳"二字有误。如果无阳则必寒多热少，当用附子，石膏又在所禁矣。

按：无阳，方氏亦尝疑之。然犹释为疾在阴而无在阳之义。张志聪、张锡驹从其说为解，喻氏、周氏、张璐则曰无津液之谓，《金鉴》亦云无太阳表脉，皆强解也。

程氏云正阳虚，钱氏云命门真阳之虚，果然则安有用石膏之理乎？其他魏氏、汪氏辈皆属附会，只成氏于此一条，不下注解，盖有所见也。至于柯氏，断然阙疑，可谓卓越之识矣，今仍不繁参量说云。

按：发汗后病篇，发汗多，亡阳谵语者，不可下，与柴胡桂枝汤，和其荣卫，以通津液，后自愈。柯氏以柴胡桂枝汤，主此条证者，以其无阳，乃亡阳之义故也。

桂枝二越婢一汤方

桂枝去皮　**芍药**　**甘草**各十八铢，炙。成本无"炙"字　**大枣**四枚，擘　**生姜**一两二铢，切○《玉函》《千金翼》二作三。成本作三钱，盖讹　**石膏**二十四铢，碎，绵裹　**麻黄**

上七味，以水五升，煮麻黄一二沸，去上沫，纳诸药，煮取二升，去滓，温服一升。本云，当裁为越婢汤桂枝汤，合之饮一升，今合为一方，桂枝汤二份，越婢汤一份。【原注】臣亿等谨按：桂枝汤方，桂枝、芍药、生姜各三两，甘草二两，大枣十二枚。越婢汤方，麻黄二两，生姜三两，甘草二两，石膏半斤，大枣十五枚。今以算法约之，桂枝汤取四分之一，即得桂枝、芍药、生姜各十八铢，甘草十二铢，大枣三枚。越婢汤取八分之一，即得麻黄十八铢，生姜九铢，甘草六铢，石膏二十四铢，大枣一枚，八分之七，弃之二汤所取相合。即共得桂枝、芍药、甘草、麻黄各十八铢，生姜一两三铢，石膏二十四铢，大枣四枚合方。旧云桂枝三，今取四分之一，即当云桂枝二也。越婢汤方，见《仲景杂方》中。《外台秘要》一云起脾汤。○"煮麻黄"上，《玉函》《千金翼》有"先"字。"云"，《玉函》、成本作"方"。《玉函》煎法二"婢"字并作"脾"。按：一云起脾汤，见《外台》肉极门。

〔成〕胃为十二经之主，婢治水谷，为卑藏，若婢。《内经》曰：脾主为胃行其津液，是汤所以谓之越婢者，以发越脾气，通行津液。《外台方》一名越脾汤即此义也。

〔柯〕此大青龙，无桂枝、杏仁，与麻黄杏仁石膏汤，同为凉解表里之剂。此不用杏仁之苦，而用姜枣之辛甘，可以治太阳阳明合病，热多寒少而无汗者，犹白虎汤证，背微恶寒之类，而不可以治脉弱无阳之证也。

按：越婢，未审何义。成氏引《外台》为发越脾气，似稳当。《续医说》引赵良仁《金匮衍义》驳成注，然其说与成同。方氏、喻氏以婢女之义为解，亦未太允。至钱氏云以此治越人之婢而得效，杜撰甚矣。

服桂枝汤，或下之，仍头项强痛，翕翕发热，无汗，心下满微痛，小便不利者，桂枝去桂加茯苓白术汤主之。《脉经》《千金翼》无"或"字、"仍"字。"满"下《玉函》有"而"字。《脉经》无"白"字。

〔成〕头项强痛，翕翕发热，虽经汗下，为邪气仍在表也。心下满微痛，小便利者，则欲成结胸。今外证未罢，无汗小便不利，则心下满微痛，为停饮也。与桂枝汤以解外，加茯苓、白术利小便行留饮也。

〔钱〕头项强痛，中风伤寒，均有之证也。翕翕发热，是热在皮毛，中风证也。无汗则又伤寒之本证矣。就此诸证，为风寒兼有无疑矣。而但服桂枝汤，是治风而未治寒也。故仍头项强痛，翕翕发热，无汗而不解也。又或误下之，所以有心下满微痛之证，乃下后邪气陷入而欲结。小便不利，太阳之热邪，内犯膀胱，气化不行也。治之以桂枝去桂加茯苓、白术汤，未详其义，恐是后人传写之误，未可知也。即或用之，恐亦未能必效也。仲景立法，岂方不对证，而能为后世训乎，余窃疑之。大约是历年久远，后人舛误所致，非仲景本来所系原方，近代名家，悉遵成氏之训，俱强解以合其说，谓用之而诸证悉愈，吾不信也。

按：成注不及去桂之义，但云桂枝汤以解外，则成所注本，无"去桂"二字欤。若不去桂，而用此方于此证，或有效验，王肯堂以降，多为水饮所致，然无的据，《金鉴》则依桂枝去芍药之例，为去芍药之误，其说亦难从矣。

桂枝去桂加茯苓白术汤方

芍药三两　甘草二两，炙　生姜切　白术、茯苓各三两　大枣十二枚，擘

上六味，以水八升，煮取三升，去滓，温服一升，小便利则愈。本云桂枝汤，今去桂枝，加茯苓、白术。《玉函》"六味"下有"㕮咀"字。"八升"作"七升"。"云"作"方"。成本不载本方。第十卷云，于桂枝汤内去桂枝加茯苓、白术各三两，余仿前法煎服，小便利则愈。

《伤寒类方》云：凡方中有加减法，皆佐使之药。若去其君药，则另立方名，今去桂枝而仍以桂枝为名，所不可解也。

伤寒脉浮，自汗出，小便数，心烦，微恶寒，脚挛急。反与桂枝，欲攻其表，此误也。得之便厥，咽中干，烦躁吐逆者，作甘草干姜汤

与之，以复其阳。若厥愈足温者，更作芍药甘草汤与之，其脚即伸。若胃气不和谵语者，少与调胃承气汤。若重发汗，复加烧针者，四逆汤主之。"心烦"，《玉函》作"颇"字。云，论曰心烦，《脉经》作"颇复"。注：仲景作心烦。成本"桂枝"下有"汤"字，是。"躁"作"燥"，误。《玉函》"脚"上有"两"字。《脉经》无"调胃"字。

〔成〕脉浮自汗出，小便数而恶寒者，阳气不足也。心烦脚挛急者，阴气不足也。阴阳血气俱虚，则不可发汗。若与桂枝汤攻表，则又损阳气，故为误也。得之便厥，咽中干，烦躁吐逆者，先作甘草干姜汤，复其阳气，得厥愈足温，乃与芍药甘草汤，益其阴血，则脚胫得伸，阴阳虽复，其有胃燥谵语，少与调胃承气汤，微溏以和其胃。重发汗为亡阳，加烧针则损阴。《内经》曰：荣气微者，加烧针则血不流行，重发汗复烧针，是阴阳之气大虚，四逆汤以复阴阳之气。

〔鉴〕是当与桂枝增桂加附子汤，以温经止汗。今反与桂枝汤，攻发其表，此大误也。

〔汪〕脉浮自汗出，小便数者，阳虚气不收摄也。心烦者，真阳虚脱，其气浮游而上走也。咽中干烦躁者，误汗损阳，津液耗竭，阳虚烦躁，作假热之象也。吐逆者，阴寒气盛而拒膈也。

〔程〕脉浮自汗出，虽似桂枝证，而头项不痛，知阳神自歉于上部，阳明内结，得之自汗出小便数上，盖津液外越，而下部之阴分，更无阳以化气也。故阳回而结未破，不妨少从胃实例，一去其胃燥。

〔鉴〕若重发汗者，谓不止误服桂枝汤，而更误服麻黄汤也。或复加烧针，劫取其汗，以致亡阳证具，则又非甘草干姜汤所能治，故又当与四逆汤，以急救其阳也。

甘草干姜汤方

甘草四两，炙　干姜二两

上二味，以水三升，煮取一升五合，去滓，分温再服。《玉函》甘草二两。成本"干姜"下有"炮"字。《玉函》、成本"味"下有"㕮咀"二字。

芍药甘草汤方

白芍药○《玉函》无"白"字　甘草各四两，炙

上二味，以水三升，煮取一升五合，去滓，分温再服。《玉函》成本"味"下

有"咬咀"二字。成本"五合作半服"下，有"之"字。

〔柯〕仲景回阳，每用附子。此用干姜甘草者，正以见阳明之治法。夫太阳少阴，所谓亡阳者，先天之元阳也，故必用附子之下行者回之，从阴引阳也。阳明所谓亡阳者，后天胃脘之阳也，取甘草干姜以回之，从乎亡也。盖桂枝之性辛散，走而不守，即佐以芍药，尚能亡阳。干姜之味苦辛，守而不走，故君以甘草，便能回阳。然先天太少之阳不易回，回则诸证悉解，后天阳明之阳虽易回，既回而前证仍在，变证又起，故更作芍药甘草汤继之。盖脾主四肢，胃主津液，阳盛阴虚，脾不能为胃行津液，以灌四旁，故足挛急，用甘草以生阳明之津，芍药以和太阴之液，其脚即伸，此亦用阴和阳法也。甘草干姜汤，得理中之半，取其守中，不须其补中。芍药甘草汤，减桂枝之半，用其和里，不取其攻表。

胡遵程方注云：甘草干姜汤即四逆汤去附子也。辛甘合用，专复胸中之阳气，其夹食夹阴，面赤足冷，发热喘咳，腹痛便滑，外内合邪，难于发散，或寒药伤胃，合用理中，不便参术者，并宜服之，真胃虚挟寒之圣剂也。若夫脉沉畏冷，呕吐自利，虽无厥逆，仍属四逆汤、芍药甘草汤，此即桂枝汤去桂枝姜枣也。甘酸合用，专治营中之虚热，其阴虚阳乘，至夜发热，血虚筋挛，头面赤热，过汗伤阴，发热不止，或误用辛热，扰其营血，不受补益者，并宜用之，真血虚挟热之神方也。

《外台》备急，疗吐逆水米不下，干姜甘草汤。即本方。

《直指方》干姜甘草汤，治脾中冷痛，呕吐不食。于本方，加大枣一枚，又甘草干姜汤，治男女诸虚出血，胃寒不能引气归元，无以收约其血。即本方。

《朱氏集验方》二神汤治吐血极妙。治男子妇人，吐红之疾，盖是久病，或作急劳，损其荣卫，塞滞气上，血之妄行所致。若投以藕汁、生地黄等凉剂治之，必求其死矣。每遇患者，用药甚简，即甘草干姜汤。每服二钱，水一中盏，煎至五七沸，带热呷，空心日午进之，和其气血荣卫，自然安痊，不可不知。

《证治要诀》饮酒过多而衄甚，则用理中汤，加干葛、川芎各半钱，或止用干姜、甘草二味。

《证治准绳》曹氏必用方，吐血，须煎干姜、甘草作汤与服，或四物理中汤亦可，如此无不愈者。若服生地黄、竹茹、藕汁，去生便远。

《魏氏家藏方》六半汤，治热湿脚气，不能行步，即芍药甘草汤。入无灰酒少许，再煎服。

《朱氏集验方》去杖汤，治脚弱无力，行步艰难，友人戴明远用之有验。即芍药甘草汤。

《活人事证方》神功散，治消渴。即芍药甘草汤。

《医学心悟》芍药甘草汤，止腹痛如神。脉迟为寒加干姜，脉洪为热加黄连。

调胃承气汤方

大黄四两，去皮，清酒洗○《阳明篇》《玉函》无"去皮"字。"洗"成本《玉函》作"浸" 甘草二两，炙○《外台》作三两　芒硝半升○《千金翼》作"半两"。全书、方本作"半"

上三味，以水三升，煮取一升，去滓，纳芒硝，更上火微煮令沸，少少温服之。《阳明篇》上三味，切，以水三升，煮二物至一升，去滓，纳芒硝，更上微火一二沸，温顿服之，以调胃气。成本、《玉函》"味"下有"㕮咀"二字。

〔汪〕误与桂枝汤，复与甘草干姜汤，姜桂辛热，耗胃中津液，因而谵语。方后云：少少温服，此不过暂假之，以和胃气而止谵语也。

〔徐〕仲景用此汤，凡七见，或因吐下津干，或因烦满气热，总为胃中燥热不和，而非大实满者比。故不欲其速下，而去枳朴，欲其恋膈而生津，特加甘草以调和之，故曰调胃。

〔柯〕不用气药而立名承气者，调胃所以承气也。《经》曰：平人胃满则肠虚，肠满则胃虚，更虚更实，故气得上下。今气之不承，由胃家之热实，必用硝黄以濡胃家之糟粕，而气得以下，同甘草以生胃家之津液，而气得以上。推陈之中，便寓致新之义。一攻一补，调胃之法备矣。

《千金方》本方加枳实五枚，单名承气汤。

《外台》《集验》生地黄汤，疗伤寒有热，虚羸少气，心下满，胃中有宿食，大便不利，于本方加生地黄三斤，大枣二十枚。

《圣济总录》大黄汤，灸发背后服之方。于本方去甘草。

十形三疗。一小儿，小溲不通，号跳旋转，下则成砂石，大便秘，肛门脱出一二寸。戴人曰：此下焦塞也。不吐不下，则何以开？不令饮水，小溲何以利？以调胃承气汤一两加牵牛子头末三钱，河水煎服。又用瓜蒂末，糊丸芥子许，六十丸吞下。上吐下泻，一时齐出，有脓有血，涌泄既定，令饮新水二三十次，每次饮一盏，其病如失。

《试效方》调胃承气汤，治消中渴而饮食多。

《卫生宝鉴》治面热，以本方七钱，加黄连二钱，犀角一钱。按：《张氏医通》云：饮食不节则胃病，胃病则气短，精神少，而生大热。有时火上行，而独燎其面。《针经》云：面热者，足阳明病，调胃承气汤加犀角、川连。

又牛黄通膈汤，觉中风一二日，实则急宜下之。于本方加牛黄，与芒硝同研末，调服。

又破棺丹，治疮肿一切风热，即本方为末，炼蜜丸。

《医垒元戎》治大头病，本方加牛蒡子、寒水石，为细末，炼蜜酒服。

又涤毒散，治时气疙瘩，五发疮疡，喉闭雷头，于本方加当归。

又玉烛散，本方与四物汤各半合。

《经验良方》调胃承气汤，治热留胃中发斑，及服热药过多，亦发斑，此药主之。

四逆汤方

甘草二两，炙○《千金翼·霍乱门》作"一两" 干姜一两半 附子一枚，生用，去皮，破八片○《玉函》作"生，去皮，破"

上三味，以水三升，煮取一升二合，去滓，分温再服。强人可大附子一枚，干姜三两。"味"下成本有"㕮咀"二字。

〔钱〕四逆汤者，所以治"四肢厥逆"而名之也。《素问·阳明脉解》云：四肢者，诸阳之本也。阳盛则四肢实，即《阴阳应象论》之清阳实四肢也。《灵枢·终始篇》云：阳受气于四末，阴受气于五脏，盖以谷入于胃，气之清者为营，行于脉中，浊者降于下焦，为命门真阳之所蒸腾，其气直达皮肤而为卫气，先充满于四末，然后还而温肌肉，密腠理，行于阴阳各二十五度，故四肢为诸阳之本。此以真阳虚衰，阴邪肆逆，阳气不充于四肢，阴阳不相顺接，故手足厥冷而为厥逆咽中干也。若重发其汗，更加烧针取汗，则孤阳将绝矣。仲景急以温经复阳为治，故立四逆汤，其以甘草为君者，以甘草甘和而性缓，可缓阴气之上逆，干姜温中，可以救胃阳而温脾土，即所谓四肢皆禀气于胃而不得至经，必因于脾乃得禀焉，此所以脾主四肢也。附子辛热，直走下焦，大补命门之真阳，故能治下焦逆上之寒邪，助清阳之升发，而腾达于四肢，则阳回气暖，而四肢无厥逆之患矣，是以名之曰四逆汤也。

顾宪章《伤寒溯源集》云：按言四者，四肢之省文也。四肢，自指至肘足至膝是也。其病为深。凡言手足者，自指至腕足至踝而已，其病尚浅。

仲景下字不苟，其轻重浅深，一览了然矣。〇按："四逆"字，见于《灵》《素》，亦是四肢厥逆之义。柯氏谓本方脱"人参"，乃以四物救逆名之，误也。

吴遵程方注云：从前附子皆野生，大者极是难得，重半两者即少，不若今时之种附子重一两外也。近世用二三钱一剂，即与仲景时二三枚分三剂相等耳。

《医经会解》云：阴毒心硬肢冷，加麝香、皂荚，俱用少许。呕吐涎沫或小腹痛，加盐炒吴茱萸、半夏、生姜。呕吐不止加半夏、生姜汁。泻不止加白术、人参、黄芪、茯苓、升麻。

《名医类案》云：郭雍治一人，盛年恃健不善养，因极饮冷酒食，内外有所感，初得疾，即便身凉自利，手足厥，额上冷汗不止，遍身痛，呻吟不绝，偃卧不能转侧，心神俱无昏愦，不恍惚，请医视之，治不力。言曰：此证甚重，而病人甚静，殊不昏愦，身重不能起，自汗自利，四肢厥，此阴证无疑也。又遍身痛，不知处所，出则身如被杖，阴毒证也，当急治之。医言谬悠不可听，郭令服四逆汤，灸关元及三阴交，未知。加服九炼金液丹，利厥汗证少止。稍缓药艾，则诸证复出，再急灸治。如此进退者三，凡三日两夜，灸千余壮，服金液丹亦千余粒，四逆汤一二斗，方能住灸汤药。阳气虽复而汗不出，证复如太阳病，未敢服药，以待汗二三日，复大烦躁饮水，次则谵语斑出热甚，无可奈何，复与调胃承气汤，得利大汗而解，阴阳反复，有如此者，前言烦躁不可投凉药，此则可下证具，非小烦躁而已，故不同也。

问曰：**证象阳旦，按法治之而增剧，厥逆，咽中干，两胫拘急而谵语。师曰：言夜半手足当温，两脚当伸，后如师言。何以知此？答曰：寸口脉浮而大，浮为风，大为虚，风则生微热，虚则两胫挛，病形象桂枝，因加附子参其间，增桂令汗出。附子温经，亡阳故也。厥逆，咽中干，烦躁，阳明内结。谵语烦乱，更饮甘草干姜汤，夜半阳气还，两足当热，胫尚微拘急，重与芍药甘草汤，尔乃胫伸，以承气汤微溏，则止其谵语，故知病可愈。**《玉函》无"师曰"之"曰"，"此"作"之"。"为"字上并有"即"字，"参"作"于"，无"重"字。成本"为"上，并有"则"字。"病形"作"病证"。"躁"作"燥"。

〔**成**〕阳旦，桂枝汤别名也。

〔程〕此条即上条注脚，借问答以申明其义也。"证象阳旦"句，应前条"伤寒脉浮自汗出、小便数、心烦微恶寒、脚挛急"一段。"按法治"之句，应前条"反与桂枝汤欲攻其表"一段，而"增剧"至"拘急而谵语"句，应前条"此误也。得之便厥，咽中干，烦躁吐逆者"一段。师言夜半手足当温，两胫当伸，后如师言，何以知此句应前条已用甘草汤并调胃承气汤一段？答曰：寸口脉浮而大，浮则为风，大则为虚，风则生微热，虚则两胫挛。"证象桂枝""因加附子参其间""增桂令汗出""附子温经""亡阳故也"数句，发明以补出前证病源，及用桂枝之误。见证象桂枝而实非桂枝证，将成亡阳也。厥逆，咽中干，烦躁，阳明内结，谵语烦乱，申叙前证，以着亡阳之实，更饮甘草汤，夜半阳气回，两足当温，重应前条甘草干姜汤一段。胫尚微拘急，重与芍药甘草汤，尔乃胫伸，重应前条芍药甘草汤一段。以承气汤微溏，则止其谵语，重应前条调胃承气汤一段，故知其病可愈。亦非泛结，见其愈也。由于救之得法，万一为烦躁谵语等证所惑，而大青龙之见，不无交互于胸中，欲其病之愈也得乎！

〔钱〕像桂枝汤证，故仍于桂枝汤中加附子参于其间，则真阳有助，不患其汗泄，故又增桂令汗出，以解卫分之阳邪也。其所以加附子温经者，以下焦无阳也。此法即误汗亡阳，桂枝加附子汤，乃为伤寒脉浮、自汗出、小便数、心烦微恶寒、脚拘挛之正治也。若不察其微恶寒，脚拘挛之亡阳虚证，已经反与桂枝汤，误攻其表，使阳气愈虚，阴邪上逆，以致厥逆咽中干等证也。

按：喻氏以阳旦汤，为《千金方》桂枝加黄芩之方，魏氏、汪氏、钱氏辈，参量证辨其非，以文繁不载于斯。

按：柯氏注本，阙此一条，详其文义，似后人所增，柯氏删之，实有所见也。

卷　二

辨太阳病脉证并治中

太阳病，项背强几几，无汗恶风，葛根汤主之。无汗，《外台》作"反汗不出"四字。"风"下，《可发汗篇》及《玉函》《外台》有"者"字。

〔方〕无汗者，以起自伤寒，故汗不出，乃上篇有汗之反对，风寒之辨别也。恶风，乃恶寒之互文，风寒皆通恶，而不偏有无也。

〔魏〕其辨风寒，亦重有汗无汗，亦不以畏恶风寒多少为准。畏恶风寒，不过兼言互言，以参酌之云耳。

葛根汤方

葛根四两　麻黄三两，去节○《外台》作四两　桂枝二两，去皮○《外台》作桂心　生姜三两，切　甘草二两，炙　芍药二两○成本有"切"字　大枣十二枚，擘

上七味，以水一斗，先煮麻黄葛根减二升，去白沫，纳诸药，煮取三升，去滓，温服一升，覆取微似汗，余如桂枝法，将息及禁忌，诸汤皆仿此。"味"下，《玉函》成本有"㕮咀"二字。《外台》有"切"字。白沫，《玉函》《千金翼》《外台》作"上沫"。成本只作"去沫"。"似汗"下，《玉函》、成本、《千金翼》有"不须啜粥"四字。《外台》有"出不须吃热粥助药发"九字。成本无"诸汤皆仿此"五字。

〔柯〕几几，更甚于项强，而无汗不失为表实。脉浮不紧数，是中于鼓动之阳风，故以桂枝汤为主，而加麻、葛，以攻其表实也。葛根味甘气凉，能起阴气而生津液，滋筋脉而舒其牵引，故以为君。麻黄、生姜，能开玄府腠理之闭塞，祛风而去汗，故以为臣。寒热俱轻，故少佐桂、芍，同甘、枣以和里。此于麻桂二汤之间，衡其轻重，而为调和表里之剂也。葛根与桂枝，同为解肌和里之剂，故有汗无汗，下利不下利，皆可用。与麻黄专于治

表者不同，东垣用药分经，不列于太阳而列于阳明。易老云：未入阳明者，不可服，岂二子未读仲景书耶？喻氏谓仲景不用于阳明，恐亡津液，与本草生津之说左矣。桂枝汤啜粥者，因无麻黄之开，而有芍药之敛，恐邪有不尽，故假谷气以逐之，此汗生于谷也。

〔喻〕设以麻黄本汤加葛根，大发其汗，将无项背强几几者，变为经脉振摇动惕乎，此仲景之所为精义入神也。

《绛雪园古方选注》曰：即桂枝汤加麻黄，倍葛根，以去营实，小变麻桂之法也。独是葛根麻黄，治营卫实，芍药桂枝，治营卫虚。方中虚实互复者，其微妙在法先煮麻黄葛根减二升，后纳诸药，则是发营卫之汗为先，而固表收阴袭于后，不使热邪传入阳明也。故仲景治太阳病未入阳明者，用以驱邪，断入阳明之路。若阳明正病中，未尝有葛根之方，东垣易老谓葛根是阳明经主药，误矣。

按：钱氏欲麻黄汤中加葛根名麻黄加葛根汤，以与桂枝加葛根汤，两方并峙，遂以去方中之芍药为说。然仍有姜枣而无杏仁，未得为麻黄加葛根汤，其说不可从矣。

《外台秘要》《延年秘录》解肌汤，主天行二三日，头痛壮热，于本方去生姜，加黄芩二两。

太阳与阳明合病者，必自下利，葛根汤主之。【原注】一云用后第四方。○《玉函》无"者"字、"下"字，《脉经》作"太阳与阳明合病，而自利不呕者，属葛根汤证"。《千金翼》注：一云用后葛根黄芩黄连汤。

〔成〕伤寒，有合病，有并病。本太阳病不解，并于阳明者，谓之并病。二经俱受邪，相合病者，谓之合病。合病者，邪气甚也。太阳阳明合病者，与太阳少阳合病，阳明少阳合病，皆言必自下利者，以邪气并于阴。则阴实而阳虚，邪气并于阳，则阳实而阴虚，寒邪气甚，客于二阳，二阳方外实而不主里，则里气虚，故必下利，与葛根汤，以散经中甚邪。

〔鉴〕太阳与阳明合病者，谓太阳之发热，恶寒无汗，与阳明之烦热不得眠等证，同时均病，表里之气，升降失常，故下利也。治法解太阳之表，表解而阳明之里自和矣。

〔方〕必，定然之词。自，谓自然而然也。伤寒无他故，自然而然下利者，太阳阳明合病，经中之邪热甚，胃气弱不化谷不厘清，杂进而走注，所以谓之必也。但以葛根汤，散经中之寒邪，而以不治治利也。

〔**程**〕合病之证，凡太阳之头痛恶寒等证，与阳明之喘渴胸满等证，同时均发，无有先后也。但见一证便是，不必悉具，并病亦如是看，仍须兼脉法断之。

《明理论》曰：太阳与阳明合病，必自下利，葛根汤主之。太阳与少阳合病，必自下利，黄芩汤主之。阳明与少阳合病，必自下利，大承气汤主之。三者皆合病下利。一者发表，一者攻里，一者和解，所以不同也。下利家，何以明其寒热邪？且自利不渴属太阴，以其脏寒故也。下利欲饮水者，以有热也。故大便溏，小便自可者，此为有热。自利小便色白者，少阴病形悉具，此为有寒。恶寒脉微，自利清谷，此为有寒；发热后重，泄色黄赤，此为有热，皆可理其寒热也。

太阳与阳明合病，不下利，但呕者，葛根加半夏汤主之。《玉函》无"太阳"以下六字。接上条。

〔**成**〕邪气外甚，阳不主里，里气不和，气下而不上者，但下利而不呕，里气上逆而不下者，但呕而不下利，与葛根汤以散其邪，加半夏以下逆气。

葛根加半夏汤方

葛根四两　麻黄三两，去节○《玉函》作二两。成本有"汤泡去黄汁焙干称"八字　甘草二两，炙　芍药二两　桂枝二两，去皮　生姜二两，切○《可发汗篇》、成本及诸家并作三两，是　半夏半升，洗　大枣十二枚，擘

上八味，以水一斗，先煮葛根、麻黄，减二升，去白沫，纳诸药，煮取三升，去滓，温服一升，覆取微似汗。"白"，《玉函》作"上"。

〔**汪**〕愚以既云呕矣，其人胸中能免满逆之证乎？汤中半夏，固宜加矣，而甘草、大枣之甘，能不相碍乎？或云：方中只甘草二两，大枣十二枚，已有生姜三两，复加半夏半升，于呕家又何碍，斯言实合仲景用药之旨。

太阳病，桂枝证，医反下之，利遂不止，脉促者，表未解也，喘而汗出者，葛根黄芩黄连汤主之。【原注】"促"一作"纵"○《玉函》《脉经》《千金翼》作"遂利不止"，"脉"上有"其"字。

〔**成**〕桂枝证者，邪在表也。而反下之，虚其肠胃，为热所乘，遂利不止，邪在表则见阳脉，邪在里则见阴脉。下利脉微迟，邪在里也。促为阳盛，虽下利而脉促者，知表未解也。病有汗出而喘者，为自汗出而喘也，即

邪气外甚所致。喘而汗出者，为因喘汗出也，即里热气逆所致，与葛根黄芩黄连汤，散表邪除里热。汪云：成注虚其肠胃，此非肠胃真虚证，乃胃有邪热，下通于肠，而作泄也。

〔钱〕促为阳盛，下利则脉不应促，以阳邪炽盛，故脉加急促，是以知其邪尚在表而未解也。然未若协热下利之表里俱不解，及阳虚下陷，阴邪上结，而心下痞硬，故但言表而不言里也。

〔柯〕邪束于表，阳扰于内，故喘而汗出，利遂不止者，所谓暴注下迫，皆属于热，与脉弱而协热下利不同。此微热在表，而大热入里，固非桂枝芍药所能和，厚朴、杏仁所宜加矣。

〔鉴〕协热利二证，以脉之阴阳，分虚实主治，固当矣。然不可不辨其下利之黏秽鸭溏，小便或白或赤，脉之有力无力也。

〔锡〕按下后发喘汗出，乃天气不降，地气不升之危证，宜用人参四逆辈。仲景用葛根黄芩黄连者，专在"表未解"一句。

《伤寒类方》曰：促有数意，邪犹在外，尚未陷入三阴，而见沉微等证象，故不用理中等法。

葛根黄芩黄连汤方○《千金》《外台》作葛根黄连汤。

葛根半斤○《外台》作八两　甘草二两，炙　黄芩三两○成本作二两。《外台》有"切"字　黄连三两○《外台》有"金色者"三字

上四味，以水八升，先煮葛根，减二升，纳诸药，煮取二升，去滓，分温再服。"味"下，《玉函》有"㕮咀"字。《外台》有"切"字。"二升"下，《外台》有"掠去沫"三字。

〔柯〕君气轻质重之葛根，以解肌而止利，佐苦寒清肃之芩连，以止汗而除喘，用甘草以和中。先煮葛根，后纳诸药，解肌之力优，而清中之气锐，又与补中逐邪之法迥殊矣。

《古方选注》曰：是方即泻心汤之变，治表寒里热，其义重在芩连，整肃里热也。

《伤寒类方》曰：因表未解，故用葛根。因喘汗而利，故用芩、连之苦，以泄之坚之。芩、连、甘草，为治痢之主药。

太阳病，头痛发热，身疼腰痛，骨节疼痛，恶风无汗而喘者，麻黄汤主之。《玉函》《脉经》《千金翼》"身疼"作"身体疼"。《千金》"恶风"作"恶寒"。《外台》作"伤寒头疼腰痛，身体骨节疼，发热恶风汗不出而喘"。

〔柯〕太阳主一身之表，风寒外束，阳气不伸，故一身尽疼。太阳脉抵腰中，故腰痛。太阳主筋，所生病。诸筋者皆属于节，故骨节疼痛，从风寒得，故恶风。风寒客于人，则皮毛闭，故无汗。太阳为诸阳主气，阳气郁于内，故喘。太阳为开，立麻黄汤以开之，诸证悉除矣。麻黄八证，头痛发热恶风，同桂枝症，无汗身疼，同大青龙症。本症重在发热身疼，无汗而喘，本条不冠伤寒，又不言恶寒而言恶风，先辈言麻黄汤主治伤寒，不治中风，似非确论。盖麻黄汤、大青龙汤，治中风之重剂，桂枝汤、葛根汤治中风之轻剂，伤寒可通用之，非主治伤寒之剂也。

〔钱〕恶风，虽或可与恶寒互言，然终是营伤卫亦伤也。何则？卫病则恶风，营居卫内，寒已入营，岂有不从卫分而入者乎，故亦恶风也。

〔鉴〕无汗者，伤寒实邪，腠理闭密，虽发热而汗不出，不似中风虚邪发热，而汗自出也。

按：《神农本草经》麻黄主治中风伤寒头痛，《病源候论》曰：夫伤寒病者，起自风寒，入于腠理，与精气分争，营卫痞隔，周行不通，病一日至二日，气在孔窍皮肤之间，故病者头痛恶寒，腰背强重，此邪气在表，发汗则愈。夫麻黄发汗而主中风，既言伤寒，而又言起自风寒，乃伤寒中风，可互为外感之称，亦不可凿凿以汗之有无。恶之风寒，伤之营卫，为之差别也。

麻黄汤方

麻黄三两，去节　**桂枝**二两，去皮○《正脉》本作三两，非　**甘草**一两，炙○《千金翼》作二两　**杏仁**七十第，去皮、尖。○"第"，成本作"个"，第乃之讹。《玉函》《千金翼》作枚。"去"上，成本有"汤"字。"尖"下，《千金翼》有"两仁者"三字。《外台》作"去皮、尖，两人碎"。《千金》云：喘不甚，用五十枚

上四味，以水九升，先煮麻黄减二升，去上沫，纳诸药，煮取二升半，去滓，温服八合，覆取微似汗，不须啜粥，余如桂枝法将息。"味"下，《玉函》有"㕮咀"字。《外台》有"切"字。《玉函》作"温覆出汗"。

〔钱〕李时珍云：津液为汗，汗即血也。在营则为血，在卫则为汗。夫寒伤营，营血内涩，不能外通于卫，卫气闭固，津液不行，故无汗发热而憎寒。夫风伤卫，卫气受邪，不能内护于营，营气虚弱，津液不固，故有汗发热而恶风。然风寒之邪，皆由皮毛而入。皮毛者，肺之合也。肺主卫气，包罗一身，天之象也。证虽属乎太阳，而肺实受邪气，其证时兼面赤怫郁，咳

嗽痰喘，胸满诸证者，非肺病乎？盖皮毛外闭，则邪热内攻，而肺气郁，故用麻黄甘草，同桂枝引出营分之邪，达之肌表，佐以杏仁，泄肺而利气，是则麻黄汤，虽太阳发汗重剂，实为发散肺经火郁之药也。

濒湖此论，诚千古未发之秘，唯桂枝为卫分解肌之药，而能与麻黄同发营分之汗者，以卫居营外，寒邪由卫入营，故脉阴阳俱紧。阳脉紧则卫分受邪，阴脉紧则邪伤营分，所以欲发营内之寒邪，先开卫间之出路，方能引邪由营达卫，汗出而解也。后人有用麻黄而监之以桂枝，见节制之妙，更有驭六马而执辔唯谨，恒虞其泛轶之说，岂理也哉！

〔柯〕此方治风寒在表，头痛项强，发热身痛，腰痛骨节烦疼，恶风恶寒，无汗胸满而喘，其脉浮紧浮数者，此为开表逐邪发汗之峻剂也。此汤入胃，行气于玄府，输精于皮毛，斯毛脉合精，而漐漐汗出，在表之邪，其尽去而不留，痛止喘平，寒热顿解，不烦啜粥而藉汗于谷也。其不用姜枣者，以生姜之性，横散解肌，碍麻黄之上升，大枣之性，滞泥于膈，碍杏仁之速降，此欲急于直达，稍缓则不迅，横散则不峻矣。若脉浮弱，汗自出者，或尺脉微迟者，是桂枝所主，非此方所宜也。

〔鉴〕庸工不知其制在温覆取汗，若不温覆取汗，则不峻也。遂谓麻黄专能发表，不治他病，孰知此汤合桂枝汤，名"麻桂各半汤"，用以和太阳留连未尽之寒热，去杏仁加石膏，合桂枝汤，名"桂枝二越婢一汤"，用以解太阳热多寒少之寒热。若阳盛于内，无汗而喘者，又有"麻黄杏仁甘草石膏汤"，以解散太阴肺家之邪。若阴盛于内而无汗者，又有"麻黄附子细辛甘草汤"，以温散少阴肾家之寒。

《金匮要略》以此方去桂枝。《千金方》以此方桂枝易桂，皆名"还魂汤"，用以治邪在太阴，卒中暴厥，口噤气绝，下咽奏效。而皆不温覆取汗，因是而知麻黄汤之峻与不峻，在温覆与不温覆也。此仲景用方之心法，岂常人之所得而窥耶！

《伤寒类方》曰：此痛处比桂枝症，尤多而重，因营卫俱伤故也。恶风无汗而喘者，乃肺气不舒之故，麻黄治无汗，杏仁治喘，桂枝甘草，治太阳诸证，无一味不紧切，所以谓之经方。

柯氏曰：予治冷风哮，与风寒湿三气成痹等证，用此辄效，非伤寒一证可拘也。

《外台》：深师麻黄汤，疗新久咳嗽唾脓血，连年不瘥，昼夜肩息，于本方去杏仁加大枣。

又疗上气咳嗽，喉中水鸡鸣，唾脓血腥臭，麻黄汤。于本方加生姜。

《圣惠方》解肌散，治小儿伤寒发热，四肢烦疼。于本方加大黄、芍药。

《和剂局方》三拗汤，治感冒风邪，鼻塞声重，语音不出，或伤风伤冷，头痛目眩，四肢拘倦，咳嗽多痰，胸满气短。于本方去桂，三味生用，加生姜。麻黄不去节，杏仁不去皮、尖，甘草不炙。

《直指方》加减麻黄汤，治肺感寒邪咳嗽。于本方加陈皮、半夏、紫苏叶、生姜。

《舒氏女科要诀》曰：会医一产妇，发动六日，儿已出胞，头已向下，而竟不产，医用催生诸方，又用催生灵符，又求灵神炉丹，俱无效，延予视之，其身壮热无汗，头项腰背强痛，此太阳寒伤营也。法主麻黄汤，作一大剂投之，令温覆，少顷得汗，热退身安，乃索食，食讫豁然而生，此治其病，而产自顺，上乘法也。

脉浮而紧，浮则为风，紧则为寒，风则伤卫，寒则伤营，营卫俱病，骨节烦疼，可发其汗，宜麻黄汤。 按：此一条，出宋版《可汗篇》及《玉函》《脉经》《千金翼》，正是本论原文，当在《太阳篇》中，今本系于脱漏，故诸注家未有解释者，钱氏云：寒已入营，岂有不从卫分而入者乎？的与此条符矣。乃知麻黄桂枝之别，在表之虚实，而不在于风寒营卫之分，得此条而甚明，故揭于此。○又按：此条出《辨脉法》。"脉"上有"寸口"二字，无"宜麻黄汤"四字。"汗"下有"也"字。

〔柯〕风寒本自相因，必风先开腠理，寒得入于经络，营卫俱伤，则一身内外之阳不得越，故骨肉烦疼，脉亦应其象，而变见于寸口也。紧为阴寒，而从浮见，阴盛阳虚，汗之则愈矣。脉法以浮为风，紧为寒，故提纲以脉阴阳俱紧者名伤寒，大青龙脉，亦以浮中见紧，故名中风，则脉但浮者，正为风脉，宜麻黄汤，是麻黄汤固主中风脉症矣。麻黄汤症，发热骨节疼，便是骨肉烦疼，即是风寒两伤，营卫俱病，先辈何故以大青龙治营卫两伤？麻黄汤治寒伤营而不伤卫，桂枝汤治风伤卫而不伤营，曷不以桂枝症之恶寒，麻黄症之恶风，一反勘耶！要之冬月风寒，本同一体，故中风伤寒，皆恶风恶寒，营病卫必病，中风之重者便是伤寒，伤寒之浅者便是中风，不必在风寒上细分，须当在有汗无汗上着眼耳。

按： 柯氏注本，以辨脉此条，移于麻黄症条内，其释义如是，可谓发千古之秘，超越诸注，因亦移为本条之注。

《本事方》曰：寒伤营则寒邪入阴血而营行脉中者也。寒邪居脉中，非特营受病，邪自内作，则并与卫气犯之，久则浸淫及骨，是以汗不出而热，仲景以麻黄发其汗，又以桂枝甘草助其发散，欲涤除内外之邪营卫之病尔。大抵二药皆发汗，而桂枝则发其卫之邪，麻黄并营卫治之，亦自有深浅也。何以验之？第一卷云：寸口脉浮而紧云云，是知伤寒脉浮紧者，营卫俱病也。麻黄汤中并用桂枝，此仲景之意也。○按：许氏此说，与柯氏之意符矣。不知柯岂不读《本事方》耶！

太阳与阳明合病，喘而胸满者，不可下，宜麻黄汤。成本、《玉函》"汤"下有"主之"二字，非。

〔成〕阳受气于胸中，喘而胸满者，阳气不宣发，壅而逆也。心下满、腹满皆为实，当下之。此以为胸满非里实，故不可下。虽有阳明，然与太阳合病为属表，是与麻黄汤发汗。

〔汪〕喘而胸满，则肺气必实而胀。所以李东璧云，麻黄汤虽太阳发汗重剂，实为发散肺经火郁之药，彼盖以喘而胸满，为肺有火邪实热之证。汤中有麻黄、杏仁，专于泄肺利气，肺气泄利则喘逆自平，又何有于阳明之胸满邪。

〔钱〕胸满者，太阳表邪未解，将入里而犹未入也。以阳明病而心下硬满者，尚不可攻，攻之遂利不止者死，况太阳阳明合病乎？

太阳病十日以去，脉浮细而嗜卧者，外已解也。设胸满胁痛者，与小柴胡汤。脉但浮者，与麻黄汤。"以去"，《玉函》《千金翼》作"已去"。"脉"上，《玉函》《千金翼》有"其"字。"外已解也"，《玉函》《脉经》《千金翼》作"此为外解"。○原本有小柴胡汤，今详后九十五条，小柴胡证候，并加减法悉具，故省之。

〔鉴〕太阳病十日以上无他证，脉浮细而嗜卧者，外邪已解，不须药也。设有胸满胁痛等证，则知少阳之外邪未解，故与小柴胡汤和之。若脉但浮不细而有头痛发热，恶寒无汗等证，则仍是太阳之外邪未解，当与麻黄汤汗之。

按：论中脉浮细，太阳少阳脉也。脉弦细，少阳脉也。脉沉细，少阴脉也。脉浮细，身热嗜卧者，阳也。脉沉细，身无热嗜卧者，阴也。脉缓细，身和嗜卧者，已解也。是皆不可不察也。

〔程〕脉浮细而嗜卧者，较之少阴为病之嗜卧，脉浮则别之，较之阳明中风之嗜卧，脉细又别之，脉静神恬，解证无疑矣。设于解后，尚见胸满胁痛一证，则浮细自是少阳本脉，嗜卧为胆热入而神昏，宜与小柴胡汤。脉但浮者，与麻黄汤。彼已现麻黄汤脉，自应有麻黄汤证符合之，纵嗜卧依然，必不胸满胁痛可知。

〔志〕愚按：小柴胡汤、麻黄汤，不过假此以明太少之由枢而外，从外而表，非真与之，故曰"设"也。

太阳中风，脉浮紧，发热恶寒，身疼痛，不汗出而烦躁者，大青龙汤主之。若脉微弱，汗出恶风者，不可服之。服之则厥逆，筋惕肉瞤，此为逆也。《千金》"太阳中风"作"中风伤寒"。《玉函》《脉经》《千金》"身"下有"体"字。"不汗出"，《千金》《外台》作"汗不出"。《玉函》《脉经》"烦躁"下有"头痛"二字。无"厥逆"之"逆"，成本"逆也"下，更有"大青龙汤主之"六字，方氏依黄仲理改真武汤，并非。

〔成〕此中风见寒脉也。浮则为风，风则伤卫，紧则为寒，寒则伤营，营卫俱病，故发热恶寒身疼痛也。风并于卫者，为营弱卫强。寒并于营者，为营强卫弱。今风寒两伤，则营卫俱实，故不汗出而烦躁也。与大青龙汤发汗，以除营卫风寒。若脉微弱，汗出恶风者，为营卫俱虚，反服青龙汤，则必亡阳，或生厥逆筋惕肉瞤，此治之逆也。

〔喻〕天地郁蒸，得雨则和；人身烦躁，得汗则解。大青龙汤证，为太阳无汗而设，与麻黄汤证何异？因有烦躁一证兼见，则非此法不解。

〔程〕脉则浮紧，证则发热恶寒，身疼痛，不汗出而烦躁，明是阴寒在表，郁住阳热之气在经而生烦热，热则并扰其阴而作躁，总是阳气怫郁不得越之故。此汤，寒得麻黄汤之辛热而外出，热得石膏之甘寒而内解，龙升雨降，郁热顿除矣。然此非为烦躁设，为不汗出之烦躁设。若脉微弱，汗出恶风者，虽有烦躁证，乃少阴亡阳之象，全非汗不出而郁蒸者比也。

〔锡〕若脉微弱，汗出恶风者，此阴阳表里俱虚，故不可服，服之则阳亡而厥逆矣。阳气者，柔则养筋，血气盛则充肤热肉，今虚则筋无所养，肉无以充，故筋惕而肉瞤，此治之逆也。

按：《外台秘要》引《古今录验》载本条，方后张仲景《伤寒论》云：中风见伤寒脉者，可服之。《活人书》曰：盖发热恶风烦躁，手足温，为中风候。脉浮紧为伤寒脉，是中风见寒脉也。大青龙汤治病与麻黄汤证相似，但病尤重，而又加烦躁者。大抵感外风者为中风，感寒冷者为伤寒，故风则伤卫，寒则伤营，桂枝主伤卫，麻黄主伤营，大青龙主营卫俱伤故也。此成氏注解所原，其来久矣。然风寒营卫两伤，尤不可信据。何则脉浮紧，发热恶寒，身疼痛不汗出者，伤寒之候；烦躁，亦非中风之候。虽曰太阳中风，并无中风之候证，盖"中风"二字，诸家纷纭，无有的据显证，故姑置之阙疑之例而可已。

《活人》云：大青龙汤治病，与麻黄汤相似，但病尤重，而又加烦躁者，此乃用此汤之指南，宜无复异议也。

柯氏曰：盖仲景凭脉辨症，只审虚实，故不论中风伤寒，脉之缓紧。但于指下有力者为实，脉弱无力者为虚；不汗出而烦躁者为实，汗出多而烦躁者为虚；证在太阳而烦躁者为实，证在少阴而烦躁者为虚。实者可服大青龙，虚者便不可服，此最易知也。凡先烦不躁，而脉浮者，必有汗而自解，烦躁而脉浮紧者，必无汗而不解。大青龙汤为风寒在表而兼热中者设，不是为有表无里而设，故中风无汗烦躁者可用，伤寒而无汗烦躁者亦可用。盖风寒本是一气，故汤剂可以互投。论中有中风伤寒互称者，如大青龙是也；有中风伤寒兼提者，如小柴胡是也。仲景但细辨脉证而施治，何尝拘拘于中风伤寒之别其名乎？如既立麻黄汤治寒，桂枝汤治风，而中风见寒，伤寒见风者，曷不用桂枝麻黄各半汤而更用大青龙为主治耶？妄谓大青龙为风寒两伤营卫而设，不知其为两解表里而设！请问石膏之设，为治风欤，治寒欤，营分药欤，卫分药欤！只为热伤中气，用之治内热也。

《内台方议》黄伯荣曰：此一证中，全在不汗出，一"不"字内藏机，且此"不"字，是微有汗，而不能得出，因生烦躁，非若伤寒之全无汗也。以此"不"字，方是伤风，此乃古人智深识妙之处。○按：此说难从。然无汗与不汗出，不能无别，况此证阳热内郁，必微有汗，故举似于斯。

按：脉微弱，汗出恶风者，当用桂枝加附子汤。柯氏云：是桂枝症，若然则脉当浮缓，今脉微弱，而自汗出者，是表里俱虚，桂枝不中与也。

《明理论》曰：筋惕肉瞤，非常常有之者，必待发汗过多亡阳则有之矣。《内经》曰：阳气者，精则养神，柔则养筋。发汗过多，津液枯少，阳气太虚，筋肉失所养，故惕惕然而跳，瞤瞤然而动也。

汪氏曰：厥逆筋惕肉瞤，乃为大逆之候，末后"大青龙汤主之"句，黄仲理改作真武汤，方喻二家皆宗之，大误。盖此条病，仲景本无救逆之法，末后六字，今从删。

《活人书》引高若讷《伤寒类纂》云：凡发汗过多，筋惕肉瞤，振摇动人，或虚羸之人，微汗出，便有此证，俱宜服真武汤救之。○按：黄仲理之说原出于此。

大青龙汤方

麻黄六两，去节　桂枝二两，去皮　杏仁四十枚，去皮、尖○"枚"成本作"个"。《千金翼》尖下有"两仁者"三字　甘草二两，炙　生姜三两，切　大枣十枚，擘○成本、《金匮》《玉函》《千金》并作十二枚　石膏如鸡子大，碎○《玉函》《千金翼》《外台》"碎"下有"绵裹"二字

上七味，以水九升，先煮麻黄，减二升，去上沫，纳诸药，煮取三升，去滓，温服一升，取微似汗，汗出多者，温粉扑之。一服汗者，停后服。若复服汗多，亡阳遂【原注】一作逆。虚，恶风烦躁不得眠也。《外台》"味"下有"切"字。"取微似汗"，《玉函》作"覆令汗"，《外台》作"浓覆取微汗"。扑之，成本《千金翼》《外台》作"粉之"。成本无"若复服"三字。"遂"，《千金翼》作"逆"。《明理论》亦有一作逆注文。○柯本，汗出多者以下三十二字，移前麻黄汤方后如桂枝法下，注云：此麻黄汤之禁也。

〔柯〕此即加味麻黄汤也。诸证全是麻黄，而有"喘"与"烦躁"之不同。"喘"者是寒郁其气，升降不得自如，故多杏仁之苦以降气。"烦躁"是热伤其气，无津不能作汗，故特加石膏之甘以生津。然其质沉，其性寒，恐其内热顿除，而外之表邪不解，变为寒中，而协热下利，是引贼破家矣。故必倍麻黄以发汗，又倍甘草以和中，更用姜枣以调营卫。一汗而表里双解，风热两除，此大青龙清内攘外之功，所以佐桂麻二方之不及也。

〔汪〕或问，病人同是服此汤，而汗多亡阳。一则厥逆筋惕肉瞤，一则恶风烦躁不得眠，二者之寒热，迥然不同。何也？余答云：一则病人脉微弱，汗出恶风，是阳气本虚也。故服之则厥逆，而虚冷之证生焉。一则病人脉浮紧，发热汗不出而烦躁，是邪热本甚也。故服之则正气虽虚，而邪热未除，且也厥逆之逆为重，以其人本不当服，而误服之也。烦躁不得眠为犹轻，以其人本当服而过服之也。

《伤寒蕴要》曰：大青龙汤，治伤寒脉浮紧，头痛身疼痛，恶寒发热，不得汗出，烦躁扰乱不安者，以此汗之。古人以伤寒为汗病，其身热烦躁，无奈何者，一汗而凉，斯言是也。天之邪气，自外而入，亦当自外出之，非汗不能解也。

《仲景全书》王文禄曰：大青龙治风寒外壅而闭热于经者，故加石膏于发汗药中，尤为峻剂。

《伤寒类方》曰：此合麻黄桂枝越婢三方为一方而无芍药，何以发汗如是之烈？盖麻黄汤，麻黄用二两，而此用六两。越婢汤，石膏用半斤，此用

鸡子大一块。一剂之药，除大枣，约共十六两。以今称计之，亦重三两有余，则发汗之重剂矣。虽少加石膏，终不足以相制也。

按："温粉"未详。《总病论》载《肘后》川芎、苍术、白芷、本零陵香和米粉粉身，辟温粉方云：凡出汗大多，欲止汗，宜此法。

《活人书》去零陵香，直为温粉方，录大青龙汤后。尔后《本事方》《三因方》《明理论》等皆以"辟温粉"为"温粉"，不知川芎、白芷、本苍术能止汗否？吴氏《医方考》有扑粉方，龙骨、牡蛎、糯米各等分为末，服发汗药，出汗过多者，以此粉扑之。此方予常用有验。又《伤寒类方》曰：此外治之法。论中无温粉方，后人用牡蛎、麻黄根、铅粉、龙骨亦可。又《孝慈备览》扑身止汗法，麸皮、糯米粉二合，牡蛎、龙骨二两，上共为极细末，以疏绢包裹，周身扑之，其汗自止，免致亡阳而死，亦良法也。《产宝》粳米散，疗产后汗不止。牡蛎三两，附子一两、炮，白粳米粉三升，上为散，搅令匀，汗出敷之。按：此亦扑粉之一方也。

伤寒脉浮缓，身不疼，但重，乍有轻时，无少阴证者，大青龙汤发之。 《玉函》《千金翼》"者"下有"可与"二字。程本、张本作"小青龙汤发之"。

〔柯〕寒有重轻，伤之重者，脉阴阳俱紧而身疼。伤之轻者，脉浮缓而身重。亦有初时脉紧渐缓，初时身疼，继而不疼者，诊者勿执一以拘也。然脉浮紧者，必身疼，脉浮缓者，身不疼，中风伤寒皆然，又可谓之定脉定证矣。脉浮缓下，当有发热恶寒无汗烦躁等证，盖脉浮缓身不疼，见表症同轻，且身重乍有轻时，见表症将罢，以无汗烦躁，故合用大青龙，无少阴证，仲景正为不汗出而烦躁之证，因少阴亦有发热恶热，无汗烦躁之证，与大青龙同，法当温补。若反与麻黄之散，石膏之寒，真阳立亡矣。必细审其所不用，然后不失其所当用也。

〔鉴〕身轻邪在阳也。身重邪在阴也。乍有轻时谓身重而有时轻也。若但欲寐，身重无轻时，是少阴证也。今无但欲寐，身虽重乍有轻时，则非少阴证。

〔魏〕"发"字诸家多置议，然不过发汗之义耳，不必深言之，反晦也。

舒氏曰：按发热恶寒，无汗烦躁，乃大青龙汤之主证也。有其主证，虽脉浮缓身不疼，但重乍有轻时，即可用大青龙汤，然必辨其无少阴证方可用，否则不可用也。

按：程氏曰，小青龙汤坊本俱作大青龙。余幼读古本，实是小青龙。观条中脉证，总非大青龙病，宜世人有伤风兼寒之说。张氏《缵论》亦改作小青龙汤，然无明据，不可从也。且程氏所谓古本，不知何等本，恐是依托之言也。

《伤寒类方》曰：按此条必有误。脉浮缓，邪轻易散，身不疼，外邪已退，乍有轻时，病未入阴，又别无少阴等症。此病之最轻者，何以投以青龙险峻之剂？此必别有主方，而误以大青龙当之者也。

伤寒表不解，心下有水气，干呕发热而咳，或渴，或利，或噎，或小便不利，少腹满，或喘者，小青龙汤主之。"不解"，《千金》作未解。"干呕发热而咳"，《玉函》《千金翼》作"咳而发热"。《玉函》《脉经》《千金》，"少腹"作"小腹"，"喘"上有"微"字。程本，"噎"作"噫"。

〔成〕伤寒表不解，心下有水饮，则水寒相搏，肺寒气逆，故干呕发热而咳。《针经》曰：形寒饮冷则伤肺，以其两寒相感，中外皆伤，故气逆而上行，此之谓也。与小青龙汤，发汗散水，水气内渍，则所传不一，故有或为之证，随证增损，以解化之。

〔钱〕伤寒表不解，谓头痛项强，发热体痛，无汗之证，未得汗解也。心下，心之下，胃脘之分也。水气，水饮之属也。干呕发热，太阳表证也。喘咳，水寒伤肺而气逆也。以肺主皮毛，寒邪在表，水气停蓄，故伤肺气也。或利者，水溜于肠而下流也。或噎者，水气寒邪，窒碍胃中，气不通行也。或渴，或小便不利者，水寒固闭于中焦，则下焦之阳气，不得上腾而为津液故渴。上焦之清气，不得下降而为渗利，其升降之气化不行，故小便不利而少腹满也。或者，或有或无，非必诸证皆见也。前以风寒郁热之邪，不得外泄而烦躁，故以大青龙汤，汗泄凉解之。此条以寒邪未解，水饮停蓄，肺脏伤而喘咳，并见中气寒而气滞不行，宜温宜散，可发可收，故以小青龙汤主之。

〔周〕素常有饮之人，一感外邪，伤皮毛而蔽肺气，则便停于心下，而上下之气不利焉。于是喘满咳呕，相因而见，尔时竟一汗之，外邪未解，里证转增，何也？为水气所持，不能宣越故也。况水饮停蓄者，中州必不健运，才兼外感，遂令上逆，尚可徒以风药上升作患乎。

按："噎"字，成注"饐"同。乃引辨脉水得寒气，冷必相搏，其人即"饐"为证。方氏亦云，"噎"与"饐""咽"同。水寒窒气也即是"膈噎"之"噎"，又作"饐"。钱氏云：噎者，呃逆也。徐大椿云：《内经》无"噎"

字，疑即呃逆之轻者，皆臆解也。程氏作"噎"者，亦未知何据也。

小青龙汤方

麻黄去节　芍药、细辛、干姜、甘草炙　桂枝各三两，去皮　五味子半升　半夏半升，洗○成本作汤洗

上八味，以水一斗，先煮麻黄，减二升，去上沫，纳诸药，煮取三升，去滓，温服一升。若渴，去半夏加栝楼根三两。若微利，去麻黄加荛花如一鸡子，熬令赤色。若噎者，去麻黄加附子一枚、炮。若小便不利，少腹满者，去麻黄加茯苓四两。若喘，去麻黄加杏仁半升，去皮、尖。且荛花不治利，麻黄主喘，今此语反之。疑非仲景意。【原注】臣亿等谨按：小青龙汤，大要治水。又按《本草》，荛花下十二水。若水去利则止也。又按：《千金》，形肿者，应纳麻黄，乃纳杏仁者，以麻黄发其阳故也。以此证之岂非仲景意也。○《千金》，"荛花"作"芫花"，《总病论》同。"若噎者"，《外台》作"若食饮噎者"。《总病论》作"咽"字。《玉函》无"且"字，"主喘"作"定喘"，无"此语"二字。"反之"下有"者"字，《外台》同。成本无"且荛花"以下二十字。

〔鉴〕表实无汗，故合麻桂二方以解外去大枣者，以其性滞也。去杏仁者，以其无喘也。有喘者仍加之。去生姜者，以有干姜也。若呕者仍用之。佐干姜、细辛，极温极散，使寒与水俱得从汗而解。佐半夏逐痰饮，以清不尽之饮。佐五味收肺气，以敛耗伤之气。若渴者，去半夏加花粉，避燥以生津也。若微利与噎，小便不利，少腹满，俱去麻黄，远表而就里也。加附子以散寒则噎可止，加茯苓以利水则微利止，按：《金鉴》以荛花如鸡子大熬令赤色，为传写之误，改作加茯苓四两。少腹满可除矣。

〔柯〕两青龙俱治有表里证，皆用两解法。大青龙是里热，小青龙是里寒，故发表之药相同，而治里之药则殊也。此与五苓同为治表不解而心下有水气，然五苓治水之蓄而不行，故专渗泻以利水而微发其汗，使水从下而去也。此方治水之动而不居，故备举辛温以散水，而大发其汗，使水从外而出也。仲景发表利水诸法，精义入神矣。

〔钱〕详推后加减法，凡原文中每具诸或有之证者皆有之，如小青龙汤、小柴胡汤、真武汤、通脉四逆汤、四逆散皆是也。愚窃揆之以理，恐未必皆出于仲景也。

按："且荛花"以下二十字，盖是叔和语。大柴胡方后云：不加大黄，恐不为大柴胡汤，许氏《本事方》引为叔和语。此段语气，亦与彼条相类，可以证也。且《玉函》《外台》并有此语，可见不出于后人手。

吴恕《活人指掌》云：荛花如无，以生桃花代。

柯氏曰：此方又主水寒在胃，久咳肺虚。○按：《金匮要略》，本方治溢饮。又加石膏治肺胀咳而上气，烦躁而喘，脉浮者，心下有水气。又本方治咳逆倚息不得卧，《外台秘要》《古今录验》沃雪汤即本方去芍药甘草，治上气不得息，喉中如水鸡声。凡《局方》温肺汤、杏子汤之类，从此方增损者颇多。

《御药院方》细辛五味子汤，治肺气不利，咳嗽喘满，胸膈烦闷，痰涎多，喉中有声，鼻塞清涕，头痛目眩，肢体倦怠，咽嗌不利，呕逆恶心。即本方。

《医学六要》脚气，上气喘促，初起有表邪者，小青龙加槟榔。

伤寒心下有水气，咳而微喘，发热不渴，服汤已渴者，此寒去欲解也，小青龙汤主之。"已"下，《玉函》《脉经》《千金翼》有"而"字。"此"下，《玉函》《千金翼》有"为"字。

〔成〕咳而微喘者，水寒射肺也。发热不渴者，表证未罢也。与小青龙汤，发表散水。服汤已渴者，里气温，水气散，为欲解也。

〔钱〕与上文同义。发热不渴者，因心下有水气，故虽发热亦不渴也。服汤，谓服小青龙汤也。服汤已而渴，则知心下之水气已消，胃中之寒湿已去，但以发热之后，温解之余，上焦之津液尚少，所以反渴也。前以有水气，故发热不渴，今服汤已而渴，故知寒水去而欲解也。"小青龙汤主之"句当在"发热不渴"句下，今作末句者，是补出前所服之汤，非谓寒去欲解之后，更当以小青龙汤主之也。此与发烦目瞑衄乃解之后，及不发汗因致衄者，皆以麻黄汤主之之义相同。

〔张〕虽渴而不必复药，但当静俟津回可也。

〔周〕"小青龙汤主之"句，是缴结上文之词，况"服汤"二字，明明指定，他书曾易经文，今仍古本读。

《伤寒类方》曰："小青龙汤主之"，此倒笔法，即指"服汤已"三字，非谓欲解之后，更服小青龙汤也。○按：汪氏引《补亡论》，"小青龙汤主之"六字，移在"发热不渴"字下。张璐、志聪、《金鉴》，皆从其说，不知仲景章法，固有如此者，盖未考耳。

太阳病外证未解，脉浮弱者，当以汗解，宜桂枝汤。《玉函》，"脉"上有"其"字。"汤"下有"主之"二字。

〔张〕外证未解，曾服过发汗药可知。

〔方〕外证未解，谓头痛项强恶寒等犹在也。浮弱即阳浮而阴弱，此言太阳中风。凡在未传变者，仍当从于解肌，盖严"不得下早"之意。

〔柯〕如但浮不弱，或浮而紧者，便是麻黄症。要知本方，只主外症之虚者。按：原本每篇重出各方，今一从成本删之。

太阳病，下之微喘者，表未解故也，桂枝加厚朴杏子汤主之。"杏子"，成本、《玉函》《千金》作"杏仁"。《千金翼》作桂枝汤。注：一云"麻黄汤"。

〔成〕下后大喘，则为里气大虚，邪气传里，正气将脱也。下后微喘，则为里气上逆，邪不能传里，犹在表也。与桂枝汤以解外，加厚朴杏仁，以下逆气。

〔程〕喘之一证，有里有表，不可不辨。下后汗出而喘者，其喘必盛，属里热壅逆，火炎故也。下后微喘者，汗必不大出，属表邪遏闭，气逆故也。表未解，仍宜从表治，于桂枝解表内，加厚朴、杏子，以下逆气，不可误用葛根连芩汤，使表邪渍入里分，寒从热治，变证更深也。

〔志〕燕氏曰：此与喘家作桂枝汤加厚朴杏子，同一义也。

桂枝加厚朴杏子汤方

桂枝三两，去皮　甘草二两，炙　生姜三两，切　芍药三两　大枣十二枚，擘　厚朴二两，炙，去皮　杏仁五十枚，去皮、尖

上七味，以水七升，微火煮取三升，去滓，温服一升，覆取微似汗。成本不载此方，第十卷曰，于桂枝汤方内加厚朴二两，杏仁五十个，去皮、尖。依前法。

《伤寒类方》曰：《别录》，厚朴主消痰下气。《本经》，杏仁主咳逆上气。

《本事方》曰：戊申正月，有一武臣，为寇所执，置舟中艎板下，数日得脱，乘饥恣食，良久解衣扪虱，次日遂作伤寒，自汗而膈不利。一医利伤食而下之，一医作解衣中邪而汗之，杂治数日，渐觉昏困，上喘急高，医者怆惶失措。予诊之曰：太阳病下之表未解，微喘者，桂枝加厚朴杏仁汤，此仲景之法也。命令医者急治药，一啜喘定，再啜漐漐微汗，至晚身凉而脉已和矣。医曰：某平生未曾用仲景方，不知其神捷如是。予曰：仲景之法，岂诳后人也哉！人自寡学，无以发明耳。

太阳病，外证未解，不可下也，下之为逆。欲解外者，宜桂枝汤。成本《玉函》"解""不"间有"者"字。"汤"下有"主之"二字。《玉函》《千金翼》无"欲"字。

〔钱〕太阳中风，其头痛项强，发热恶寒自汗等表证未除，理宜汗解，慎不可下。下之则于理为不顺，于法为逆，逆则变生而邪气乘虚内陷，结胸痞硬，下利喘汗，脉促胸满等证作矣。故必先解外邪，欲解外者，宜以桂枝汤主之，无他法也。

〔鉴〕凡表证未解，无论已汗未汗，虽有可下之证，而非在急下之例者，均不可下。

〔王〕但有一毫头痛恶寒，即为表证未解也。

〔张〕下之为逆，不独指变结胸等证而言，即三阴坏病，多由误下所致也。

〔柯〕外证初起，有麻黄桂枝之分，如当解未解时，惟桂枝汤可用，故桂枝汤为伤寒中风杂病解外之总方。凡脉浮弱汗自出而表不解者，咸得而主之也。即阳明病脉迟，汗出多者宜之，太阴病脉浮者亦宜之，则知诸经外证之虚者，咸得同太阳未解之治法，又可见桂枝汤不专为太阳用矣。

《伤寒选录》张氏曰：予观仲景周旋去就之妙，穷至事理之极，尤且未肯放乎，尚言欲解外，宜桂枝汤。一其"欲"字，权衡犹未放乎！更有踌躇详审不尽之意，后之学人，当反复斟酌，别其所宜，庶无差失之患，此乃临证审决之意也。卷内凡言宜者，即同此理也。

太阳病，先发汗不解，而复下之。脉浮者不愈，浮为在外，而反下之，故令不愈。今脉浮故在外，当须解外则愈，宜桂枝汤。"故"下，成本、《玉函》有"知"字。《玉函》《脉经》《千金翼》无"须"字。"解"下有"其"字。"汤"下，成本有"主之"二字。柯本删"而反"以下十四字。

〔成〕经曰：柴胡汤证具，而以他药下之，柴胡汤证仍在者，复与柴胡汤。此虽已下之不为逆，则其类矣。

〔钱〕中风本应解肌，不当发汗，即用桂枝汤，亦有如水流漓，而疾不除者，况前条亦有初服桂枝汤，而反烦不解，必待先刺风池、风府，使风邪得泄，然后却与桂枝汤则愈者，可见表证未解，未可遽用他法也。医见汗后不解，疑其邪已入里，而复下之，仍见浮脉，而不愈者，何也？因脉浮为风邪在外，不应反下之，下之而不愈者，以药不中病，故令不愈也。今以脉仍浮，故知邪仍在外，幸而犹未陷入也。当须仍解其外邪则愈矣，宜以桂枝汤主之。

〔周〕愚按：此条虽汗下两误，桂枝证仍在，不为坏证。

太阳病，脉浮紧无汗，发热身疼痛，八九日不解，表证仍在，此当发其汗。服药已微除，其人发烦目瞑，剧者必衄，衄乃解，所以然者，阳气重故也。麻黄汤主之。《玉函》《脉经》，"证"作"候"。《脉经》，"仍"作"续"。张璐本，"麻黄汤主之"五字，移"此当发其汗"下。

〔成〕脉浮紧无汗，发热身疼痛，太阳伤寒也。虽至八九日，而表证仍在，亦当发其汗。

〔方〕微除，言虽未全罢，亦已减轻也。发烦，风壅而气昏也。目瞑，寒郁而血滞也。剧，作衄之兆也。衄，鼻出血也。鼻为肺之窍，肺为阳中之阴而主气，阳邪上盛，所以气载血上，妄行而逆出于鼻也。阳气，以风而言也。风为阳而由气道，所以得随衄散解，故曰阳气重故也。

〔钱〕邪之所除既微，则留邪甚盛，郁而不泄，所以发烦眩冒而目瞑也。其邪气之剧者，必至郁热伤营，阴受煎迫，血热上行，从鼻窍而衄矣，衄则热邪上越乃得解也。

〔柯〕麻黄汤主之句，在"当发其汗"下，此于结句补出，是倒序法也。仲景于论证时，细明其所以然，未及于方故耳。前辈随文衍义，谓当再用麻黄，以散余邪，不知得衄乃解句，何处着落。

按：重，平声。吴云：阳者，兼以寒气挟持而其气加重故也。

《伤寒准绳》曰：张兼善云，太阳脉浮紧，发热无汗自衄者愈，此一定之论也。何故复用麻黄汤以汗之，仲景岂有前后相反之理哉！然，前条"麻黄汤主之"五字，合当用于"当发其汗"之下，盖以汉之文法，用药诸方，皆赘于外条之末，且如大青龙汤证，既云"脉微弱汗出恶风者，不可服，服之厥逆筋惕肉瞤，此为逆也"。又以"大青龙汤主之"，皆此例也。

按：成氏、方氏、喻氏、程氏并谓衄后更用麻黄汤，故张璐、张志聪、张锡驹、汪琥、《金鉴》皆从其说，以麻黄汤主之句，移此当发其汗下，不知此乃仲景倒句法，与此寒去欲解也小青龙汤主之同，不可改易原文矣。

太阳病，脉浮紧，发热，身无汗，自衄者愈。

〔成〕风寒在经，不得汗解，郁而变热，衄则热随血散，故云自衄者愈。

〔方〕此承上条，复以其更较轻者言。得衄自愈者，汗本血之液，北人谓衄为红汗，达此义也。

〔鉴〕太阳病凡从外解者，惟汗与衄二者而已。今既失汗于营，则营中血热妄行自衄热随衄解，必自愈矣。

《三因方》麻黄升麻汤，治伤寒发热，解利不行，血随气壅鼻衄，世谓红汗者是也。麻黄二两半，升麻一两一分，黄芩、芍药、甘草、石膏、茯苓各一两。上锉散，每服四大钱，水一盏半，姜三片，煎七分，去滓，热服，微汗解。

二阳并病，太阳初得病时，发其汗，汗先出不彻，因转属阳明，续自微汗出，不恶寒。若太阳病证不罢者，不可下，下之为逆，如此可小发汗。设面色缘缘正赤者，阳气怫郁在表，当解之、熏之。若发汗不彻，不足言，阳气怫郁不得越，当汗不汗，其人躁烦，不知痛处，乍在腹中，乍在四肢，按之不可得，其人短气但坐，以汗出不彻故也。更发汗则愈，何以知汗出不彻？以脉濇故知也。《玉函》"在表"二字作"不得越"三字。"无若发汗不彻不足言阳气怫郁不得越"十五字，《脉经》作"若发汗不大彻"。《玉函》《脉经》"濇"，作"涩"。"故知也"作"故知之"。

卷

二

051

〔成〕太阳病未解，传并入阳明，而太阳证未罢者，名曰并病。续自微汗出，不恶寒者，为太阳证罢，阳明证具也。法当下之。若太阳证未罢者，为表未解，则不可下，当小发其汗，先解表也。阳明之经循面，色缘缘正赤者，阳气怫郁在表也。当解之、熏之，以取其汗。若发汗不彻者，不足言阳气怫郁，止是当汗不汗，阳气不得越散，邪无从出，拥甚于经，故躁烦也。邪循经行，则痛无常处，或在腹中，或在四肢，按之不可得而短气，但责以汗出不彻，更发汗则愈。《内经》曰：诸过者切之，涩者阳气有余，为身热无汗，是以脉涩，知阳气拥郁，而汗出不彻。

〔汪〕此条虽系二阳并病，其实太阳证居多，始则太阳经，汗先出不彻，因转属阳明成并病，此作首一段看。虽续得微汗，不恶寒，然太阳证不因微汗而罢，故仍可小发汗，此又作一段看。设其人面色缘缘正赤，此兼阳明邪热，郁甚于表，当解之、熏之，此又作一段看。若此者，终是初得病时，发汗不彻之误，以至因循而当汗不汗，其人阳气怫郁而面赤，犹不足言也。当见躁烦短气，浑身上下痛无定着，此虽与阳明并病，而太阳之邪不少衰也。故云更发汗则愈，此又作一段看。不彻者，不透也。不足言者，犹言势所必至，不须说也。

〔魏〕缘缘者，自浅而深，自一处而满面之谓，古人善于用字，故取象至妙。

〔周〕躁烦以下，种种证候，不过形容躁烦二字，非真有痛，故曰按之不可得也。

《伤寒选录》张氏曰：夫并者，乃催并督并之义，非吞并就之理。然催并系去声，吞并之并，乃上声，《史记》曰：始皇初并天下，即此理也。夫并之理，乃前病未解，后病已至，有逼相并之义，故云并病也。《经》曰：太阳与少阳并病，头项强痛，或眩冒云云，如果并作一家，则仲景不具两经之证而言也。其非并字明矣。

《总病论》无"其人躁烦"以下二十一字，"不彻故也"下，有宜"麻黄汤"四字。注云：古本字多差误，以从来所见病人证候中符合如此，故改正。○按：更发汗，喻氏云桂枝加葛根汤，张璐云桂枝二越婢一汤，程氏云不但用解剂如大青龙辈而且兼熏法，用麻黄等煎汤，从外蒸以助其汗。张志聪云可小发汗者，或用桂枝麻黄各半汤可也。姚氏云更发其汗，宜桂枝汤。《金鉴》云麻桂各半汤，或桂枝二越婢一汤，小小发汗，以和其表，更用大青龙汤，或葛根汤发其汗。魏氏云风因仍用桂枝汤，寒因仍用麻黄汤，风寒两感仍用桂枝麻黄各半汤。诸家处方如此。然原文语意未太明，故未审定为何是也。

脉浮数者，法当汗出而愈。若下之，身重心悸者，不可发汗，当自汗出乃解。所以然者，尺中脉微，此里虚，须表里实，津液自和，便自汗出愈。"乃"，《玉函》作"而"。

〔程〕经曰：诸脉浮数，当发热而洒淅恶寒，言邪气在表也。法当汗出而解无疑矣。若下之而身重心悸者，不唯损其胃气，虚其津液，而营血亏乏可知，其人尺中之脉必微。夫寸主表，尺主里，今脉虽浮数而尺中则微，是为表实里虚，麻黄汤之伐营，为表里俱实者设，岂可更用之以虚其里乎？须用和表实里之法治之，使表里两实，则津液自和而邪无所容，不须发汗而自汗出愈矣。

〔钱〕身重者，因邪未入里，误下而胃中阳气虚损也。凡阳气盛则身轻，阴气盛则身重，故童子纯阳未杂而轻儇跳跃，老人阴盛阳衰而肢体龙钟，是其验也。误下阳虚，与误汗阳虚无异，此条心悸，与发汗过多，叉手冒心之心下悸，同一里虚之所致也。

〔魏〕程注谓须用表和里实之法治之，亦足匡补仲师之法而未出方，愚谓建中新加之属可以斟酌而用，要在升阳透表，温中和里而已。

按：张璐《金鉴》，并主小建中汤。周氏引东垣亦主建中。然东垣说，未知何书载之，录俟后考。

脉浮紧者，法当身疼痛，宜以汗解之。假令尺中迟者，不可发汗，何以知然？以营气不足，血少故也。"疼痛"，《玉函》作"身疼头痛"。《脉经》作"身体疼痛"。"知"下，成本有"之"字。《玉函》作"何以故。此为营气不足，血气微少故也"。《脉经》亦有"此为"字及"微"字。张璐本，"知然"间补一"其"字。

〔钱〕浮紧，伤寒之脉也。法当身疼腰痛，宜以麻黄汤汗解之为是。假若按其脉，而尺中迟者，不可发汗，何以知之？夫尺主下焦，迟则为寒，尺中迟，是以知下焦命门真阳不足，不能蒸谷气而为营为卫也。盖汗者，营中之血液也。为热气所蒸，由营达卫而为汗。若不量其虚实而妄发之，则亡阳损卫，固不待言，此以寒气伤营，汗由营出，以尺中脉迟，则知肾脏真元衰少，营气不足，血少之故，未可以汗夺血也。

〔柯〕假令是设辞，是深一层看法，此与脉浮数而尺中微者同义。

〔魏〕治之之法，建中而外，少阴温经散寒诸方，犹不可不加意也。

汪氏云：《补亡论》郭白云云，宜小建中汤，次则柴胡桂枝汤。愚以此二汤，实祖活人书之意，盖小建中者，即桂枝汤加饴糖一味。但仲景法无汗者，不得服桂枝。又柴胡桂枝汤，即小柴胡汤加桂枝，药不对证，更属不解。○按：张氏、周氏辈并以小建中为主，不若魏氏不定一方之允当矣。

《本事方》云：昔有乡人丘生者病伤寒，予为诊视，发热头疼烦渴，脉虽浮数而无力，尺以下迟而弱。予曰：虽麻黄证而尺迟弱，仲景云，尺中迟者，营气不足，血气微少，未可发汗，予于建中汤加当归、黄芪令饮。翌日脉尚尔，其家煎迫，日夜督发汗药，几不逊矣。予忍之，但只用建中，调营而已。至五日，尺部方应，遂投麻黄汤，啜第二服发狂，须臾稍定略睡，已得汗矣。信知此事是难，仲景虽云不避晨夜，即宜便治，医者亦须顾其表里虚实，待其时日，若不循次第，临时得安，亏损五脏，以促寿限，何足贵也！

脉浮者，病在表，可发汗，宜麻黄汤。【原注】法用"桂枝汤"。○《玉函》

注：一云“桂枝汤”。《脉经》作“桂枝汤”。

〔程〕麻黄汤为寒伤营之主剂，而所禁多端乃尔，将令后人安所措手乎！曰亦于脉与证之间，互参酌之，不必泥定“紧”之一字，始为合法也。脉浮无紧，似不在发汗之列，然视其证，——寒伤营之表病，则不妨略脉而详证，无汗可发汗，宜麻黄汤。

脉浮而数者，可发汗，宜麻黄汤。

〔程〕脉浮数者，虽与浮紧稍异，然邪势拥遏在表可知，则不必寒伤营之表病具备，自不妨略证而详脉，无汗可发汗，亦宜麻黄汤。

病常自汗出者，此为营气和。营气和者，外不谐，以卫气不共营气谐和故尔。以营行脉中，卫行脉外，复发其汗，营卫和则愈，宜桂枝汤。《玉函》作“病常自汗出者，此为营气和卫不和故也。营行脉中，为阴主内；卫行脉外，为阳主外。复发其汗，卫和则愈，宜桂枝汤”。《千金翼》同。《脉经》《千金》“营气和者”云云十八字，作“营气和而外不解，此卫不和也”十二字，无“营卫和”之“营”。吴本作“病常自汗出者，营气和卫气不共营气和谐故尔，复发其汗，营卫和则愈，宜桂枝汤”。注云：此段旧本多衍文，今删正。

〔锡〕卫气者，所以肥腠理，司开阖，卫外而为固也。今不能卫外，故常自汗出，此为营气和而卫不和也。卫为阳，营为阴，阴阳贵乎和合。今营自和而卫气不与之和谐，故营自行于脉中，卫自行于脉外，两不相合，如夫妇之不调也。宜桂枝汤发其汗，调和营卫之气则愈。

〔方〕此言常者，谓无时不然也。

〔程〕此不必其为太阳中风而桂枝汤亦宜者，如今人滋阴敛汗等类。

〔柯〕下条发热汗出，便可用桂枝汤。见不必头痛恶风俱备，此只自汗一症，即不发热者，亦用之。更见桂枝方，于自汗为亲切耳。

《伤寒类方》云：营气和者，言营气不病，非调和之和。自汗与发汗迥别，自汗乃营卫相离，发汗使营卫相合。自汗伤正，发汗驱邪。复发者，因其自汗，而更发之，则营卫和，而自汗反止矣。

按：《灵枢·营卫生会篇》云：营在脉中，卫在脉外。又《卫气篇》云：其浮气之不循经者为卫，其精气之行于经者为营气，正此段之所根柢也。

伤寒论辑义

病人脏无他病，时发热，自汗出而不愈者，此卫气不和也。先其时发汗则愈，宜桂枝汤。《千金》作"时时发热"。"汤"下，成本有"主之"二字。

〔**汪**〕脏无他病者，谓里和能食，二便如常也。

〔**程**〕如病人脏无他病，属之里分者，只发热自汗出，时作时止，缠绵日久而不休，此较之太阳中风证之发无止时不同矣。既无风邪，则卫不必强，营不必弱，只是卫气不和，致闭固之令有乖。病既在卫，自当治卫，虽药同于中风，服法不同，先其时发汗，使功专于固卫，则汗自敛热自退而病愈。此不必为太阳中风，而桂枝汤可主者一也。凡脏病，亦有发热汗自出，连绵不愈者，骨蒸劳热类是也。

〔**成**〕《外台》云：里和表病，汗之则愈。

按：此条方氏以降诸家并为中风证，似非经旨，只柯琴、志聪、锡驹注与程意同。

伤寒脉浮紧，不发汗因致衄者，麻黄汤主之。

〔**鉴**〕伤寒脉浮紧，法当发汗，若不发汗，是失汗也。失汗则热郁于营，因而致衄者，宜麻黄汤主之。若能于未衄之先，早用麻黄汤汗之，汗出则解，必不致衄。其或如前条之自衄而解，亦无须乎药也。

〔**程**〕大抵伤寒见衄者，由其人营分素热，一被寒闭，营不堪遏，从而上升矣。

〔**王**〕夺血者无汗，既致衄，不可轻用麻黄汤。须审之又审，点滴不成流者可也。

《活人书》云：衄家不可发汗，汗出额上陷，脉紧急直视不能瞬，不能眠，然而无汗而衄，脉尚浮紧者，须与麻黄汤。脉已微者，不可发汗，黄芩芍药汤、犀角地黄汤。

江瓘《名医类案》云：陶尚文治一人伤寒四五日，吐血不止，医以犀角地黄汤等治而反剧，陶切其脉，浮紧而数。若不汗出，邪何由解？遂用麻黄汤，一服汗出而愈。或问，仲景言衄家不可汗，亡血家不可发汗，而此用麻黄汤何也？曰：久衄之家，亡血已多，故不可汗。今缘当汗不汗，热毒蕴结而成吐血，当分其津液乃愈。故仲景又曰：伤寒脉浮紧，不发汗因致衄血者，麻黄汤主之。盖发其汗，则热越而出，血自止也。

按：柯本此条作"伤寒脉浮紧者麻黄汤主之"。"不发汗因致衄"，注云：

不发汗，阳气内扰，阳络伤则衄血，是夺血者无汗也。若用麻黄汤再汗，液脱则毙矣。言不发汗因致衄，岂有因致衄，更发汗之理乎？愚故亟为校正，恐误人者多耳。此执泥之说难从矣。

伤寒不大便六七日，头痛有热者，与承气汤。其小便清者，【原注】一云：大便青。**知不在里，仍在表也，当须发汗。若头痛者必衄，宜桂枝汤。**《玉函》作"未可与承气汤"，是。"其小便清者"，《玉函》《外台》并作"小便反清"。《脉经》《千金翼》作"大便反青"，柯本"大便圊"。"知"，《玉函》《脉经》《千金翼》作"此为"二字。王肯堂校本《千金翼》"有热"作"身热"。"热"下，有"小便赤"三字。"其小便清"，作"若小便利"。

〔成〕不大便六七日，头痛有热者，故宜当下。若小便清者，知里无热，则不可下。《经》曰：小便数者，大便必硬，不更衣十日无所苦也。况此不大便六七日，小便清者，不可责邪在里，是仍在表也。与桂枝汤以解外。若头疼不已，为表不罢，郁甚于经，迫血妄行，上为衄也。

〔程〕欲攻里则有头痛之表证可疑，欲解表则有不大便之里证可疑，表里之间何从辨之？以热辨之而已。热之有无何从辨之？以小便辨之而已。有热者小便必短赤，热已入里，头痛只属热壅，可以攻里。其小便清者，无热可知。热未入里，不大便只属风秘，仍须发汗。

〔汪〕若头痛不已者，为风寒之邪上壅。热甚于经，势必致衄，须乘其未衄之时，宜用桂枝汤以汗解之。

〔周〕此因发汗之后，不得再用麻黄也。

〔魏〕此条之衄，意料之辞，非已见之证。用桂枝汤则可不衄而解，与用麻黄汤一条亦有别。

《伤寒选录》云：丹溪曰，谨按外证未解不可下，下为逆。今头痛有热，宜解表。反与承气，正是责其妄下之过也。故下文又言小便清者，知其无里邪，不当行承气。又继之曰：当须发汗，曰头痛必衄血，宜桂枝汤。反复告诫，论意甚明。而注反直曰故当宜下，想因六七日不大便尔。虽不大便，他无所苦，候表解然后攻之，正仲景法也。注：意似未莹。○按：此说与《玉函》符矣。

《伤寒类方》云：伤寒不大便六七日，宜下之候，头痛有热者，未可与承气汤。太阳症仍在，不得以日久不便而下也。按："未可"二字，从《金匮》增入，《伤寒论》失此二字。○按：徐氏注解近是，故表而出焉。又按：

张志聪发汗用麻黄汤。柯氏改"小便清"作"大便圊",并非也。

伤寒发汗已解,半日许复烦,脉浮数者,可更发汗,宜桂枝汤。《玉函》《脉经》《千金翼》"脉"上有"其"字。"可更发汗",《玉函》作"与复发汗"。《脉经》《千金翼》作"可复发其汗"。成本,无"已"字。"汤"下,有"主之"二字。

〔成〕烦者,热也。发汗身凉为已解,至半日许,身复热,脉浮数者,邪不尽也。可更发汗,与桂枝汤。

〔鉴〕伤寒服麻黄汤发汗,汗出已热退,身凉解,半日许复烦热而脉浮数者,是表邪未尽,退而复集也。可更发汗。其不用麻黄汤者,以其津液前已为发汗所伤,不堪再任麻黄,故宜桂枝更汗可也。

按:方氏喻氏辈并云伤寒已解,复伤风邪,且以"更"为"改"之义。非是。更,再也。《玉函》作"复",其意可见耳。

凡病若发汗,若吐,若下,若亡血,亡津液,阴阳自和者,必自愈。成本,无"亡血"二字。《玉函》《脉经》"亡津液",作"无津液"。"液"下,有"而"字。

〔锡〕此论汗吐下三法,不可误用也。盖汗吐下三法,皆所以亡血亡津液者也。用之不当,不惟亡血亡津液,而亡阴亡阳也。用之得宜,虽亡血亡津液,而亦能和阴和阳也。故曰阴阳自和者必自愈。

〔鉴〕凡病,谓不论中风伤寒,一切病也。其邪正皆衰,可不必施治,惟当静以俟之。

按:程氏、柯氏、汪氏并谓用生津益血之剂,则阴阳自和而病自愈,此不必矣。今审察原文语意,"自和""自愈"两"自"字,分明不假药力,可以见耳。方氏、志聪、《金鉴》以阴阳为脉之阴阳,此必不然。盖亡血则亡阴,亡津液则亡阳。阴阳即指气血而言也。

大下之后,复发汗,小便不利者,亡津液故也。勿治之,得小便利必自愈。《玉函》《脉经》《千金翼》"汗"下,有"其人"二字。"得",作"其"。

〔成〕因亡津液而小便不利者,不可以药利之,俟津液足小便利,必自愈也。

〔汪〕先汗后下,治伤寒之正法也。今病未曾发汗而先大下之,既下之后,复发其汗,是为汗下相反,津液重亡。按:此条论必病人表里证悉具,以故汗下相反,但小便不利,无他变也。设使无里证而先下,无表证而复汗，则病人变证蜂起，岂但小便之不利哉！

〔喻〕言下后复发汗，有俟津液自回之法，若强责其小便，则膀胱之气化不行，有增硬满喘胀者矣，故宜以不治治之。

〔程〕"得小便利"，"得"字宜着眼。

下之后复发汗，必振寒脉微细。所以然者，以内外俱虚故也。《玉函》《脉经》《千金翼》"汗"上，有"其"字。

〔程〕下后复发汗，则卫外之阳必虚，故振寒。而守内之阳亦弱，故脉微细。能明其所以然，则虽有一应热证，相兼而来，只补虚为主，良工于汗下之际，稍失治于其初，辄不可不慎持于其后，脉证之间，各有本标，万不可因标误本也。

〔柯〕内阳虚，故脉微细。外阳虚，故振栗恶寒，即干姜附子汤证。

按：汪氏引《补亡论》常器之云：素无热人，可与芍药附子汤。有热人，可与黄芪建中汤。魏氏云四逆汤之属。学人宜从其轻重而择用耳。

下之后，复发汗，昼日烦躁不得眠，夜而安静。不呕不渴，无表证，脉沉微，身无大热者，干姜附子汤主之。《玉函》《脉经》《千金翼》"汗"上，有"其"字。"渴"下，有"而"字。"脉"上，有"其"字。

〔成〕下之虚其里，汗之虚其表，既下又汗，则表里俱虚。阳王于昼，阳欲复，虚不胜邪，正邪交争，故昼日烦躁不得眠。夜阴为主，阳虚不能与之争，是夜则安静。不呕不渴者，里无热也。身无大热者，表无热也。又无表证，而脉沉微，知阳气大虚。阴寒气胜，与干姜附子汤，退阴复阳。

〔程〕昼日烦躁不得眠，虚阳扰乱，外见假热也。夜而安静，不呕不渴，无表证，脉沉微，身无大热，阴气独治，内系真寒也。宜干姜附子汤，直从阴中回阳，不当于昼日烦躁一假证狐疑也。

〔柯〕身无大热，表阳将去矣。幸此微热未除，烦躁不宁之际，独任干姜生附，以急回其阳，此四逆之变剂也。

〔魏〕身无大热，非太阳发热，并非阳明大热也。洵是阳虚于内，露假乱真耳。按：昼间虽烦躁，亦不呕不渴，更明呕亦有寒逆，而渴不容假，渴亦有阴逼阳浮，面赤口燥之渴，但与水不能饮，则真寒立见矣。

按：无大热，又出麻黄杏仁甘草石膏汤、大陷胸汤、白虎加人参汤条，并谓身微热，无翕翕蒸蒸之势也。此条烦躁，与茯苓四逆汤、吴茱萸汤、大青龙汤方后，汗多亡阳遂虚，恶风烦躁不得眠者，同属亡阳，但不过有少异耳。

按：楼氏《纲目》作"日夜烦躁不得安眠，时安静"，不知何据。

干姜附子汤方

干姜一两　附子一枚，生用，去皮，切八片○成本，切作破

上二味，以水三升，煮取一升，去滓顿服。

〔**徐**〕脉微无大热，是外无袭邪而更烦躁，非阳虚发躁之渐乎，故以生附干姜急温其经，比四逆不用甘草者，彼重在厥，故以甘草，先调其中而壮四肢之本，此重在虚阳上泛，寒极发躁，故用直捣之师，而无取扶中为治耳。

柯氏曰：茯苓四逆，固阴以收阳。干姜附子，固阳以配阴。二方皆从四逆加减，而有救阳救阴之异。茯苓四逆比四逆为缓，固里宜缓也。姜附者，阳中之阳也。用生附而去甘草，则势力更猛，比四逆为峻，回阳当急也。一去甘草，一加茯苓而缓急自别，加减之妙，见用方之神乎。

卢祖常《续易简方》曰：干姜一两，附子一枚，生，去皮、脐。然附子纵重一两，去皮、脐，已不等分，况有不重一两者乎！兼其方，载干姜，既为主治之君，在附子之上，已知其不责附子之等分也。又曰：仲景一百十三方，用附子者二十一，熟用者十有三，必佐麻黄、桂枝、大黄、黄连、黄芩、细辛辈。生用者八，姜附汤、四逆汤、白通汤、白通猪胆汤、通脉四逆汤、通脉四逆加猪胆汤、四逆人参汤、茯苓四逆汤是也。必方方皆用干姜为正，未闻用熟附佐干姜也。《千金翼》姜附汤，主痰冷气方。于本方以生姜代干姜。《和剂局方》姜附汤，又治暴中风冷，久积痰水，心腹冷痛，霍乱转筋，一切虚寒，并皆治之。即本方。

《三因方》干姜附子汤，治中寒卒然晕倒，或吐逆涎沫，状如暗风，手脚挛搐，口噤，四足厥冷，或复燥热。即本方。

《卫生宝鉴》曰：身冷脉沉数，烦躁不饮水，此名阴盛格阳，干姜附子汤加人参半两治之。

张氏《医通》曰：腰痛属寒者，其腰如冰，其脉必紧，得热则减，得寒则增。本方加肉桂、杜仲，外用摩腰膏。

发汗后，身疼痛，脉沉迟者，桂枝加芍药、生姜各一两，人参三两，新加汤主之。《玉函》《脉经》《千金翼》"身"下，有"体"字。"脉"上，有"其"字。作"桂枝加芍药生姜人参汤"。

〔钱〕此本中风而以麻黄汤误发其汗，遂使阳气虚损，阴液耗竭，不能充灌滋养，故身疼痛而脉沉迟，非伤寒脉浮紧而身疼痛之可比也。仍以桂枝汤，和解卫阳。因误汗之后，多加芍药之酸收，以敛营阴之汗液，生姜以宣通其衰微之阳气，人参以扶补其耗散之元真，故名之曰桂枝新加汤。然身疼痛而脉沉迟，皆无阳之证，而不加附子以温经复阳者，以未如肉筋惕，汗漏不止之甚，故不必真武汤及桂枝加附子汤，救急之法也。若服而未除者，恐亦必当加入也。

《伤寒准绳》张兼善曰：仲景凡言发汗后，以外无表证，里无热症，止余身疼一事而已。若脉稍浮盛，则为表邪未尽解。今言脉沉迟，此血虚而致然也，故加人参生姜芍药以益血。

桂枝加芍药生姜各一两人参三两新加汤方

桂枝三两，去皮　芍药四两　甘草二两，炙　人参三两　大枣十二枚，擘　生姜四两○《千金翼》有"切"字

上六味，以水一斗二升，煮取三升，去滓，温服一升。本云桂枝汤，今加芍药生姜人参。成本，不载本方。第十卷云，于第二卷桂枝汤方内更加芍药、生姜各一两，人参三两，余依桂枝汤法服。《玉函》"味"下，有"㕮咀四味"四字。"云"，作"方"。方本，"煮"上有"微火"二字。注云：微火，皆当仿效首方，此盖后人之赘耳。

〔志〕曰新加汤者，谓集用上古诸方，治疗表里之证，述而不作。如此汤方，则其新加者也。亦仲祖自谦之意。

《古方选注》曰：新加者，申明新得其分两之理而加之也。

《伤寒类方》曰：素体虚而过汗者，方可用。

按：柯氏作桂枝去芍药生姜新加人参汤，云坊本作加芍药生姜者误，未知何据，恐是僭妄也。

按：钱氏《霍乱篇》"吐利止而身痛不休"云云，注：如发汗后身疼痛脉沉迟者，此乃汗后亡阳，阳虚里寒，无阳气以嘘培和暖其筋骨，营血凝涩而痛，此桂枝加芍药生姜人参新加汤证也。

发汗后，不可更行桂枝汤。汗出而喘，无大热者，可与麻黄杏仁甘草石膏汤。"杏仁"，《玉函》《脉经》作"杏子"。成本，"汤"下有"主之"二字。

〔方〕更行，犹言再用。不可再用桂枝汤，则是已经用过，所以禁止也。

〔鉴〕太阳病下之后，微喘者，表未解也。当以桂枝加厚朴杏仁汤，解

太阳肌表，而治其喘也。太阳病桂枝证，医反下之，下利脉促，汗出而喘，表未解者，当以葛根黄连黄芩汤，解阳明之肌热，而治其喘也。今发汗后，汗出而喘，身无大热，而不恶寒者，知邪已不在太阳之表，且汗出而不恶热，知邪亦不在阳明之里，是邪独在肺中，肺气满而喘矣，故不可更行桂枝汤。

〔兼〕予观景仲常言发汗后，乃表邪悉解，止余一证而已，故言不可更行桂枝汤。今汗出而喘，无大热，乃上焦余邪未解，当用麻黄杏仁甘草石膏汤以散之。桂枝加厚朴杏仁汤乃桂枝证悉具，而加喘者用之。

〔钱〕因邪热在肺，或时有微热，未可知也。然非若表里有邪之热，故曰无大热也。

按：柯氏"无大热"，删"无"字。云："无"字，旧本讹在"大热"上，前辈因循不改，随文衍义，为后学之迷途，此说不可从。

麻黄杏仁甘草石膏汤方○《千金》名四物甘草汤。

麻黄四两，去节　杏仁五十个，去皮、尖○《玉函》作杏子五十枚　甘草二两，炙○《玉函》作一两　石膏半斤，碎，绵裹

上四味，以水七升，煮麻黄减二升，去上沫，纳诸药，煮取二升，去滓，温服一升。本云黄耳杯。成本、《玉函》《千金翼》"升""煮"间有"先"字。《玉函》无"本云黄耳杯"五字。《千金翼》"杯"，作"杯"。汪云：黄耳杯，想系置水器也。

〔钱〕李时珍云：麻黄乃肺经专药，虽为太阳发汗之重剂，实发散肺经火郁之药也。杏仁利气而能泄肺，石膏寒凉，能肃西方金气，乃泻肺肃肺之剂，非麻黄汤及大青龙之汗剂也。世俗不晓，惑于《活人书》及陶节庵之说，但见一味麻黄，即以为汗剂，畏而避之，不知麻黄汤之制，欲用麻黄以泄营分之汗，必先以桂枝，开解卫分之邪，则汗出而邪去矣。所以麻黄不与桂枝同用，止能泄肺邪而不至大汗泄也。观后贤之麻黄定喘汤，皆因之以立法也。

《千金方》贝母汤，治上气咽喉窒塞，短气不得卧，腰背痛胸满不得食，面色萎黄，于本方加贝母、桂心、半夏、生姜。

《三因方》惺惺散，治伤寒发热，头疼脑痛，于本方去杏仁，加茶葱煎服。

《仁斋直指附遗》五虎汤，治喘急痰气，于本方加细茶。

《万病回春》有桑白皮、生姜、葱白。

《张氏医通》冬月咳嗽，寒痰结于咽喉，语声不出者，此寒气客于会厌，

故卒然而喑也，麻杏甘石汤。

发汗过多，其人叉手自冒心，心下悸欲得按者，桂枝甘草汤主之。

〔成〕发汗过多，亡阳也。阳受气于胸中，胸中阳气不足，故病叉手自冒心，心下悸欲得按者，与桂枝甘草汤以调不足之气。

〔钱〕阳本受气于胸中，故膻中为气之海，上通于肺而为呼吸，位处心胸之间，发汗过多，则阳气散亡，气海空虚，所以叉手自冒覆其心胸而心下觉惕惕然悸动也。凡病之实者皆不可按，按之则或满或痛而不欲也。此以误汗亡阳，心胸真气空虚而悸动，故欲得按也。

〔柯〕叉手冒心则外有所卫，得按则内有所依，如是不堪之状，望之而知其虚矣。

〔汪〕"冒"字，作"覆"字解。

按：悸，《说文》云：心动也。今云心下悸，脐下悸。《活人书》云：悸气者，动气也。乃知"悸"假为动气之总称。《活人指掌》云：悸，即怔忪之别名，未允。

桂枝甘草汤方

桂枝四两，去皮　甘草二两，炙○成本并脱两数。

上二味，以水三升，煮取一升，去滓顿服。

〔柯〕此用桂枝为君，独任甘草为佐，以补心之阳，则汗出多者，不至于亡阳矣。姜之辛散，枣之泥滞，固非所宜，并不用芍药者，不欲其苦泄也。甘温相得，气和而悸自平，与心中悸而烦，心下有水气而悸者迥别。

《伤寒类方》曰：此以一剂为一服者，二味扶阳补中，此乃阳虚之轻者，甚而振振欲擗地，则用真武汤矣。一症而轻重不同，用方迥异。

按：此方与甘草干姜汤、芍药甘草汤立方之妙，在于单捷。钱氏则云：如参芍之补敛，恐不可少。仲景立方，谅不止此，或有脱落，未可知也。此乃后人之见耳。

《证治大还》桂枝汤，治生产不快，或死腹中。桂枝一握，甘草三钱，水煎服。

发汗后，其人脐下悸者，欲作奔豚，茯苓桂枝甘草大枣汤主之。

"奔"，《玉函》《脉经》作"贲"。

〔魏〕此条乃申明发汗后阳虚之变证也。汗出过多，阳浮于上，阴阳二者，相维而不相离，阳既上浮，阴即下动，其脐下悸者，阴气欲上乘而作奔豚，容不急温中固阳以御之乎？阳盛于中，阴自安于下，斯奔豚欲作而终不能作也乎？

〔柯〕脐下悸时，水气尚在下焦，欲作奔豚之兆而未发也。

〔方〕欲作，待作未作之谓。

〔汪〕奔豚，《难经》云：肾之积名，此言奔豚，乃肾气发动，如欲作奔豚之状，非真脐下有积如豚也。

茯苓桂枝甘草大枣汤方

茯苓半斤　桂枝四两，去皮　甘草二两，炙　大枣十五枚，擘

上四味，以甘烂水一斗，先煮茯苓，减二升，纳诸药，煮取三升，去滓，温服一升，日三服。作甘烂水法：取水二斗，置大盆内，以杓扬之，水上有珠子五六千颗相逐取用之。"烂"，《玉函》作"澜"，方氏诸家同。《千金翼》作"水一斗"，不用"甘烂水"。

〔鉴〕此方即苓桂术甘汤，去白术加大枣倍茯苓也。彼治心下逆满，气上冲胸。此治脐下悸欲作奔豚，盖以水停中焦，故用白术，水停下焦，故倍茯苓，其病由汗后而起，自不外乎桂枝之法也。若已作奔豚，又非此药所能治，则当从事乎桂枝加桂汤法矣。

〔吴〕汗后余邪，挟下焦邪水为患，故取桂枝汤中之三以和表，五苓散中之二以利水。

《总病论》曰：甘烂水，郎肝切，熟也。不击则生，击之则熟。水之味本咸，击熟之则归土性矣，然土之味本甘故也。暴崖之水，击之而成沫，干而成土，水归土性，故谓之甘烂水。○按：甘烂水，诸说不一。成氏云：扬之有力，取不助肾邪也。徐氏云：甘而轻，取其不助肾邪而益脾土也。柯氏云：甘烂水状似奔豚而性则柔弱，故又名劳水。钱氏云：动则其性属阳，扬则其势下走故也。张锡驹云：扬之无力，以其不助水气也。徐大椿云：大约取其动极思静之意，数说未知孰是，姑举于斯。

《伤寒类方》曰：先煮茯苓者，凡方中专重之药，法必先煮。

发汗后，腹胀满者，厚朴生姜半夏甘草人参汤主之。

〔成〕吐后腹胀，与下后腹满，皆为实。言邪气乘虚，入里为实。发汗

后，外已解也，腹胀满，知非里实，由脾胃津液不足，气涩不通，壅而为满，与此汤和脾胃而降气。

〔程〕胃为津液之主，发汗亡阳则胃气虚，而不能敷布诸气，故壅滞而为胀满，是当实其所虚，自能虚其所实矣。虚气留滞之胀满，较实者，自不坚痛。

《伤寒准绳》张兼善曰：凡言发汗后者，以外无表证，里无别术，止有腹胀一事而已。除此之外，即获全安。

厚朴生姜半夏甘草人参汤○《千金》名厚朴汤，分两稍异。

厚朴半斤，炙，去皮　生姜半斤，切　半夏半升，洗○《玉函》作半斤　人参一两　甘草二两○成本、《千金翼》有"炙"字

上五味，以水一斗，煮取三升，去滓，温服一升，日三服。《玉函》"五味"下有"咬咀"二字。

〔钱〕此虽阳气已伤，因未经误下，故虚中有实，以胃气未平，故以厚朴为君，生姜宣通阳气，半夏蠲饮利膈，故以为臣，参甘补中和胃，所以益汗后之虚耳。

〔喻〕移此治泄后腹胀果验。

《证治大还》曰：孙召治一女子，心腹胀满，色不变。《经》曰：三焦胀者，气满皮肤，然石坚，遂以仲景厚朴生姜半夏人参甘草汤下保和丸，渐愈。

《张氏医通》曰：石顽治总戎陈孟庸，泻利腹胀作痛，服黄芩、白芍之类，胀急愈甚。其脉洪盛而数，按之则濡，气口大三倍于人迎，此湿热伤脾胃之气也。与厚朴生姜甘草半夏人参汤二剂，痛止胀减，而泻利未已，与干姜黄芩黄连人参汤二剂，泻利止而饮食不思，与半夏泻心汤二剂而安。

伤寒若吐若下后，心下逆满，气上冲胸，起则头眩，脉沉紧，发汗则动经，身为振振摇者，茯苓桂枝白术甘草汤主之。《玉函》"若下"下有"若发汗"三字。"脉"上，有"其"字。《脉经》《千金翼》作伤寒吐下发汗后，少一"振"字。《脉经》无"白"字。

〔成〕吐下后里虚，气上逆者，心下逆满，气上冲胸，表虚阳不足，起则头眩，脉浮紧，为邪在表，当发汗。脉沉紧为邪在里，则不可发汗。发汗则外动经络，损伤阳气，阳气外虚，则不能主持诸脉，身为振振摇也。与此

汤以和经益阳。

〔钱〕伤寒本当以麻黄汤汗解，若吐下之，则治之为逆。心下者，胃脘之间也。逆满，气逆中满也。

〔汪〕里虚气逆，心下作满，且上冲于胸膈之间，更上逆于头，起则作眩。

〔鉴〕脉沉紧，是其人必素有寒饮，相挟而成。若不头眩，以瓜蒂散吐之，亦自可除。今乃起则头眩，是又为胸中阳气已虚，不惟不可吐，亦不可汗也。

〔张〕至若吐下后，重发汗太过，亡阳，厥逆烦躁，或仍发热心悸，头眩身𥆀动，振振欲擗地者，又属真武汤证，非此汤可能治也。

《伤寒准绳》曰：凡伤寒头眩者，莫不因汗吐下虚其上焦元气之所致也。眩者，目无常主。头眩者，俗谓头旋眼花是也。《针经》曰：上虚则眩，下虚则厥。

按：逆满者，上虚而气逆不降，以为中满。气上冲胸者，时时气撞抢于胸胁间也。二证递别。

茯苓桂枝白术甘草汤方○《千金》名茯苓汤

茯苓四两　桂枝三两，去皮　白术○《金匮》及《玉函》作三两　甘草各二两，炙

上四味，以水六升，煮取三升，去滓，分温三服。《玉函》"三服"下有"小便即利"四字。

〔鉴〕身为振振摇者，即战振身摇也。身振振欲擗地者，即战振欲堕于地也。二者皆为阳虚失其所恃，一用此汤，一用真武者。盖真武救青龙之误汗，其邪已入少阴，故主以附子，佐以生姜苓术，是壮里阳以制水也。此汤救麻黄之误汗，其邪尚在太阳，故主以桂枝，佐以甘草苓术，是扶表阳以涤饮也。至真武汤用芍药者，里寒阴盛，阳衰无依，于大温大散之中，若不佐以酸敛之品，恐阴极格阳，必速其飞越也。此汤不用芍药者，里寒饮盛。若佐以酸敛之品，恐饮得酸，反凝滞不散也。

按：《金匮要略》痰饮篇曰：心下有痰饮，胸胁支满，目眩，苓桂术甘汤主之。乃知此条，心下逆满，气上冲胸，起则头眩者，阳虚淡饮所致也。

《伤寒类方》曰：此亦阳虚而动肾水之症，即真武症之轻者，故其法亦仿真武之意。

发汗病不解，反恶寒者，虚故也。芍药甘草附子汤主之。《玉函》《脉经》《千金翼》"发汗病不解"，作"发其汗不解而"。

〔成〕发汗病解，则不恶寒。发汗病不解，表实者，亦不恶寒。今发汗病且不解，又反恶寒者，营卫俱虚也。汗出则营虚，恶寒则卫虚，与芍药甘草附子汤以补营卫。

〔徐〕汗后而表不解，是证仍如故，而恶寒独曰反，比前有加也。

〔钱〕或曰：既云发汗病不解，安知非表邪未尽乎？曰：若伤寒汗出不解，则当仍有头痛发热脉浮紧之辨矣。而仲景非唯不言发热且毫不更用解表，而毅然断之，曰虚故也。则知所谓虚者阳气也。其脉必微弱，或虚大虚数，而见汗出但恶寒之证如附子泻心证，及用桂枝加附子汤、桂枝去芍药加附子汤之类，故曰虚故也。

芍药甘草附子汤方

芍药　甘草各三两，炙○《玉函》作"各一两"　附子一枚，炮，去皮，破八片

上三味，以水五升，煮取一升五合，去滓，分温三服。疑非仲景方。《玉函》《千金翼》"五升"作"三升"，无"疑非仲景方"五字。"五合"，《玉函》作"三合"。《千金翼》作"二合"。成本无"三服之"三字，"方"作"意"。

〔周〕汗多为阳虚，而阴则素弱，补阴当用芍药，回阳当用附子，势不得不芍附兼资，然又惧一阴一阳两不相和也。于是以甘草和之，庶几阴阳谐而能事毕矣。

〔柯〕脚挛急，与芍药甘草汤，本治阴虚，此阴阳俱虚，故加附子。皆仲景治里不治表之义。

〔汪〕叔和认为伤寒病发汗不解而恶寒，乃表邪未尽，仍宜发汗，因疑此方，为非仲景意，似不可用。故《内台方议》亦云：若非大汗出，又反恶寒，其脉沉微，及无热证者，不可服也。明乎此，而此方之用可无疑矣。

柯氏曰：按少阴亡阳之证，未曾立方，本方恰与此症相合。芍药止汗，收肌表之余津，甘草和中，除咽痛而止吐利。附子固少阴，而招失散之阳，温经络而缓脉中之紧，此又仲景隐而未发之旨软。

按：此方于芍药甘草汤中加附子，于四逆汤中去干姜代芍药，阴阳双救之意可自知也。

发汗若下之，病仍不解烦躁者，茯苓四逆汤主之。《脉经》《千金翼》作"发汗吐下以后不解烦躁"。

〔成〕发汗若下，病宜解也。若病仍不解，则发汗外虚阳气，下之内虚阴气，阴阳俱虚，邪独不解，故生烦躁，与茯苓四逆汤，以复阴阳之气。

〔程〕发汗下后，病仍不解而烦躁者，此时既有未解之外寒，复有内热之烦躁，大青龙之证备具矣，不为所误者几何？不知得之汗下后，则阳虚为阴所凌，故外亡而作烦躁，必须温补兼施。

〔徐〕此证惑人，在"病仍不解"四字。

〔汪〕此虚烦虚躁，乃假热之象也。

〔鉴〕大青龙证，不汗出之烦躁，乃未经汗下之须躁属实。此条病不解之烦躁，乃汗下后之烦躁属虚，然脉之浮紧沉微，自当别之，恐其误也。故谆谆言之也。

按： 此汤症，阳证具备而不然者，身虽烦热而手足指尖，微有厥冷，虽有烦渴引饮，亦自喜热而恶冷，舌苔白滑，或假生燥苔，脉虽洪大，或散而数，或弦大浮疾而空虚，无力无底，总之取脉不取症，庶几无失真的矣。

茯苓四逆汤方

茯苓四两○成本作六两　人参一两　附子一枚，生用，去皮，破八片　甘草二两，炙　干姜一两半

上五味，以水五升，煮取三升，去滓，温服七合，日二服。《玉函》"味"下有"㕮咀"二字。"三升"作"一升二合"。"去滓"以下作"分温再服日三"。《千金翼》"三升"作"二升"。

〔成〕四逆汤以补阳，加茯苓、人参以益阴。

〔柯〕先汗后下，于法为顺，而表仍不解，是妄下亡阴，阴阳俱虚而烦躁也。故制茯苓四逆，固阴以收阳。先下后汗，于法为逆，而表症反解，内不呕渴，似于阴阳自和而实妄汗亡阳，所以虚阳扰于阳分，昼则烦躁也。故专用干姜、附子，固阳以配阴。二方皆从四逆加减，而有救阳救阴之异，此比四逆为缓，固里宜缓也。姜附者，阳中之阳也。用生附而去甘草，则势力更猛，比四逆为峻，回阳当急也。一去甘草，一加茯苓而缓急自别，加减之妙，见用方之神乎。

按：《千金方》妇人产后淡竹茹汤方后云，若有人参入一两，若无纳茯

苓一两半，亦佳。盖人参、茯苓，皆治心烦闷及心虚惊悸，安定精神。

《圣济总录》治霍乱脐上筑悸，平胃汤。即本方。

发汗后恶寒者，虚故也。不恶寒但热者，实也，当和胃气，与调胃承气汤。【原注】《玉函》云与小承气汤。○《玉函》《脉经》《千金翼》"故也"下有"芍药甘草附子汤主之"九字，乃合前条为一则耳。又"调胃承气汤"作"小承气汤"。《千金翼》注：一云调胃承气汤。程、喻、钱及王肯堂校《千金翼》"热"上有"恶"字。

〔成〕汗出而恶寒者，表虚也。汗出而不恶寒但热者，里实也。《经》曰：汗出不恶寒者，此表解里未和见下编十枣汤条。与调胃承气汤和胃气。

〔程〕汗后不恶寒反恶热，其人大便必实，由发汗后亡津液所致，病不在营卫而在胃矣，法当和胃气。

〔钱〕既汗之后，阳气已虚，不宜大下，故当与调胃承气汤，即《阳明篇》所谓与小承气汤，微和胃气，勿令大泄下是也。

〔柯〕虚实俱指胃言，汗后正气夺则胃虚，故用附子、芍药，邪气盛则胃实，故用大黄、芒硝。此自用甘草，是和胃之意，此见调胃承气，是和剂而非下剂也。

按：《阳明篇》太阳病三日，发汗不解，蒸蒸发热者，属胃也。调胃承气汤主之。正与此条发矣。

太阳病发汗后，大汗出，胃中干，烦躁不得眠，欲得饮水者，少少与饮之，令胃气和则愈。若脉浮，小便不利，微热消渴者，五苓散主之。【原注】即猪苓散，是。《脉经》"后"作"若"。"干"字作"燥"。无"烦躁"之"躁"字。"欲得饮水"，《玉函》作"其人欲引水"。《玉函》《脉经》"少少与"作"当稍"二字。"胃气"作"胃中"。"五苓"上，成本、《玉函》并有"与"字，非也。

〔汪〕此条论当作两截看，太阳病发汗后云云，至胃气和则愈，此系胃中干，烦躁作渴，止须饮水以和胃气，非五苓散证也。若脉浮，小便不利，微热消渴，此系水热结于膀胱而渴，乃为五苓散证。太阳病，乃合中风伤寒而言之也。方喻列入中风，何其执也？

〔魏〕大汗出，所谓如水流漓也。于是胃中津液受伤而干，因干而燥，因燥而烦，因烦躁而不得眠。此一串而至者，惟恐人误认为传里之燥烦，误下也。于是标出欲饮水者一证。

〔志〕不可恣其所欲，须少少与饮之。

〔鉴〕若脉浮，小便不利，微热消渴者，则是太阳表邪未罢，膀胱里饮已成也。《经》曰：膀胱者，津液之腑，气化则能出矣。今邪热熏灼，燥其现有之津，饮水不化，绝其未生之液，津液告匮，求水自救，所以水入即消渴而不止也。用五苓散者，以其能外解表热，内输水府，则气化津生，热渴止而小便利矣。

〔方〕消，言饮水而小便又不利，则其水有似乎内自消也。渴，言能饮且能多也。

〔锡〕按：大汗出，胃中干者，乃胃无津液而烦躁，故与水以润之。小便不利消渴者，乃脾不转输，水津不布而消渴，故用五苓以散之。若胃中干者，复与五苓散，利其小便，则愈干矣。故《阳明篇》云：汗出多而渴者，不可与猪苓汤，以汗多胃中燥，猪苓汤复利其小便故也。

《伤寒准绳》张兼善曰：烦渴用白虎汤，宜也。其用五苓散渗津液，何哉？曰白虎，乃表证已解，邪传里而烦渴者用之。今脉尚浮，身有微热而渴，乃表邪未全解，故用桂枝之辛和肌表，白术茯苓之甘淡以润虚燥也。

五苓散方

猪苓十八铢，去皮　泽泻一两六铢○成本，铢下有"半"字　白术十八铢　茯苓十八铢　桂枝半两，去皮○成本、《玉函》无"枝"字，后人故生议。考成氏本注并《明理论》俱作桂枝，知其脱误也

上五味捣为散，以白饮和，服方寸匕，日三服。多饮暖水汗出愈，如法将息。"捣为散"，《金匮》、成本《玉函》作"为末"二字。《千金翼》作"各为散，更于臼中治之"。《外台》天行病作"为散水服"。《千金》亦作"水服，多饮暖水"。《千金》无"暖"字。《外台》温病作"多饮暖水，以助药势"。成本无"如法将息四字"。

〔锡〕散者，取四散之意也。茯苓、泽泻、猪苓，淡味而渗泄者也。白术助脾气以转输，桂枝从肌达表，外窍通而内窍利矣。故曰多饮暖水汗出愈也。

〔汪〕方中用术，昔贤如孙真人、朱奉议、许学士等，皆用白术。近医方中行、喻嘉言改用苍术，然苍术过于燥烈，不若白术之甘平滋腻，能补津液而润燥。纵使仲景时无白术，于今业已有之，在医人亦可权宜取用。方后云：多服暖水，令汗出愈，此即桂枝汤方下，啜热稀粥一升余，以助药力之义。建安许氏云：五苓散乃汗后一解表药，于此可见。

〔魏〕五苓必为散，以白饮调服，方能多服暖水而汗出始愈。设煎法而

服，则内外迎拒，药且不下，故必服药如法，然后可效。

按：《明理论》曰：苓，令也，号令之令矣。通行津液，克伐肾邪，专为号令者，苓之功也。五苓之中，茯苓为主，故曰五苓散。马永卿《懒真子录》云：关中名医骆耕道曰：五苓散五味，而以木猪苓为主，故曰五苓。庄子之言曰：药也其实堇也，桔梗也，鸡壅也，豕零也，是时为帝者也。《疏》云：药无贵贱，愈病则良。去水则豕零为君。豕零，木猪苓也。二说未知何是，姑两存焉。

按：白饮，诸家无注。《医垒元戎》作白米饮，始为明晰。《活人书》作白汤，恐非也。《千金方》五苓散，主时行热病，但狂言烦躁不安，精彩言语，不与人相主当者。

《和剂局方》辰砂五苓散，治伤寒表里未解，头痛发热，心胸郁闷，唇口干焦，神志昏沉，狂言谵语，如见鬼神，及治瘴疟烦闷不省者，即本方加辰砂。如中暑发渴小便赤涩，用新汲水调下。小儿五心烦热，焦躁多哭，咬牙上撺，欲为惊状，每服半钱，温热水下。

《三因方》曰：己未年，京师大疫，汗之死，下之死，服五苓散遂愈。此无他，瘟疫也。按：《医说》引《信效方》。

又五苓散，治伏暑饮热，暑气流入经络，壅溢发衄，或胃气虚，血渗入胃，停留不散，吐出一二升许。

《伤寒百问·经络图》五苓散，又治瘴气温疟，不服水土，黄疸或泻；又治中酒恶心，或呕吐痰水，水入便吐，心下痞闷；又治黄疸，如黄橘色，心中烦急，眼睛如金，小便赤涩，或大便自利。若治黄疸，煎山茵陈汤下，日三服。

《济生》加味五苓散，治伏暑热二气，及冒湿泄泻注下，或烦，或小便不利。于本方加车前子。

《直指》五苓散，治湿症小便不利。经云：治湿之法，不利小便，非其治也。又治伤暑烦渴，引饮过多，小便赤涩，心下水气。又流行水饮，每二钱，沸汤调下，小便更不利，加防己佐之。又治尿血，内加辰砂少许，用灯心一握，新水煎汤调下。又治便毒，疏利小便，以泄败精，用葱二茎，煎汤调下。

发汗已，脉浮数，烦渴者，五苓散主之。《玉函》"已"作"后"，"浮"下有"而"字。《脉经》《千金翼》"烦"上有"复"字。

〔**方**〕已者，言发汗毕，非谓表病罢也。烦渴者，膀胱水蓄，不化津液，故用四苓以利之。浮数者，外表未除，故凭一桂以和之，所以谓五苓能两解表里也。按方注：系《金鉴》改订，故与原书有异同焉。

〔鉴〕发汗已，为太阳病已发过汗也。脉浮数，知邪仍在表也。若小便利而烦渴者，是初入阳明胃热，白虎汤证也。今小便不利而烦渴，是太阳腑病，膀胱水蓄，五苓证也，故用五苓散。如法服之，外疏内利，表里均得解矣。

按：表邪未解，则阳气盛于外，而津液亦走于外，下焦蓄水，则升腾之气液失其常，是以胃中燥而烦渴，故主以五苓，外发表邪，内利蓄水也。成注：为亡津液而胃燥之解，恐非是也。

伤寒汗出而渴者，五苓散主之。不渴者，茯苓甘草汤主之。

〔鉴〕此申上条或渴而不烦，或烦而不渴者，以别其治也。伤寒发汗后，脉浮数，汗出烦渴，小便不利者，五苓散主之。今惟曰汗出者，省文也。渴而不烦，是饮盛于热，故亦以五苓散主之，利水以化津也。若不烦且不渴者，是里无热也。惟脉浮数汗出，小便不利，是营卫不和也。故主以茯苓甘草汤，和表以利水也。

按：柯氏"汗出下"，补"心下悸"三字，其说难凭。盖因《厥阴篇》伤寒厥而心下悸者，宜先治水，当服茯苓甘草汤，却治其厥。不尔水渍入胃，必作利也一条，而生此说耳。

茯苓甘草汤方

茯苓二两○《玉函》作三两　桂枝二两，去皮　甘草一两，炙　生姜三两，切

上四味，以水四升，煮取二升，去滓，分温三服。

〔鉴〕有脉浮数汗出之表，故主以桂枝，去大枣芍药者，因有小便不利之里，恐滞敛而有碍于癃闭也。五苓去术泽猪苓者，因不渴不烦，里饮无多，惟小便一利可愈，恐过于燥渗伤阴也。

《伤寒类方》曰：此方之义，从未有能诠释者，汗出之后而渴不止与五苓，人所易知也。乃汗出之后，并无渴证，又未指明别有何症，忽无端而与茯苓甘草汤，此意何居？要知此处"汗出"二字，乃发汗后汗出不止也。

汗出不止，则亡阳在即，当与以真武汤。其稍轻者，当与以茯苓桂枝白术甘草汤。更轻者，则与以此汤，何以知之？以三方同用茯苓知之。盖汗大泄，必引肾水上泛，非茯苓不能镇之。故真武则佐以附子回阳，此二方则以

桂枝甘草敛汗，而茯苓则皆以为主药。此方之义，不了然乎？观《厥阴篇》心悸治法益明。

《虚实辨疑》曰：水停心下而悸者，茯苓甘草汤加芫花主之。

《金匮要略》云：食少饮多，水停心下，甚则发悸，是以悸当治其饮也。

中风发热，六七日不解而烦，有表里证，渴欲饮水，水入则吐者，名曰水逆，五苓散主之。"名曰"，《玉函》及《千金翼》《外台》作"此为"。喻本、程本、柯本、张本，"主之"下有"多服暖水汗出愈"七字。

〔魏〕表里证，里证何？即所谓烦渴饮水，水入即吐是也。表证何？即前条所谓头项强痛，而恶寒发热汗出是也。于是用桂枝以驱表邪，佐以术苓泽泻，以固土逐水，加以多饮暖水，使汗出而表解。水既不逆，小便利而里解而病有不愈者乎？

〔柯〕是其人，心下有水气，膻中之火用不宣，邪水凝结于内，水饮拒绝于外，既不能外输于玄府，又不能上输于口舌，亦不能下输于膀胱，此水逆所由名也。

〔方〕伏饮内作，故外者不得入也。盖饮亦水也。以水得水，涌溢而为格拒，所以谓之曰水逆也。

《吴遵程方论》曰：五苓散逐内外水饮之首剂。《金匮》治心下支饮眩冒，用泽泻汤治呕吐，思水用猪苓散。止用二三味，总不出是方也。

《祖剂》云：凡太阳表里未解，头痛发热，口燥咽干，烦渴饮水。或水入即吐，或小便不利者，宜服之。又治霍乱吐利，燥渴引饮，及瘦人脐下有动悸，吐涎沫而颠眩者，咸属水饮停蓄，津液固结，便宜取用，但须增损合宜耳。若津液损伤，阴血亏损之人，作渴而小便不利者，再用五苓利水劫阴之药，则祸不旋踵矣。

张景《医说》曰：春夏之交，人病如伤寒，其人汗自出，肢体重痛，转仄难，小便不利，此名风湿，非伤寒也。阴雨之后卑湿，或引饮过多，多有此证。但多服五苓散，小便通利，湿去则愈，切忌转泻发汗，小误必不可救。

初虞世云：医者不识，作伤风治之，发汗死，下之死。己未年，京师大疫正为此，予自得其说，救人甚多。壬辰年，予守官洪州，一同官妻，有此证，因劝其速服五苓散，不信，医投发汗药，一夕而毙，不可不谨也。大抵五苓散，能导水去湿耳。胸中有停痰及小儿吐哯，欲作痫，服五苓散最效，初君之说详矣。予因广此说，以信诸人。出《信效方》。

《博闻类纂》曰：春夏之交，或夏秋之交，霖雨乍歇，地气蒸郁，令人骤病头疼壮热呕逆，有举家皆病者，谓之风湿气，不知服药，渐成温疫，宜用五苓散半帖，入姜钱三片，大枣一枚，同煎，服一碗，立效。

未持脉时，病人手叉自冒心，师因教试令咳而不咳者，此必两耳聋无闻也。所以然者，以重发汗虚故如此。《脉经》"手叉"作"叉手"。《玉函》《脉经》《千金翼》"不""咳"间有"即"字。作"以重发其汗虚故也"。

〔张〕此示人推测阳虚之一端也。阳虚耳聋，与少阳传经耳聋迥别，亟宜固阳为要也。叉手冒心，加之耳聋，阳虚极矣。尝见汗后阳虚耳聋，诸医施治，不出小柴胡加减，屡服愈甚。必大剂参附，庶可挽回也。

〔钱〕误汗亡阳，则肾家之真阳败泄，所以肾窍之两耳无闻，犹老年肾惫阳衰，亦两耳无闻，其义一也。治法宜固其阳。

〔魏〕盖阳虚之甚，两耳无闻，则阳浮于上，根离于下，待时而脱，昏蒙之状，神明已乱矣。

按：汪氏引《补亡论》曰：素无热人，可与芍药附子汤。素有热人，可与黄芪建中汤。魏氏曰：轻则桂枝甘草，重则加参附，程氏亦用以桂枝甘草汤。然桂枝甘草汤症，虚特在膻中，今加之以耳聋，精气将脱，危险殊甚，张氏用大剂麦附，固为得矣。

发汗后，饮水多必喘，以水灌之亦喘。《玉函》《脉经》《千金翼》"多"下有"者"字。

〔成〕喘，肺疾。饮水多喘者，饮冷伤肺也。以冷水灌洗而喘者，形寒伤肺也。

〔钱〕中风发汗后，欲得饮水者，少少与之可也。若饮水过多，则胃虚不运，水冷难消，必至停蓄不渗，水寒侵肺，呼吸不利，故肺胀胸满，气逆而喘急也。若以冷水灌濯，则营卫先已空疏，使寒邪入腠，水气侵肤，内通于肺，而亦为喘也。

〔柯〕汉时治病，有火攻水攻之法，故仲景言及之。

按：水攻，论中无所考。唯《玉函》《脉经》有可水篇。其中一条云：寸口脉洪而大，数而滑云云，针药所不能制，与水灌枯槁，阳气微散，身寒温衣覆汗出，表里通利，其病即除，正其义也。文蛤散条，反以冷水之，若灌之。

按：此条喻氏、张氏、魏氏并以麻黄杏仁甘草石膏汤为主，盖本于郭雍《补亡论》水寒伤肺，恐非所宜也。柯氏主以五苓散，汪氏则用茯苓桂枝生姜甘草汤加厚朴、杏仁。钱氏云去麻黄加葶苈之小青龙汤，或可酌用，盖钱所处，似切当矣。

发汗后，水药不得入口为逆。若更发汗，必吐下不止。《脉经》下"发"字下有"其"字。《玉函》"若"字以下九字，无。

〔成〕发汗后，水药不得入口，为之吐逆。发汗亡阳，胃中虚冷也。若更发汗，则愈损阳气，胃气大虚，故吐下不止。

〔程〕发汗后见此者，由未汗之先，其人已是中虚而寒，故一误不堪再误。

〔钱〕误汗则胃中阳气虚损，胃本司纳，因胃中虚冷，气上逆而不受，故水药俱不得入口，以主纳者不得纳，故谓之逆。然与水逆证之水入则吐不同也。

〔汪〕汗多亡阳，胃中元气虚，不得消水，此治之之逆，谓治不以理也。《补亡论》常器之云：可与半夏茯苓汤。

按：《活人书》曰：发汗后，水药不得入口，为逆。若更发汗，必吐下不止，小半夏加茯苓汤、大半夏加橘皮汤。喻氏、魏氏、周氏、张氏，皆以为水逆，以五苓散为主。

柯氏曰：此热在胃口，须用栀子汤、瓜蒂散，因其势而吐之，亦通因通用法也。并于本条义难叶。盖此条证，其人素有痰饮，清阳之气久虚者，误汗则风药挟饮，结聚上焦，以致水药拒格不入也。故主以小半夏加茯苓汤等，下逆驱饮者为允当。若寒多者，理中去术加生姜汤之属，须酌用也。

按：为逆，成氏、喻氏辈，为吐逆之义，不可从也。《金鉴》以吐下之下为衍文，亦非也。

发汗吐下后，虚烦不得眠。若剧者，必反复颠倒，心中懊恼，栀子豉汤主之。若少气者，栀子甘草豉汤主之。若呕者栀子生姜豉汤主之。"发汗"上，《脉经》有"伤寒"二字。《玉函》《脉经》《千金翼》无"若剧"之"若"及"必"字。《外台》"者""必"二字，作"则"一字。"心中懊恼"作"心内苦痛懊恼"。

〔汪〕发汗吐下后者，谓虽经汗吐且下而伤寒之邪热犹未解也。邪热未解，必乘其人之虚而客于胸中，胸中郁热，因生烦躁，阳气扰乱，不得眠也。剧者，烦极也。烦极则知其人郁热愈甚，故不惟不眠，而且反复颠倒而不安，心中懊恼，郁郁然不舒畅而愦闷也。虚烦证，虚也。正气之虚。烦者，邪气之实，乃不可作真虚看，作汗吐下后暴虚看。少气者，乃热伤气而气促急，非真气虚也。

按：懊恼，成氏曰：心中懊恼而愦闷。懊恼者，俗为鹘突是也。《伤寒直格》曰：懊恼者，烦心热燥，闷乱不宁也。甚者似中巴豆草乌头之类毒药之状也。王氏曰：恼即恼字，古通用。杨雄《方言》曰：愁恚愦愦，毒而不发，谓之氐惆。郭璞注云：氐惆，懊也。孙奕《示儿编》云"糊涂"读"鹘突"，或曰不分明也。鹘，隼也，突起鲁莽之状。

又按：此似后世所谓嘈杂。《医学统旨》曰：嘈者，似饥而甚，似躁而轻，有懊恼不自宁之况，皆因心下有痰火而动，或食郁而有热故作是也。

《准绳》曰：少气者，气少不足以言也。

栀子豉汤方○《脉经》《千金翼》无"豉"字。

栀子十四个擘○成本、《玉函》"个"，作"枚"。下并同。　香豉四合，绵裹

上二味，以水四升，先煮栀子，得二升半，纳豉，煮取一升半，去滓，分为二服，温进一服，得吐者，止后服。《外台》二升半下，有"去滓"二字，"取"上，有"更"字。《玉函》《千金》并《翼》"吐"上有"快"字。

〔锡〕栀子性寒，导心中之烦热以下行，豆豉，黬熟而轻浮，引水液之上升也。阴阳和而水火济，烦自解矣。

按：栀子豉汤，旧说指为吐药，即王好古之高明，亦云本草并不言栀子能吐，奚仲景用为吐药，此皆不能思维经旨，以讹传讹者也。如瓜蒂散二条，《本经》必曰吐之，栀子豉汤六节，并不言一吐字，且吐下后虚烦，岂有复吐之理乎？此因瓜蒂散内用香豉二合，而误传之也。

〔志〕旧本有"一服得吐止后服"七字，此因瓜蒂散中有香豉，而误传于此也。今为删正。盖栀子苦能下泄，以清在内之郁热。香豉甘能发散，启阴液为微汗，以散在外之身热。

按：葛翁《肘后方》用淡豆豉，治伤寒主能发汗。

《伤寒直格》曰：或吐者，止后服。凡诸栀子汤，皆非吐人之药，以其燥热郁结之甚，而药顿攻之，不能开通，则郁发而吐。因其呕吐，发开郁结，则气通津液宽行而已，故不须再服也。

《伤寒蕴要》曰：香豉味苦甘平，发汗必用之，又能佐栀子，治懊恼之

药也。

《伤寒明理论》曰：得汗止后服。

按：本方，成氏而降诸家，率以为吐剂，特志聪、锡驹，断为非吐剂，可谓卓见矣。

汪氏曰：余曾调此汤，与病人服之，未必能吐，何也？盖栀子之性苦寒，能清胃火润燥，豉性苦寒微甘，能泻热而兼下气调中，所以其苦未必能使人吐也。医工必欲升散火郁，当于病人喉中，探之使吐可耳。又用豉法，须陈腐极臭者，能使人吐。方中云香豉，恐医工用豉，反取新制而气不臭者，无怪乎其不能使人吐也。今验之，极臭者能使人吐，然以为吐剂者，竟似乖乎本条之旨焉。

汪氏曰：栀子十四枚，当是四十枚，否则香豉四合，分两多寡，不相称矣。

按：此说不必矣。

《名医类案》曰：江应宿治都事靳相主，患伤寒十余日，身热无汗，怫郁不得卧，非燥非烦，非寒非痛，时发一声，如叹息之状，医者不知何证，迎予诊视曰：懊㤖怫郁证也。投以栀子豉汤一剂，十减二三，再以大柴胡汤，下燥屎，怫郁除而安卧，调理数日而起。

《小儿药证直诀》栀子饮子，治小儿蓄热在中，身热狂躁，昏迷不食，大栀子仁七个，槌破，豆豉半两，上共煎，水三盏，煎至二钱，看多少服之。无时，或吐或不吐，立效。

栀子甘草豉汤方○《千金翼》无"豉"字。

栀子十四个，擘　甘草二两，炙　香豉四合，绵裹

上三味，以水四升，先煮栀子、甘草，取二升半，纳豉，煮取一升半，去滓，分二服，温进一服，得吐者止后服。"得"下，《玉函》有"快"字。成本不载本方。第十卷云：栀子汤方内，入甘草二两，余依前法，得吐止后服。

〔锡〕少气者，中气虚，而不能交通上下，加甘草以补之。

《古方选注》曰：栀子豉汤，吐胸中热郁之剂，加甘草一味，能治少气，而诸家注释，皆谓益中，非理也。盖少气者，一如饮家之短气也。热蕴至高之分，乃加甘草，载栀豉于上，须臾即吐，越出至高之热。○按：此说以甘草为涌吐之品，今验能吐胸中痰饮，然此方所用，不必在此。

按：志聪本、锡驹本，本方及栀子生姜豉汤、栀子厚朴汤、栀子干姜

汤。方后删"得吐者止后服"六字，似是。

栀子生姜豉汤方

栀子十四个、擘　生姜五两　香豉四合，绵裹

上三味，以水四升，先煮栀子、生姜，取二升半，纳豉，煮取一升半，去滓，分二服，温进一服，得吐者止后服。"二升半"下，《外台》有"去滓"二字。"吐"上，《玉函》有"快"字。《外台》引《千金翼》"得吐者"三字，作"安即"二字。成本，不载本方。第十卷云：栀子汤方内，加生虿五两。余依前法，得吐止后服。

〔锡〕呕者，中气逆而不得上交，加生姜以宣通之。

〔鉴〕呕者，是热迫其饮也。加生姜以散之。

发汗若下之，而烦热胸中窒者，栀子豉汤主之。《脉经》"窒"作"塞"。《千金》"窒"下有"气逆抢心"四字。

〔锡〕窒，窒碍而不通也。热不为汗下而解故烦热，热不解而留于胸中故窒塞而不通也。亦宜栀子豉汤，升降上下而胸中自通矣。

〔方〕窒者，邪热壅滞而窒塞。未至于痛而比痛较轻也。

〔程〕烦热二字互言。烦在内，热在外也。或虑汗吐下后，津液已亡，何堪更用吐剂？须知此汤以宣郁为主，火郁于胸，乘其虚而客之。凡氤氲布气于胸中者，皆火为之而无复津液为之，枯液不得布，遂有窒痛等证，宣去其火气，清液自回也。

《明理论》曰：烦热与发热，若同而异也。发热者，怫怫然发于肌表。有时而已者是也。烦者为烦而热，无时而歇者是也。二者均是表热，而烦热为热所烦，非若发热而时发时止也。

伤寒五六日，大下之后，身热不去，心中结痛者，未欲解也。栀子豉汤主之。《玉函》作"此为不解"。

〔柯〕病发于阳而反下之，外热未除，心中结痛，虽轻于结胸而甚于懊恼矣。结胸是水结胸胁，用陷胸汤，水郁则折之也。此乃热结心中，用栀豉汤，火郁则发之也。

〔程〕所结者，客热烦蒸所致，而势之散漫者，尚连及表，故云未欲解也。

《伤寒类方》曰：按胸中窒结痛，何以不用小陷胸？盖小陷胸症，乃心

下痛，胸中在心之上，故不得用陷胸。何以不用泻心诸法？盖泻心症，乃心下痞，痞为无形，痛为有象，故不得用泻心。古人治病，非但内外不失厘毫，即上下亦不奢分寸也。

伤寒下后，心烦腹满，卧起不安者，栀子厚朴汤主之。《玉函》《脉经》《千金翼》"心烦"作"烦而"。

〔鉴〕论中下后满而不烦者有二：一热气入胃之实满，以承气汤下之；一寒气上逆之虚满，以厚朴生姜甘草半夏人参汤温之。其烦而不满者亦有二：一热邪入胸之虚烦，以竹叶石膏汤清之；一懊憹欲吐之心烦，以栀子豉汤吐之。今既烦且满，故卧起不安也。然既无三阳之实证，又非三阴之虚证，惟热与气结，壅于胸腹之间，故用栀子枳朴，胸腹和而烦自去，满自消矣。

栀子厚朴汤方

栀子十四个，擘　枳实四枚，水浸，炙令黄○《玉函》无"水浸"二字。成本、《玉函》炙令黄作去穰炒　厚朴四两，炙，去皮○成本作四两，姜炙

上三味，以水三升半，煮取一升半，去滓，分二服，温进一服，得吐者止后服。"上"字，成本《全书》作"已上"二字。"三升半"，《玉函》无"半"字。《千金翼》"吐"上有"快"字。

〔志〕栀子之苦寒，能泄心下之热烦。厚朴之苦温，能消脾家之腹满。枳实之苦寒，能解胃中之热结。

《集注》高世曰：枳实，按《神农本经》主除寒热结气，长肌肉，利五脏，益气轻身，盖枳实臭香色黄，味辛形圆，宣达中胃之品也。炙香而配补剂，则有长肌益气之功，生用而配泄剂，则有除邪破结之力，元人谓枳实泻痰，能冲墙倒壁，而后人即为破泄之品，不可轻用。且实，乃结实之通称，无分大小。宋开窑以小者为实，大者为壳，而后人即谓壳缓而实速，壳高而实下，此皆不明经旨，以讹传讹耳。

《伤寒直格》曰：枳实不去穰，为效甚速。

柯氏曰：栀子干姜汤去豉用姜，取其横散。栀子厚朴汤以枳朴易豉，是取其下泄。皆不欲上越之义。

旧本二方后俱云，得吐止后服，岂不谬哉！

伤寒，医以丸药大下之，身热不去，微烦者，栀子干姜汤主之。《玉函》《脉经》"丸"，作"圆"。

〔王〕按：丸药，所谓神丹甘遂也。或作巴豆。

〔喻〕丸药大下，徒伤其中，而不能荡涤其邪，故栀子合干姜用之，亦温中散邪之法也。

〔钱〕以峻厉丸药大下之，宜乎陷入而为痞结矣。而身热不去，是邪未全陷，尚有留于表者，微觉烦闷，乃下后之虚邪陷膈，将结未结之征也。

按：《金鉴》改栀子豉汤为注解，不可从也。

《肘后方》卒客忤死，张仲景诸要方，桂一两，生姜三两，栀子十四枚，豉五合。捣，以酒三升搅，微煮之，沫出去滓，顿服取瘥。

栀子干姜汤方

栀子十四个，擘　干姜一两○成本、《玉函》《千金翼》作"二两"。

上二味，以水三升半，煮取一升半，去滓，分二服，温进一服，得吐者止后服。"三升半""一升半"，《玉函》并无"半"字。"吐"上有"快"字。

〔柯〕或以丸药下之，心中微烦，外热不去，是知寒气留中而上焦留热，故任栀子以除烦，用干姜逐内寒，此甘草泻心之化方也。

《圣惠》治赤白痢，无问日数老少，干姜散方。即本方入薤白七茎，豉半合，煎服。

《杨氏家藏方》二气散，治阴阳痞结，咽膈噎塞，状若梅核，妨碍饮食，久而不愈，即成翻胃。即本方，用炒栀子。

凡用栀子汤，病人旧微溏者，不可与服之。《玉函》作"证其"二字无"旧"字。

〔成〕病人旧微溏者，里虚而寒在下也。虽烦则非蕴热，故不可与栀子汤。《内经》曰：先泄而后生他病者治其本，必且调之，后乃治其他病。

〔程〕凡治上焦之病者，辄当顾中下，栀子为苦寒之品，病人今受燥邪，不必其溏否？但旧微溏者，便知中禀素寒，三焦不足，栀子之苦，虽去得上焦之邪，而寒气攻动脏腑，坐生他变，困辄难支。凡用栀子汤者，俱不可不守此禁，非独虚烦一证也。

太阳病发汗，汗出不解，其人仍发热，心下悸，头眩，身𥉊动，振振欲擗【原注】一作僻。**地者，真武汤主之。**《玉函》作"发其汗而不解"，"𥉊"下有"而"字。《医学纲目》"擗"作"僻"。"真武"，《脉经》《千金》《千金翼》作"玄武"。真武汤方，见《少阴篇》。

〔鉴〕大汗出，仍热不解者，阳亡于外也。心下悸筑筑然动，阳虚不能内守也。头眩者，头晕眼黑，阳微气不能升也。身𥉊动者，蠕蠕然𥉊动，阳虚液涸，失养于经也。振，耸动也。振振欲擗地者，耸动不已，不能兴起，欲堕于地，阳虚气力不能支也。

〔钱〕汗出不解，仍发热者，非仍前表邪发热，乃汗后亡阳，虚阳浮散于外也。心下悸者，非心悸也。盖心之下，胃脘之上，鸠尾之间，气海之中，《灵枢》谓膻中为气之海也。误汗亡阳，则膻中之阳气不充，所以筑筑然跳动也。振振欲擗地，前注不解，而方氏引《毛诗》注云：擗，拊心也。喻氏谓无可置身，欲辟地而避处其内，并非也。愚谓振振欲擗地者，即所谓发汗则动经，身为振振摇之意，言头眩而身体𥉊动，振振然身不能自持，而欲仆地，因卫分之真阳，丧亡于外，周身经脉，总无定主也。方用真武汤者，非行水导湿，乃补其虚，而复其阳也。

按：仍发热者，成氏、方氏、魏氏、锡驹、志聪、张璐并以为表邪不解，非是也。又方喻二氏、张璐、魏氏，以此条证为误服大青龙之逆变，钱氏、汪氏，驳其执泥为得矣。

按："擗"字与"僻"通，倒也。见唐《慧琳藏经音义》可以确钱氏及《金鉴》之说也。

《医学纲目》孙兆治太乙宫道士周德真患伤寒，发汗出多，惊悸目眩，身战掉欲倒地，众医有欲发汗者，有作风治者，有用冷药解者，病皆不除。召孙至，曰：太阳经病，得汗早，欲解不解者，因太阳经欲解，复作汗，肾气不足，汗不来，所以心悸目眩身转，遂作真武汤服之，三服微汗自出遂解。盖真武汤，附子白术，和其肾气，肾气得行，故汗得来也。若但责太阳者，惟能干涸血液尔。仲景云：尺脉不足，营气不足，不可以汗。以此知肾气怯，则难得汗也矣。

咽喉干燥者，不可发汗。《脉经》无"喉"字。《玉函》"汗"上有"其"字。

〔钱〕咽喉干燥者，上焦无津液也。上焦之津液，即下焦升腾之气也。

下焦之气液不腾，则咽喉干燥矣。少阴之脉，循喉咙，挟舌本。《热论篇》云：少阴脉贯肾络于肺，系舌本，故口燥舌干而渴也。邪在少阴，故气液不得上腾，即上文尺中微迟之类变也，故曰不可发汗。

〔程〕凡遇可汗之证，必当顾虑夫上焦之津液，有如此者。

〔方〕末后无发汗之变，疑有漏落。

〔汪〕《补亡论》常器之云：可与小柴胡汤，其言于义未合。张璐云：宜小建中汤，其言犹近乎理。

淋家不可发汗，发汗必便血。《玉函》下"汗"上有"其"字。

〔程〕淋家热蓄膀胱，肾水必乏，更发汗以竭其津，水腑告匮，徒逼血从小便出耳。凡遇可汗之证。必当顾虑夫下焦之津液，有如此者。

〔汪〕常云宜猪苓汤，然用于汗后小便血者，亦嫌其过于渗利也。张璐云未汗，宜黄芪建中汤。盖此汤用于疮家身疼痛者甚妙。若淋家犹未尽善。

疮家虽身疼痛，不可发汗，汗出则痉。《玉函》"发汗"作"攻其表"，"痉"作"痓"。

〔锡〕疮家久失脓血，则充肤热肉之血虚矣。虽身疼痛而得太阳之表病，亦不可发汗，汗出必更内伤其筋脉，血无营筋，强急而为痉矣。亡血则痉是以产后及跌扑损伤，多病痉。

〔钱〕疮家，非谓疥癣之疾也。盖指大脓大血，痈疽溃疡，杨梅结毒，疮痘疹马刀侠瘿之属也。身疼痛，伤寒之表证也。言疮家气虚血少，营卫衰薄，虽或有伤寒身体疼痛等表证，亦慎不可轻发其汗。若误发其汗，则阳气鼓动，阴液外泄，阳亡则不能柔养，血虚则无以滋灌，所以筋脉劲急而成痉也。故仲景于痉病中有云：太阳病，发汗太多，因致痉也。岂有所谓重感寒湿外风袭虚之说哉！

〔汪〕常云误汗成痉，桂枝加葛根汤。其言虽为可取，要不若王日休云小建中汤加归芪更妙。

按： 成氏云，疮家，虽身疼痛如伤寒，不可发汗，柯氏注意亦同，并似失经旨矣。

衄家不可发汗，汗出必额上陷，脉急紧，直视不能眴，【原注】音唤，又胡绢切，下同。一作瞬。**不得眠。**《玉函》发汗，作攻其表，作必额上促急而紧。《病源》同。"促"作"蓳"，《外台》引《病源》"促"作"脉"。志本、锡本，"眴"作"瞤"，非。《脉经》作"必额陷脉上促急而紧"。

〔成〕衄者，上焦亡血也。若发汗则上焦津液枯竭，经络干涩，故额上陷，脉急紧。诸脉者，皆属于目，筋脉紧急，则牵引其目，故直视不能眴也。《针经》曰：阴气虚则目不眩，亡血为阴虚，是以不得眠也。

〔钱〕脉急紧者，言目系急紧也。眴，本作旬，音绚，目摇动也。血虚则系目之筋脉急紧而直视，所以睛不能转侧而摇动也。

〔汪〕常云可与犀角地黄汤，此不过治衄之常剂。许叔微云：黄芪建中汤夺汗动血，加犀角。夫衄家系阳明经热，上汤恐非阳明药也。吕沧州云：小建中汤加葱豉，误汗直视者，不可治。大抵衄家具汗证，葱豉专豁阳明经郁热，为对证之的药。

《金匮心典》曰：血与汗，皆阴也。衄家复汗，则阴重伤矣。脉者血之府，额上陷者，额上两旁之动脉，因血脱于上，而陷下不起也。脉紧急者，寸口之脉，血不荣而失其柔，如木无液而枝乃劲也。直视不眴不眠者，阴气亡则阳独胜也。《经》曰：夺血者无汗，此之谓矣。

《全书》韩氏曰：此人素有衄血证，非伤寒后如前条之衄也。故不可发汗。

按：额上陷，谓额上肉脱而陷下也。钱氏云：额上，非即额也。额骨坚硬，岂得即陷。盖额以上之囟门也。

魏氏云：额上气虚，陷入脑内。《金鉴》云：额角上陷中之脉，紧且急也。又按：眴，《说文》云，目摇也。而成氏、喻氏云，眴瞬，合目也。《金鉴》亦同，并与经义畔。

亡血家，不可发汗，发汗则寒栗而振。《玉函》《脉经》作"不可攻其表，汗出则"。

〔成〕《针经》曰：夺血者无汗，夺汗者无血。亡血发汗，则阴阳俱虚，故寒栗而振摇。

〔鉴〕凡失血之后，血气未复，为亡血虚家，皆不可发汗也。盖失血之初，固属阳热，然亡血之后，热随血去，热固消矣。而气随血亡，阳亦危矣。若再发汗，则阳气衰微，力不能支，故身寒噤栗，振振耸动，所必然也。

〔**程**〕亡血而更发汗，身内只剩一空壳子，阳于何有，寒自内生，故栗而振。

〔**汪**〕常云可与芍药地黄汤。夫亡血家，亦有阴虚发热者，上汤固宜用也。石顽云，黄芪建中汤，误汗振栗。苓桂术甘汤加当归。据成注云：亡血发汗，则阴阳俱虚，愚以上二汤，皆亡血家汗后之剂。

按：汗后寒栗而振，非余药可议，宜芍药甘草附子汤、人参四逆汤之属。

汗家重发汗，必恍惚心乱，小便已阴疼，与禹余粮丸。【原注】方本阙。

〔**成**〕汗者心之液，汗家重发汗则心虚，恍惚心乱。夺汗则无水，故小便已阴中疼。

〔**钱**〕恍惚者心神摇荡，而不能自持。心乱者，神虚意乱而不能自主也。阴疼者，气弱不利而茎中涩痛也。

〔**程**〕心主血，汗者心之液，平素多汗之家，心虚血少可知重发其汗，遂至心失所主，神恍惚而多忡憧之象，此之谓乱。小肠与心为表里，心液虚而小肠之水亦竭，自致小便已阴疼，与禹余粮丸。其为养心血，和津液，不急于利小便可意及也。

按：禹余粮丸，原方阙，仍有数说，未知孰是，今备录下。《金鉴》云：按禹余粮丸，为涩痢之药，与此证不合。

"与禹余粮丸"五字，衍文也。汪氏云《补亡论》常器之云，禹余粮一味，火煅，散服亦可。郭白云云，用禹余粮，不用石，石乃壳也。愚以其言未必尽合仲景原方之义，今姑存之。

魏氏云，愚臆度之，即赤石脂禹余粮汤耳，意在收涩小便，以养心气，镇安心神之义，如理中汤，可以制丸也。周氏载王日休补禹余粮丸方，用禹余粮、赤石脂、生梓白皮各三两，赤小豆半升。捣筛，蜜丸如弹丸大，以水二升，煮取一升，早暮各一服。

张氏亦引王氏，四味各等分，丸如弹子大，水煮，日二服。

蔡正言《苏生的镜》，补足禹余粮丸，禹余粮一两，龙骨八钱，牡蛎五钱，铅丹六钱，茯苓六钱，人参五钱。上六味为末，粳米为丸，朱砂为衣，如绿豆大，空心麻沸汤送下。朱砂所收敛而镇惊，茯苓行水以利小便，加人参以养心血。

病人有寒，复发汗，胃中冷必吐蛔。【原注】一作"逆"。

〔柯〕有寒，是未病时原有寒也。内寒则不能化物，饮食停滞而成蛔，以内寒之人，复感外邪，当温中以逐寒。若复发其汗，汗生于谷，谷气外散，胃脘阳虚，无谷气以养其蛔，故蛔动而上从口出也。蛔多不止者死，吐蛔不能食者亦死。

〔方〕复，反也。言误也。

〔汪〕《补亡论》常器之云，可服乌梅丸。郭白云云，宜理中汤。愚以乌梅丸，乃治吐蛔之药，若于未发汗以前，还宜服理中汤也。

按：《活人书》曰：先服理中丸，次用乌梅丸。《金鉴》云：宜理中汤，送乌梅丸。张氏云：后人以理中丸加乌梅治之，仍不出仲景之成则耳。并此吐蛔以后之方。

本发汗，而复下之，此为逆也。若先发汗，治不为逆。本先下之，而反汗之，为逆。若先下之，治不为逆。《玉函》无"若"字。"先发汗"，"先下之"下，并有"者"字。

〔成〕病在表者，汗之为宜，下之为逆。病在里者，下之为宜，汗之为逆。

〔方〕复，与覆同。古字通用。复亦反也。犹言误也。

〔鉴〕若表急于里，本应先汗，而反下之，此为逆也。若先汗而后下，治不为逆也。若里急于表，本应先下，而反汗之，此为逆也。若先下而后汗，治不为逆也。

〔汪〕太约治伤寒之法，表证急者，即宜汗。里证急者，即宜下。不可拘拘于先汗而后下也。汗下得宜，治不为逆。

伤寒医下之，续得下利，清谷不止，身疼痛者，急当救里，后身疼痛，清便自调者，急当救表。救里宜四逆汤，救表宜桂枝汤。上"身"字下，《玉函》有"体"字。

〔锡〕此响应上文先下而后汗之之意。以见下之而表里俱虚，又当救里救表，不必拘于先下而复汗之说也。

言伤寒下之而正气内陷，续得里虚之症，下利清谷不止者，虽身疼痛，表症仍在，急当救里，救里之后，身疼痛而清便自调者，知不在里，仍在表也，急当救表。救里宜四逆汤，以复其阳。救表宜桂枝汤，以解其肌，生阳复而肌腠解，表里和矣。《本经》凡曰急者，急不容待，缓则无及矣。

〔柯〕身疼本麻黄症，而下利清谷，其腠理之疏可知。必桂枝汤和营卫而痛自解，故不曰攻而仍曰救，救表仍合和中也。

〔程〕急救其表而用桂枝汤，壮阳以和营卫。诚恐表阳不壮，不但身疼痛不止，并里所新复之阳，顷刻间重为阴寒所袭，故救之宜急。

〔喻〕救里与攻里天渊。若攻里必须先表后里，必无倒行逆施之法，惟在里之阴寒极盛，恐阳气暴脱，不得不急救其里。俟里症少定，仍救其表。初不敢以一时之权宜，更一定之正法也。《厥阴篇》下利腹胀，身体疼痛者，先温其里，乃攻其表。温里四逆汤，攻表桂枝汤。曰先温，曰乃攻，形容不得已之次第，足互此意。

〔宸〕此大关键，不可不知。若两感者，亦可类推矣。

按：清便，方氏、喻氏、钱氏为小便，非也。详义见于桂枝麻黄各半汤条。

按：钱氏、汪氏以此条病，为阴阳两证并举，非一证分表里而用二汤。辨前注之误，却非也。

按：《金匮·脏腑经络先后论篇》问曰：病有急当救里救表者，何谓也？师曰：病医下之，续得下利清谷不止，身体疼痛者，急当救里。后身体疼痛，清便自调者，急当救表也。明是示当知缓急先后之序也。

《活人书》曰：两感者，表里俱病也。仲景无治法，但云两感病俱作，治有先后，发表攻里，本自不同，寻至第三卷中，言伤寒下之云云，遂以意寻比仿效，治两感有先后，宜先救里。若阳气内正，即可医也。内才正，急当救表，盖内尤为急，才温内则急救表，亦不可缓也。

病发热头痛，脉反沉。若不瘥，身体疼痛，当救其里，宜四逆汤。
《玉函》"疼"上有"更"字。

〔柯〕此太阳麻黄汤证，病为在表，脉当浮而反沉，此为逆也。若汗之不瘥，即身体疼痛不罢，当凭其脉之沉而为在里矣。阳证见阴脉，是阳消阴长之兆也。热虽发于表为虚阳，寒反据于里，是真阴矣。必有里证。伏而未见，借其表阳之尚存，乘其阴之未发，迎而夺之，庶无吐利厥逆之患，里和而表自解矣。邪之所凑，其气必虚。故脉有余而证不足，则从证。证有余而脉不足，则从脉。有余可假，而不足为真，此仲景心法。

〔周〕身体疼痛，并不及恶寒微厥，则四逆何敢漫投？而仲景明言当救其里，因脉本沉，中则阳素虚，复投汗药，则阳气外亡，阴寒内存，至此则发热变为身疼，敢不回阳？则身痛必如被杖，阴燥因致厥逆，势所必至。然曰当救者，可想而知也。

〔程〕此条，乃太阳中之少阴，麻黄附子细辛汤条乃少阴中之太阳，究竟二证，皆是发于阳而病在阴，故皆阳病见阴脉。

按:《金鉴》曰：身体疼痛之下，当有"下利清谷"四字，方合"当温其里"之文。果如其说，则与前条无别，似剩义矣。

程本《金鉴》改"救"作"温"字，非也。

太阳病，先下而不愈，因复发汗，以此表里俱虚，其人因致冒，冒家汗出自愈。所以然者，汗出表和故也。里未和，然后复下之。"先下"下，成本有"之"字。《玉函》《脉经》无"以此"二字。"家"下有"当"字。"里未和"，《脉经》作"表和"，成本作"得里和"。

〔程〕先下之而不愈，阴液先亡矣。因复发汗，营从卫泄，阳津亦耗，以此表里两虚，虽无邪气扰乱，而虚阳戴上，无津液之升以和之，所以怫郁而致冒。冒者，清阳不彻，昏蔽及头目也。必得汗出津液到而怫郁始去，所以然者，汗出表和故也。汗者，阳气之所酿，汗出知阳气复于表，故愈。则非用发表之剂而和表之剂可知。而里未和者，阳气虽返于内，阴气尚未滋而复，"得"字宜玩，迟久之辞，盖大便由溏而燥，由燥而硬，至此不得不斟酌下之，以助津液矣。和表药桂枝加附子汤，或大建中汤类也。

〔锡〕然后者，缓词也。如无里证，可不必下也。

〔鉴〕下之，宜调胃承气汤和之。

〔张〕冒为发汗过多，胃中清阳气伤，宜小建中汤加参芪。若更加熟附子，昏冒耳聋，非大剂温补，不能取效也。

按: 此条症，汪氏和表用桂枝汤、小建中汤、黄芪建中汤。和里用桂枝大黄汤而驳常器之"和表用小柴胡汤，和里用调胃承气汤"，并似乖于经旨焉。

太阳病未解，脉阴阳俱停，【原注】一作"微"。**必先振栗，汗出而解。但阳脉微者，先汗出而解。但阴脉微**【原注】一作"尺脉实"。**者，下之而解。若欲下之，宜调胃承气汤。**【原注】一云"用大柴胡汤"○《玉函》作"阴微者，先下之而解，汗之宜桂枝汤，下之宜承气汤"。《千金翼》同。《脉经》与本经同。唯"调胃承气汤"，作"大柴胡汤"。《玉函》《脉经》无"阳脉"之"脉"。后"汗出"，作"汗之"。

〔程〕太阳病不解，脉阴阳俱停止而不见者，是阴极而阳欲复也。三部既无偏胜，解之兆也。然必先振栗，汗出而解者，郁极而欲复，邪正必交争，而阴阳乃退耳。若见停止之脉，而仍不解者，必阴阳有偏胜处也。但于三部停止中，而阳脉微见者，即于阳微处，知阳部之邪实盛，故此处欲停之而不能停也，先汗出以解其表邪则愈。于三部停止中，而阴脉微见者，即于阴微处，知其阴部之邪实盛，故此处欲停之而不能停也，下之以解其里邪则愈。

〔汪〕"脉微"二字当活看，此非微弱之微，乃邪滞而脉道细伏之义。邪滞于经，则表气不得条达，故阳脉微。邪滞于腑，则里气不能通畅，故阴脉微。先汗出而解，仲景无方，《千金》云宜桂枝汤。

《伤寒类方》曰：脉法无"停"字，疑似沉滞不起，即下"微"字之义。寸为阳，尺为阴，"微"字即上"停"字之意，与微弱不同，微弱则不当"复汗下"也。

按：停脉，成氏为均调之义。方、喻、张、柯、魏、汪并同。程钱二氏及《金鉴》为停止之谓。然据下文阴脉微阳脉微推之。宋版注，一作"微者"，极为允当。况停脉，《素》《灵》《难经》及本经中，他无所见，必是讹谬。且本条文意，与他条不同，诸注亦未明切，但程注稍似可通。故姑取之云。

太阳病，发热汗出者，此为营弱卫强，故使汗出。欲救邪风者，宜桂枝汤。此条《玉函》《脉经》《千金翼》在太阳上篇桂枝汤方后。《玉函》"救"作"解"。

〔鉴〕此释上条阳浮阴弱之义也。《经》曰：邪气盛则实，精气夺则虚。卫为风入则发热，邪风因之而实，故为卫强，是卫中之邪气强也。营受邪蒸则汗出，精气因之而虚，故为营弱，是营中之阴气弱也。所以使发热汗出也。欲救邪风者，宜桂枝汤。

〔喻〕邪风，即风邪，勿凿看。

〔方〕救者，解救、救护之谓。

按：方氏曰：不曰风邪而曰邪风者，以本体言也。喻盖非之。

伤寒五六日中风，往来寒热，胸胁苦满，嘿嘿不欲饮食，心烦喜呕，或胸中烦而不呕，或渴，或腹中痛，或胁下痞硬，或心下悸，小便不利，或不渴，身有微热，或咳者，小柴胡汤主之。《玉函》作"中风五六日，伤寒往来寒热"。《脉经》作"中风往来寒热，伤寒五六日以后"。《全书》钱本作"伤寒中风五六日"。《脉经》"心烦"作"烦心"。《玉函》《脉经》"硬"作"坚"。"心下悸"作"心中悸"。"身"作"外"。《外台》作"心下卒悸"。成本，"嘿嘿"作"默默"。下同。"小柴胡"上有"与"字。

〔方〕此少阳之初证，叔和以无少阳明文，故犹类此。伤寒五六日中风往来寒热，互文也。言伤寒与中风，当五六日之时，皆有此往来寒热已下之证也。五六日，大约言也。往来寒热者，邪入躯壳之里，脏腑之外，两夹界之隙地。所谓半表半里，少阳所主之部位，故入而并于阴则寒，出而并于阳则热，出入无常，所以寒热间作也。胸胁苦满者，少阳之脉，循胸络胁，邪凑其经，伏饮搏聚也。默，静也。胸胁既满，谷不化消，所以静默不言，不需饮食也。心烦喜呕者，邪热伏饮，搏胸胁者，涌而上溢也。或为诸证者，邪之出入不常，所以变动不一也。

〔成〕五六日，邪气自表传里之时。中风者，或伤寒至五六日也。《玉函》曰：中风五六日伤寒，即是或中风或伤寒，非是伤寒再中风，中风复伤寒也。经云：伤寒中风，有柴胡证，但见一证便是，不必悉具者，正是谓也。

〔钱〕往来寒热者，或作或止，或早或晏，非若疟之休作有时也。

〔程〕少阳脉循胁肋，在腹阳背阴两歧间，在表之邪欲入里，为里气所拒，故寒往而热来，表里相拒，而留于歧分，故胸胁苦满。神识以拒而昏困，故嘿嘿。木受邪则妨土，故不欲食。胆为阳木，而居清道，为邪所郁，火无从泄，逼炎心分，故心烦。清气郁而为浊，则成痰滞，故喜呕。此则少阳定有之证。

〔鉴〕伤寒中风，见口苦咽干目眩之证，与弦细之脉，更见往来寒热云云证，知邪已传少阳矣。

〔魏〕或为诸证者，因其人平素气血偏胜，各有所兼挟以为病也。

《明理论》曰：伤寒邪气在表者，必渍形以为汗。邪气在里者，必荡涤以为利。其于不外不内，半表半里，既非发汗之所宜，又非吐下之所对，是当和解则可矣。小柴胡为和解表里之剂也。

《医史·吕沧洲传》云：浙东运使曲出道过鄞，病卧涵虚驿，召翁往视。翁察色切脉，则面戴阳，气口皆长而弦，盖伤寒三阳合病也。以方涉海，为风涛所惊，遂血菀而神慑，为热所搏，遂吐血一升许，且胁痛烦渴谵语。适是年岁运，左尺当不足，其辅行京医，以为肾已绝，泣告其左右曰：监司脉病皆逆，不禄在旦夕，家人皆惶惑无措。翁曰：此天和脉，无忧也。为投小柴胡汤减参，加生地黄半剂，后俟其胃实，以承气下之，得利愈。

《丹溪医案》治一人，旧有下疳疮，忽头疼发热，自汗，众作伤寒治，尺剧，脉弦甚七至，重则涩。丹溪曰：此病在厥阴，而与证不对，以小柴胡汤加草龙胆、胡黄连热服，四帖而安。

小柴胡汤方

柴胡半斤○《千金翼》作八两　黄芩三两　人参三两　半夏半升，洗　大枣十二枚，擘○《全书》十三枚　甘草炙　生姜各三两，切

上七味，以水一斗二升，煮取六升，去滓再煎取三升，温服一升，日三服。若胸中烦而不呕者，去半夏、人参加栝楼实一枚。若渴去半夏加人参。合前成四两半，栝楼根四两。若腹中痛者，去黄芩加芍药三两。若胁下痞硬，去大枣加牡蛎四两。若心下悸，小便不利者，去黄芩加茯苓四两。若不渴，外有微热者，去人参加桂枝三两，温覆微汗愈。若咳者，去人参、大枣、生姜，加五味子半升，干姜二两。《玉函》"七味"下有"㕮咀"字。"再煎"作"再煮"。无"三服"之"服"。"若渴"下有"者"字。成本亦有。《千金翼》无"栝楼根四两"五字。《玉函》《千金翼》"硬"作"坚"。下有"者"字。牡蛎"四两"，《千金翼》《外台》作"六两"。成本《玉函》《千金翼》缺"桂枝"之"枝"。钱氏不见宋版，故有为桂枝无疑之说。

〔鉴〕邪传太阳阳明，曰汗、曰吐、曰下，邪传少阳，惟宜和解。汗吐下三法，皆在所禁，以其邪在半表半里，而角于躯壳之内界。在半表者，是客邪为病也。在半里者，是主气受病也。邪正在两界之间，各无进退而相持，故立和解一法，既以柴胡解少阳在经之表寒，黄芩解少阳在腑之里热，犹恐在里之太阴，正气一虚，在经之少阳，邪气乘之，故以姜枣人参，和中而预壮里气，使里不受邪而和还表以作解也。世俗不审邪之所据，果在半表半里之间，与所以应否和解之宜，及阴阳疑似之辨，总以小柴胡为套剂，医家幸其自处无过，病者喜其药味平和，殊不知因循误人，实为不浅。故凡治病者，当识其未然，图机于早也。

〔程〕至若烦而不呕者，火气燥实逼胸也。故去人参、半夏加栝楼实也。渴者，燥已耗液逼肺也。故去半夏加栝楼根也。腹中痛者，木气散入土中，胃肠受困，故去黄芩以安土，加芍药以戢木也。胁下痞硬者，邪既留则木气

实，故去大枣之甘而缓，加牡蛎之咸而软也。心下悸，小便不利者，水邪侵乎心，故去黄芩之苦寒，加茯苓之淡渗也。不渴身有微热者，半表之寒，尚滞于肌，故去人参加桂枝以解之也。咳者，半表之寒，凑入于肺，故去参枣加五味子，易生姜为干姜以温之。虽肺寒不减黄芩，恐干姜助热也。又腹痛为太阴证，少阳有此，由邪气自表之里，里气不利所致。

〔钱〕柴胡汤而有大小之分者，非柴胡有大小之异也。盖以其用之轻重，力之大小而言也。牡蛎，《名医别录》云：治心胁下痞热加五味子、干姜者，以水寒伤肺，故以此收肺气之逆，即小青龙汤之制也。肺热气盛者，未可加也。

《古方选注》曰：去滓再煎，恐刚柔不相济，有碍于和也。七味主治在中，不及下焦，故称之曰小。

《伤寒类方》曰：此汤除大枣，共二十八两，较今秤亦五两六钱零，虽分三服，已为重剂。盖少阳介于两阳之间，须兼顾三经，故药不宜轻，去渣再煎者，此方乃和解之剂，再煎则药性和合，能使经气相融，不复往来出入，古圣不但用药之妙，其煎法俱有精义。古方治嗽，五味、干姜必同用，一以散寒邪，一以敛正气，从无单用五味治嗽之法，后人不知，用必有害，况伤热劳怯火呛，与此处寒饮犯肺之症不同，乃独用五味，收敛风火痰涎，深入肺脏，永难救疗。

按：钱氏曰，五味子半升者，非今升斗之升也。古之所谓升者，其大如方寸匕，以铜为之，上口方各一寸，下底各六分，深仅八分，状如小熨斗而方形，尝于旧器中见之。而人疑其为香炉中之器用，而不知即古人用药之升也。与陶隐居《名医别录》之形象分寸皆同，但多一柄，想亦所以便用耳。如以此升之半作一剂，而分三次服之，亦理之所有，无足怪也。考本草序例，凡方云半夏一升者，秤五两为正。所谓一升，岂方一寸者哉！半夏之半升，与五味之半升，其升必同。钱说难从。

《苏沈良方》曰：此药《伤寒论》虽主数十证，大要其间有五证最的当，服之必愈。一者，身热心中逆，或呕吐者，可服。若因渴饮水而呕者，不可服。身体不温热者，不可服。二者，寒热往来者，可服。三者，发潮热者可服。四者，心烦胁下满，或渴或不渴，皆可服。五者，伤寒已瘥后，更发热者，可服。此五证，但有一证，更勿疑，便可服。若有三两证以上，更的当也。世人但知小柴胡汤治伤寒，不问何证便服之，不徒无效，兼有所害，缘此药瘥寒故也。元二年，时行无少长皆咳，本方去人参、大枣、生姜加五味子、干姜各半两，服此皆愈。常时上壅痰实，只依本方，食后卧时服，甚妙。赤白痢尤效，痢药中无知此妙，盖痢多因伏暑，此药极解暑毒。

徐春甫《古今医统》曰：张仲景着《伤寒论》，专以外伤为法，其中顾昐脾胃元气之秘，世医鲜有知之，观其少阳证小柴胡汤用人参，则防邪气之入三阴，或恐脾胃稍虚，邪乘而入，必用人参、甘草，固脾胃以充中气，是外伤未尝不内因也。可见仲景公之立方，神化莫测，或者只以外伤是其所长而内伤非所知也。此诚不知公之论也。

柯氏曰：本方为脾家虚热，四时疟疾之圣药。

《千金方》妇人在蓐得风，盖四肢苦烦热，皆自发露所为。若头不痛，但烦热，与三物黄芩汤，头痛与小柴胡汤。又黄龙汤，治伤寒瘥后，更头痛壮热烦闷方，仲景名小柴胡汤。《活人书》黄龙汤不用半夏。

《圣惠方》治阳毒伤寒，四肢壮热，心膈烦躁，呕吐不定方。于本方去大枣加麦门冬、竹叶。《十便良方》名"人参饮子"。

又治伤寒干呕不止，心胸烦躁四肢热，柴胡散方。于本方加麦门冬、枳壳、枇杷叶。

又治伤寒十余日，热气结于胸中，往来寒热，柴胡散方。于本方去人参加枳壳、赤芍药、桔梗。

又治妊娠伤寒微呕，心下支满，外证未去，柴胡散方。于本方加芍药、犀角屑、麦门冬。

《小儿直诀》地骨皮散，治虚热。于本方加知母、茯苓、地骨皮。

《直指方》小柴胡汤，治男女诸热出血，血热蕴隆。于本方加乌梅。

又治伤暑外热内渴，于内更加生姜为妙。

《保命集》治上焦吐，头发痛，有汗脉弦，镇青丸。于本方去枣加青黛，为细末，姜汁浸蒸饼为丸。

又治产后经水适断，感于异证，手足牵搐，咬牙昏冒，宜增损柴胡汤，于本方加石膏、知母、黄芪。

又治产后日久，虽日久而脉浮疾者，宜服三元汤。本方合四物汤。又名"柴胡四物汤"，《医垒元戎》名"调经汤"。

又产后日久虚劳，针灸小药俱不效者，宜服三分汤。本方合四物汤加白术、茯苓、黄芪。

得效方小柴胡汤，治挟岚嶂溪源蒸毒之气。自岭以南，地毒苦炎，燥湿不常，人多患此状，血乘上焦，病欲来时，令人迷困，甚则发躁狂忘，亦有哑不能言者，皆由败毒瘀心，毒涎聚于脾所致。于此药中加大黄、枳壳各五钱。

《伤寒蕴要》近代名医加减法，若胸膈痞满不宽，或胸中痛，或胁下痞满，或胁下痛，去人参加枳壳、桔梗各二钱，名柴胡枳壳汤。若胸中痞满，按之痛者，去人参加瓜蒌仁三钱，枳壳、桔梗各二钱五分，黄连二钱，名柴胡陷胸汤。若脉弱虚发热，口渴不饮水者，人参倍用，加麦门冬一钱五分，五味子十五个，名参胡清热饮，又名清热生脉汤。若脉弦虚发热，或两尺且浮无力，此必有先因房事，或曾梦遗走精，或病中还不固者，宜加知母、黄柏各二钱，牡蛎粉一钱，名滋阴清热饮。如有咳嗽者更加五味子十一个。若脉弦虚，发热口干，或大便不实，胃弱不食者，加白术、白茯苓、白芍药各一钱五分，名参胡三白汤。若发热烦渴，脉浮弦而数，小便不利，大便泄利者，加四苓散用之，名柴苓汤。内热多者，此名协热而利，加炒黄连一钱五分，白芍药一钱五分，腹痛倍用。若腹疼恶寒者，去黄芩，加炒白芍药二钱，桂一钱，名柴胡建中汤。若自汗恶风，腹痛发热者，亦主之。若心下痞满发热者，加枳实二钱，黄连一钱五分。若血虚发热，至夜尤甚者，加当归身、川芎、白芍药各一钱五分，生地黄一钱。若口燥舌干，津液不足者，去半夏加栝楼根一钱五分，麦门冬一钱五分，五味子十五个。若内热甚者，错语心烦，不得眠者，加黄连、黄柏、山栀仁各一钱，名柴胡解毒汤。若脉弦长，少阳与阳明合病而热者，加葛根三钱，白芍药二钱，名柴葛解肌汤。若脉洪数无外症，恶热内热甚，烦渴饮水者，合白虎汤主之，名参胡石膏汤。

《医方考》疟发时一身尽痛，手足沉重，寒多热少，脉濡者，名曰湿疟，柴平汤主之。

本方合平胃散。

《内台方议》曰：如发热小便不利者，和五苓散。呕恶者加橘红，胸中痞结者加枳实，咳逆而发热者加丁香、柿蒂，呕吐者加竹茹。

《医经会解》曰：胁下痞闷去枣，加牡蛎、枳实，名小柴胡加枳实汤。鼻衄加生地、茅花。痰盛喘加桑白皮、乌梅。口干舌燥去半夏加天花粉、贝母。自汗恶热，谵语烦渴，去半夏合白虎汤正方。血虚夜发热，有小柴胡一二证，加当归、芍药、麦门冬、熟地。坏证加鳖甲。

《本草权度》曰：玉茎挺长亦湿热，小柴胡汤加连。有块，青皮，外用丝瓜汁，调五倍子敷。

血弱气尽腠理开，邪气因入，与正气相搏，结于胁下，正邪分争，往来寒热，休作有时，嘿嘿不欲饮食，脏腑相连，其痛必下，邪高痛下，故使呕也，【原注】一云：脏腑相违，其病必下，胁膈中痛。小柴胡汤主之。《玉函》"饮食"作"食饮"。《千金翼》同。"结"作"在"。"使"下有"其"字。

〔成〕人之气血，随时盛衰，当月郭空之时，则为血弱气尽，腠理开疏之时也。邪气乘虚，伤人则深。《针经》曰：月郭空则海水东盛，人血气虚，卫气去，形独居，肌肉减，皮肤缓，腠理开，毛发残，焦理薄，垢落，当是时遇贼风则其入深者是矣。邪因正虚，自表之里，而结于胁下，与正分争，作往来寒热，默默不欲饮食，下为自外之内，经络与脏腑相连，气随经必传于里，故曰其痛下。痛一作病。邪在上焦为邪高，邪渐传里为痛下，里气与邪气相搏，逆而上行，故使呕也。与小柴胡汤，以解半表半里之邪。

〔王〕血弱气尽，至结于胁下，是释"胸胁苦满"句。正邪分争三句，是释"往来寒热"句。倒装法也。"默默不欲饮食"，兼上文满痛而言，脏腑相连四句，释"心烦喜呕"也。

〔柯〕此仲景自注柴胡证首五句，释胸胁苦满之因。正邪三句，释往来寒热之义。此下多有阙文，故文理不连属也。

按：方氏、喻氏、程氏、张氏、魏氏、钱氏及《金鉴》皆以为申明热入血室之由，似于经旨不相叶，故不敢从也。服柴胡汤已渴者，属阳明，以法治之。《千金翼》"已"作"而"。《玉函》"属"上有"此"字。成本，"明"下有"也"字。

〔方〕已，毕也。渴亦柴胡或为之一证，然非津液不足，水饮停逆则不渴，或为之渴，寒热往来之暂渴也。今服柴胡汤，已毕而渴，则非暂渴，其为热已入胃，亡津液而渴可知，故曰属阳明也。

〔钱〕但云以法治之，而不言法者，盖法无定法也。假令无形之热邪在胃，烁其津液，则有白虎汤之法以解之。若津竭胃虚，又有白虎加人参之法以救之。若有形之实邪，则有小承气及调胃承气汤和胃之法。若大实满而潮热谵语大便硬者，则有大承气攻下之法。若胃气已实，而身热未除者，则有大柴胡汤两解之法。若此之类，当随时应变，因证便宜耳。

〔郑〕少阳阳明之病机，在呕渴中分，渴则转属阳明，呕则仍在少阳。如呕多，虽有阳明证，不可攻之，因病未离少阳也。服柴胡汤渴当止。若服柴胡汤已加渴者，是热入胃腑，耗津消水，此属阳明胃病也。

得病六七日，脉迟浮弱，恶风寒，手足温，医二三下之，不能食而胁下满痛，面目及身黄，颈项强，小便黄者，与柴胡汤，后必下重。本渴饮水而呕者，柴胡不中与也，食谷者哕。《玉函》《脉经》上"而"字作"其人"。"小便黄"作"小便难"。《千金翼》、成本，亦作"难"。成本，"本渴饮水而呕者"，作"本渴而饮水呕者"。《玉函》"不""中"间有"复"字。喻氏、周氏、魏氏、张氏本并缺此条。

〔柯〕浮弱为桂枝脉，恶风寒，为桂枝症。然手足温而身不热，脉迟为寒，为无阳，为在脏，是表里虚寒也。法当温中散寒，而反二三下之，胃阳丧亡，不能食矣。食谷则哕，饮水则呕，虚阳外走，故一身面目悉黄，肺气不化，故小便难而渴。营血不足，故颈项强，少阳之枢机无主，故胁下满痛。此太阳中风，误下之坏病，非柴胡症矣。与小柴胡汤，后必下利者，虽有参甘，不禁柴芩之苦寒也。

〔程〕后必下重者，脾孤而五液注下。液欲下，而已无液可下，则虚虚之祸，因里寒而益甚耳。遇此之证，无论无里热证，即有里热证，亦属假热，柴胡汤不中与也。

〔钱〕后，谓大便也。下重者，非下体沉重，即大便后重也。若再误犯谷气，必至哕而不治矣。哕者，即呃逆也。《素问·宝命全形论》云：病深者其声哕。仲景阳明中风，即有加哕者不治之语。方氏疑末后尚有脱落，不知仲景以不治之证作结，彼竟茫然不知，何哉？《尚论》并弃而不载，又不知何意？前辈用心，终莫知其意指也。

〔锡〕柴胡汤之害非小，今人不明是理，辄以小柴胡，为和解之剂，不问表里之虚实而乱投之，且去人参，止用柴芩等辈，杀人更猛，学人能三复斯言，实苍生之幸也。

〔知〕后言柴胡证但见一证便是。此更言胁下满痛，亦有不宜柴胡者，以为戒也。

伤寒四五日，身热恶风，颈项强，胁下满，手足温而渴者，小柴胡汤主之。《脉经》《千金翼》作"身体热"。

〔钱〕身热恶风项强，皆太阳表证也。胁下满，邪传少阳也。手足温而渴，知其邪未入阴也。以太阳表证言之，似当汗解。然胁下已满，是邪气已入少阳。仲景原云：伤寒中风，有柴胡证，但见一证便是，不必悉具。故虽有太阳未罢之证，汗之则犯禁例，故仍以小柴胡汤主之。但小柴胡汤，当从加减例用之。太阳表证未除，宜去人参加桂枝。胁下满，当加牡蛎。渴则去半夏加栝楼根为是。

〔志〕陆氏曰：手足温者，手足热也。乃病人自觉其热，非按而得之也。按：《金鉴》引作"手足温者，手足不冷也。非病人自觉其温，乃诊者按之而得也"，与原本左矣。不然，何以本论既云身热而复云手足温？有谓身发热而手足温和者，非也。凡《灵》《素》中言温者，皆谓热也，非谓不热也。

按：参前条考之，不身热而手足温者，非柴胡证。身热而手足温者，乃柴胡证。

按：方氏、喻氏依颈项强之一证，为三阳合病，非也。颈项强乃太阳证，而非阳明证，详义见于葛根汤。

又按：《外台》引仲景《伤寒论》本条亦云小柴胡汤主之，而其方则柴胡桂枝干姜汤也。盖从加减例，而改易者，与钱氏之意符矣。

伤寒，阳脉涩阴脉弦，法当腹中急痛，先与小建中汤。不瘥者，小柴胡汤主之。成本，"痛"下有"者"字。"者""小"间有"与"字。《玉函》"者"字作"即与"。

〔汪〕此条乃少阳病兼挟里虚之证。伤寒脉弦者，弦本少阳之脉，宜与小柴胡汤。兹但阴脉弦，而阳脉则涩，此阴阳以浮沉言，脉浮取之，则涩而不流利，沉取之亦弦而不和缓。涩主气血虚少，弦又主痛，法当腹中急痛，与建中汤者，以温中补虚，缓其痛，而兼散其邪也，先温补矣。而弦脉不除，痛犹未止者，为不瘥，此为少阳经有留邪也。后与小柴胡汤去黄芩，和芍药以和解之。盖腹中痛，亦柴胡证中之一候也。愚以先补后解，乃仲景神妙之法。

〔锡〕先与小建中，便有与柴胡之意，非因小建中不效，而又与小柴胡也。

〔柯〕仲景有一证用两方者，如用麻黄汗解，半日复烦，用桂枝更汗同法，然皆设法御病，非必然也。先麻黄，继桂枝，是从外之内法。先建中，继柴胡，是从内之外法。

〔魏〕此条亦即太阳阳明诸篇里虚先治里之义也。方氏则公然谓小建中为不对，亦可哂矣夫。

小建中汤方

桂枝三两，去皮　甘草二两，炙○《玉函》、成本作三两。《金匮》亦然　芍药六两

生姜三两，切　大枣十二枚，擘○《千金翼》十一枚　胶饴一升

　　上六味，以水七升，煮取三升，去滓纳饴，更上微火消解，温服一升，日三服。呕家不可用建中汤，以甜故也。《玉函》、成本，"饴"上有"胶"字。《外台》作"先煮五味，取三升，去滓，纳饴，更上火微煮，令消解"。"用"作"服"。《玉函》《千金翼》亦作"服"，无"建中汤"三字。

　　〔成〕脾者土也。应中央，处四脏之中，为中州，治中焦，生育营卫，通行津液。一有不调，则营卫失所育，津液失所行，必以此汤，温建中脏，是以建中名焉。胶饴味甘温，甘草味甘平，脾欲缓，急食甘以缓之。建脾者，必以甘为主，故以胶饴为君，甘草为臣，桂味辛热，辛散也。润也。营卫不足，润而散之。芍药味酸微寒，酸收也。泄也。津液不逮，收而行之，是以桂芍药为佐。生姜味辛温，大枣味甘温，胃者卫之源，脾者营之本。《黄帝针经》曰：营出中焦，卫出上焦，是矣。卫为阳，不足者，益之必以辛。营为阴，不足者，补之必以甘，辛甘相合，脾胃健而营卫通，是以姜枣为使。此系《明理论》文。

　　〔汪〕《内台方议》曰：桂枝汤中桂枝、芍药等份，以芍药佐桂枝而治卫气也。建中汤中芍药多半，而桂枝减少，以桂枝佐芍药而益其营气也，是以大有不同。愚以盖桂枝汤中，以芍药佐桂枝，则辛甘相合，散而助表，建中汤中以桂枝佐芍药，则酸甘相合，敛而补中，能达此义，斯仲景制方之意，无余蕴矣。

　　〔柯〕建中汤禁，与酒客不可与桂枝同义。

　　按：小建中视之大建中，药力和缓，故曰"小"尔。《金鉴》云：小小建立中气，恐非也。钱氏注及王子接解，同义。

　　《医方集解》曰：昂按此汤，以饴糖为君，故不名桂枝芍药而名建中，今人用小建中者，绝不用饴糖，失仲景遗意矣。

　　《伤寒蕴要》曰：胶饴即饧糖也。其色紫深，如琥珀者佳。

　　按：《外台》载集验黄芪汤，即黄芪建中汤。方后云：呕者倍生姜。又《古今录验》黄芪汤亦即黄芪建中汤。方后云：呕即除饴糖，《千金》治虚劳内伤，寒热呕逆吐血方，坚中汤即本方，加半夏三两。《总病论》曰：旧有微溏或呕者，不用饴糖也。据以上数条，呕家亦不可全禁建中汤。

　　按：此方《金匮要略》治虚劳里急悸衄，腹中痛，梦失精，四肢酸疼，手足烦热，咽干口燥。又治男子黄疸，小便自利，后来方书，增减药味，所用颇博，今以本方治杂病者，兹录其一二。

《苏沈良方》曰：此药治腹痛如神。然腹痛按之便痛，重按却不甚痛，此止是气痛，重按愈痛而坚者，当自有积也。气痛不可下，下之愈甚，此虚寒证也。此药偏治腹中虚寒补血，尤止腹痛。若作散，即每五钱匕，生姜五片，枣三个，饴一栗大。若疾势甚，须作汤剂，散服恐力不胜病也。

《本事方》后集：治肠风痔漏，赤芍药、官桂去皮、甘草炙，以上等分，上咬咀，每服二钱，生姜二片，白糖一块，水一盏，同煎至七分，去滓，空心服。坊本，"糖"字作"矾"，误。

《证治准绳》曰：治痢不分赤白久新，但腹中大痛者，神效。其脉弦急，或涩浮大，按之空虚，或举按皆无力者是也。

《赤水玄珠》曰：张二尹近川翁，始以内伤外感，过服发散消导之剂，致胃脘当心而痛，六脉皆弦而弱，此法当补而敛之也。白芍药酒炒五钱，炙甘草三钱，桂枝一钱半，香附一钱，大枣三枚，饴糖一合，煎服。一帖而瘳。

《张氏医通》形寒饮冷，咳嗽兼腹痛脉弦者，小建中汤加桔梗，以提肺气之陷。寒热自汗，加黄芪。

又云：按虚劳而至于亡血失精，消耗津液，枯槁四出，难为力矣。《内经》于针药莫制者，调以甘药。《金匮》遵之，而用小建中汤、黄芪建中汤，以急建其中气，俾饮食增而津液旺也。

《证治大还》曰：凡膈气病，由脾胃不足，阳气在下，浊气在上，故痰气壅塞膈上，而饮食难入也。若脉弦，宜建中汤。

伤寒中风，有柴胡证，但见一证便是，不必悉具。《玉函》作"小柴胡"，误。

〔汪〕伤寒中风者，谓或伤寒，或中风，不必拘也。柴胡证者，谓邪入少阳，在半表半里之间也。但见一证，谓或口苦，或咽干目眩，或耳聋无闻，或胁下硬满，或呕不能食，往来寒热等，便宜与柴胡汤，故曰呕而发热者，小柴胡汤主之，不必待其证候全具也。

〔志〕恐泥或烦或渴或痛或痞或悸或咳之并呈，故于此申明之。

凡柴胡汤病证而下之，若柴胡证不罢者，复与柴胡汤，必蒸蒸而振，却复发热汗出而解。《玉函》《千金翼》无"病"字、"若"字，及"却复"之"复"。成本亦无"复"字。

〔成〕邪在半表半里之间为柴胡证，即未作里实，医便以药下之，若柴胡证仍在者，虽下之不为逆，可复与柴胡汤以和解之。得汤邪气还表者，外作蒸蒸而热，先经下里虚，邪气欲出，内则振振然也。正气胜阳气生，却复发热汗出而解也。

〔钱〕蒸蒸者，热气从内达外，如蒸炊之状也。邪在半里，不易达表，必得气蒸肤润，振战鼓栗，而后发热，汗出而解也。

〔柯〕此与下后复用桂枝同。因其人不虚，故不为坏病。

《顾氏溯源集》曰：翕翕者，热在表也。蒸蒸者，热在里也。绎"蒸"字之义，虽不言有汗，而义在其中矣。

伤寒二三日，心中悸而烦者，小建中汤主之。《外台》作"伤寒一二日"。

〔钱〕心中，心胸之间，非必心脏之中也。悸，虚病也。

〔鉴〕伤寒二三日，未经汗下，即心悸而烦，必其人中气素虚。虽有表证，亦不可汗之，盖心悸阳已微，心烦阴已弱，故以小建中汤，先建其中，兼调营卫也。

〔程〕虽悸与烦，皆小柴胡汤中兼见之证，而得之二三日，里证未必便具，小柴胡汤非所与也。

太阳病，过经十余日，反二三下之，后四五日，柴胡证仍在者，先与小柴胡，呕不止，心下急，【原注】一云：呕止小安。**郁郁微烦者，为未解也。与大柴胡汤，下之则愈。**"反"字，《玉函》《外台》作"及"字。"仍"，《脉经》《千金翼》作"续"。"小柴胡"下，成本《玉函》《脉经》《千金翼》《外台》有"汤"字。《玉函》《脉经》《千金翼》"呕不止，心下急"，作"呕止小安"。"郁郁"上有"其人"二字。"大柴胡汤"之"汤"，成本脱。

〔汪〕此条系太阳病传入少阳，复入于胃之证。太阳病过经十余日，知其时已传入少阳矣，故以二三下之为反也。下之而四五日后，更无他变，前此之柴胡证仍在者，其时纵有可下之证，须先与小柴胡汤，以和解半表半里之邪。如和解之而呕止者，表里气和，为已解也。若呕不止，兼之心下急，郁郁微烦，心下者，正当胃腑之中，急则满闷已极，郁烦为热结于里，此为未解也。后与大柴胡汤，以下其里热则愈。

〔林〕呕不止，则半表里证犹在。然心下急，郁郁微烦，必中有燥屎也。非下除之不可，故以大柴胡兼而行之。

按：过经，成注各条，其解不同。注本条云：日数过多，累经攻下，注调胃承气汤条云，再传经尽，谓之过经。注《阳明篇》汗出谵语条云：过太阳经无表证，考之原文，曰太阳病过经十余日，又曰：伤寒十三日，过经谵语者。又曰：须下者，过经乃可下之。凡曰过经者，与此条总四条，并言过太阳经无表证，明矣。其他二说，不可从也。柯氏云：经者，常也。过经，是过其常度，非经络之经也。发于阳者七日愈，七日以上自愈，以行其经尽故也。七日不愈，是不合阴阳之数，便为过经，此解亦似未允。

大柴胡汤方

柴胡半斤○《千金翼》八两　　黄芩三两　　芍药三两　　半夏半升，洗○《外台》半升。水洗　生姜五两，切○《玉函》三两　　大枣十二枚，擘○《外台》十三枚　　枳实四枚，炙

上七味，以水一斗二升，煮取六升，去滓再煎，温服一升，日三服。一方，加大黄二两。若不加，恐不为大柴胡汤。"再煎"下《玉函》《外台》有"取三升"三字，依小柴胡汤煎法，此系脱文。成本、《玉函》本方有大黄二两。《玉函》"上七味"作"八味"。云：一方无大黄，不加不得名大柴胡汤也。按："一方加大黄"以下，《肘后》《千金》《千金翼》《外台》及成本共载之。《本事方》本方有大黄。注云：伊芳尹《汤液论》大柴胡同姜枣共八味，今监本无，脱之也。

〔鉴〕许叔微曰：大柴胡汤，一方无大黄，一方有大黄。此方用大黄者，以大黄有荡涤蕴热之功，为伤寒中要药。王叔和云若不用大黄，恐不名大柴胡汤。且经衣冠文物言下之则愈，若无大黄，将何以下心下之急乎？应从叔微为是。柴胡证在，又复有里，故立少阳两解之法，以小柴胡汤加枳实、芍药者，解其外以和其内也。去参草者，以里不虚也。少加大黄。所以泻结热也。倍生姜者，因呕不止也。

吴遵程方注曰：此汤治少阳经邪，渐入阳明之腑，或误下引邪内犯，而过经不解之证，故于小柴胡汤中，除去人参、甘草，助阳恋胃之味。而加芍药、枳实、大黄之沉降，以涤除热滞也。与桂枝大黄汤同义。彼以桂枝、甘草兼大黄，两解太阳误下之邪，此以柴胡、黄芩、半夏兼大黄，两解少阳误下之邪，两不移易之定法也。

汪昂《医方集解》曰：此乃少阳阳明，故加减小柴胡小承气而为一方。少阳固不可下，然兼阳明腑证则当下，宜大柴胡汤。

《总病论》干地黄汤，治妇人伤寒，瘥后犹有余热不去，谓之遗热。于

本方去半夏、枳实、姜、枣加干地黄、黄连。方用大黄。

《卫生宝鉴》柴胡饮子，解一切骨蒸热，积热作发，或寒热往来，蓄热寒战及伤寒发汗不解；或不经发汗，传受表里俱热，口干烦渴；或表热入里，下证未全，下后热未除及汗后余热劳复；或妇人经病不快，产后但有如此证并宜服之。于本方去半夏、枳实、大枣加人参、当归、甘草。方用大黄。

《名医类案》曰：传爱川治一人脉弦细而沉，天明时发寒热，至晚二腿汗出，手心热甚，则胸满拘急，大便实而能食，似劳怯，询之因怒而得，用大柴胡汤。但胸背拘急不能除，后用二陈汤，加羌活、防风、红花、黄芩，煎服愈。

《直指方附遗》本方治下痢舌黄口燥，胸满作渴，身热腹胀谵语，此必有燥屎，宜下。后服木香、黄连苦坚之。

又大柴胡汤，治疟热多寒少，目痛多汗，脉大。以此汤微利为度。

《医经会解》曰：本大柴胡证当下，医以丸药下之，病不解，胸胁满而呕，日晡潮热微利，仍宜再下，加芒硝。○连日不大便，热盛烦躁，舌焦口渴，饮水短气，面赤脉洪实，加芒硝。○心下实满，连于左胁，难以侧卧，大便闭而痛，加瓜蒌、青皮。○昏乱谵语，加黄连、山栀。○发狂，加生地、牡丹皮、玄参。○发黄，加茵陈、黄柏。○鼻衄加犀角。○夏月热病烦躁，脉洪大，加知母、麦门冬、石膏。

伤寒十三日不解，胸胁满而呕，日晡所发潮热，已而微利，此本柴胡证。下之以不得利，今反利者，知医以丸药下之，此非其治也。潮热者实也，先宜服小柴胡汤以解外，后以柴胡加芒硝汤主之。《玉函》无"所"字。《玉函》《脉经》《千金翼》无"已"字。《外台》作"热毕"。《脉经》《千金翼》"本"下有"当"字。"以不"之"以"，《外台》无，成本作"而"。无"此非"之"此"。先"先宜"之"宜"，《玉函》《脉经》《千金翼》作"再"字。

〔程〕胸胁满而呕，日晡所发潮热，此伤寒十三日不解之本证也。微利者，"已而"之证也。本证经而兼腑，自是大柴胡，能以大柴胡下之，本证且罢，何有于"已而"之下利，乃医不以柴胡之辛寒下，而以丸药之毒热下，虽有所去，而热以益热，遂复留中而为实，所以下利自下利，而潮热仍潮热，盖邪热不杀谷，而逼液下行，谓云热利是也。潮热者，实也。恐人疑攻后之下利为虚，故复指潮热以证之。此实得之攻后，究竟非胃实，不过邪热抟结而成，只须于小柴胡解外，后但加芒硝一洗涤之，以从前已有所去，大黄并可不用，盖节制之兵也。

钱云：胃邪虽实，奈少阳半表之邪未去，当用小柴胡汤以解外邪。

《明理论》曰：潮热，若潮水之潮，其来不失其时也。一日一发，指时而发者，谓之潮热。若日三五发者，即是发热，非潮热也。潮热属阳明，必于日晡时发，阳明者胃，属土，应时则王于四季，应日则王于未申，邪气入于胃而不复传，郁而为实热，随王而潮，是以日晡所发潮热者，属阳明也。喻氏云：申酉戌间独热，余时不热者为潮热。若他时热，即为忽闪热，非潮热矣。

汪氏云："潮热"二字，原兼汗出而言，然发热汗出，为太阳中风本有者，何以辨之？不知太阳之发热汗出自是汗，阳明之大热汗出自是潮，潮者潮润也。谓汗者汗漫之谓，各有意象。今谚谓潮湿者即此。乃由热气熏蒸，郁闷而作，当每年霉雨之时，衣物之间，无不潮湿者此也。

按：汪注奇甚。然潮热，竟未知何义。

胡加芒硝汤方

柴胡二两十六铢　**黄芩**一两　**人参**一两　**甘草**一两，炙　**生姜**一两，切　**大枣**四枚，擘　**半夏**二十铢，本云五枚，洗○《玉函》《外台》五枚。《千金翼》一合。洗　**芒硝**二两○《外台》二合

上八味，以水四升，煮取二升，去滓，纳芒硝，更煮微沸，分温再服，**不解更作。**【原注】臣亿等谨按：《金匮玉函》方中无芒硝。别一方云：以水七升，下芒硝二合，大黄四两，桑螵蛸五枚，煮取一升半，服五合，微下即愈。本云柴胡，再服以解其外，余二升，加芒硝大黄桑螵蛸也。○《外台》"煮""取"间，有"七味"二字。"煮微沸"，作"上火煎一二沸"六字，"再服"下，《玉函》有"以解为瘥"四字，《千金翼》有"以解其外"四字。成本不载本方。第十卷云：小柴胡方内，加芒硝六两，余依前法服，不解更服。按：今本《玉函》有芒硝二两，而方后云：上七味，知是后人所添，而本方后，更载柴胡加大黄芒硝桑螵蛸汤方，柴胡二两，黄芩，人参，甘草，炙，生姜，各十八铢，半夏五枚，大枣四枚，芒硝三合，大黄四两，桑螵蛸五枚。上前七味，以水四升，煮取二升，去滓，下芒硝大黄、桑螵蛸，煮取一升半，去滓，温服五合，微下即愈。本方柴胡汤，再服以解其外，余一服加芒硝、大黄、桑螵蛸，《千金翼》并同。作大黄四分，上方解，详见王子接《古方选注》。

〔**汪**〕医用丸药，此是许学士所云巴豆小丸子药，强迫溏粪而下。夫巴豆辛烈，大伤胃气，若仍用大柴胡，则枳实、大黄之峻，胃中之气，已不堪受其削矣，故易以小柴胡加芒硝汤，用人参甘草，以扶胃气，且微利之后，溏者已去，燥者自留，加芒硝者，能胜热攻坚，又其性速下，而无碍胃气，

乃一举而两得也。

〔柯〕不加大黄者，以地道原通，不用大柴胡者，以中气已虚也。后人有加大黄桑螵蛸者，大背仲景法矣。

《伤寒类方》曰：《本草》芒硝治六腑积聚，因其利而复下之，所谓通因通用之法也。潮热而利，则邪不停结，故较之大柴胡症，用药稍轻。又曰不解，不大便也。此药剂之最轻者，以今秤计之，约二两，分二服，则一服止一两耳。按：大柴胡汤加大黄、枳实，乃合用小承气也。此加芒硝，乃合用调胃承气也。皆少阳阳明同治之方。○按：不解，邪气不解散也。以大便解之，恐非也。

按： 张锡驹云本柴胡症乃大柴胡也。柴胡加芒硝，亦大柴胡加芒硝也。其不言小者，大柴胡可知矣，此说不可从。

伤寒十三日，过经谵语者，以有热也。当以汤下之。若小便利者，大便当硬，而反下利，脉调和者，知医以丸药下之，非其治也。若自下利者，脉当微厥，今反和者，此为内实也。调胃承气汤主之。 成本"过经"上，有"不解"二字。《玉函》《脉经》《千金翼》"谵"上有"而"字。"以有热也"，作"内有热也"。《千金翼》无"调胃"字，柯本删"厥"字。

〔鉴〕此承上条，互发其义，以详其治也。

〔汪〕谵语者，自言也。寒邪郁里，胃中有热，热气熏膈，则神昏而自言也。谵语有热，法当以汤荡涤之，若小便利者，津液偏渗，大便反坚硬而不出，今反下利，及诊其脉又调和，而非自利之脉，知医非其治，而以丸药下之也。若其人不因误下，而自利者，其脉当微，而手足见厥，此为内虚，不可下也。今脉反和，反和者，言其脉与阳明腑证不相背之意，若脉果调和，则无病矣。此为内实，故见谵语下利等证。与调胃承气汤者，以下胃中之实热也。肠中坚实之物不能去，所下者旁流溏垢耳。据仲景法，下利谵语者，有燥屎也。宜小承气汤，今改用调胃者，以医误下之故，内实不去，胃气徒伤，故于小承气汤，去厚朴、枳实，而加甘草以调和之也。因大便坚实，以故复加芒硝。

〔锡〕若胃气虚寒，而自利者，脉当微厥，厥者，脉初来大，渐渐小，更来渐渐大也。

成云：当以诸承气汤下之。

钱云：曰汤而不曰承气者，以上四句，是起下文语，乃借客形主之词，故在所忽也。

按：汪注脉微而手足厥，本于成注。锡驹以厥为脉状，出于不可下编。钱氏云：微厥者，忽见微细也。微厥则正气虚衰，真阳欲亡，乃虚寒之脉证也。意与锡驹同，此他诸家并与成注同。

太阳病不解，热结膀胱，其人如狂，血自下，下者愈。其外不解者，尚未可攻，当先解其外。外解已，但少腹急结者，乃可攻之，宜桃核承气汤。【原注】后云解外，宜桂枝汤。○《玉函》"自"上，有"必"字。"愈"上，有"即"字。成本"解"下，无"其"字。《脉经》"其外"下，有"属桂枝汤证"五字。《千金翼》同。

〔成〕太阳，膀胱经也。太阳经邪热不解，随经入腑，为热结膀胱，其人如狂者，为未至于狂，但不宁尔。《经》曰：其人如狂者，以热在下焦。太阳多热，热在膀胱，必与血相搏，若血不为蓄，为热迫之，则血自下，血下则热随血出而愈。若血不下者，则血为热搏，蓄积于下，而少腹急结，乃可攻之，与桃核承气汤，下热散血。

〔柯〕冲任之血，会于少腹，热极而血不下而反结，故急。然病自外来者，当先审表热之轻重，以治其表，继用桃核承气，以攻其里之结血。

〔汪〕解其外，《补亡论》郭雍云采《千金方》云：宜桂枝汤。及考《内台方议》云：若其外证不解，或脉带浮，或恶寒，或身痛等证，尚未可攻，且与葛根汤，以解其外。二汤，皆太阳病解外之药，学人宜临证消息用之。按：《金鉴》，当先以麻黄汤解外。

〔钱〕注家有血蓄膀胱之说，尤为不经，盖太阳在经之表邪不解，故热邪随经，纳入于腑，而瘀热结于膀胱，则热在下焦，血受煎迫，故溢入回肠，其所不能自下者，蓄积于少腹，而急结也。膀胱为下焦清道，其蒸腾之气，由气化而入，气化而出，未必能藏蓄血也。若果膀胱之血，蓄而不行，则膀胱瘀塞。所谓少腹硬满，小便自利者，又何自出乎，有识者不为然也。

按：《伤寒类方》曰：当先解外，宜桂枝汤。注云："宜桂枝汤"四字，从《金匮》增入，然《金匮》无所考。《活人书》亦云：宜桂枝汤。《总病论》曰"不恶寒，为外解"。

桃核承气汤方○《玉函》作桃仁承气汤，《脉经》同。按：桃核，即是桃仁，犹杏子、杏仁。

桃仁五十个，去皮、尖　大黄四两　桂枝二两，去皮　甘草　二两，炙　芒硝二两○

《千金翼》一两

上五味，以水七升，煮取二升半，去滓，纳芒硝，更上火微沸，下火，先食温服五合，日三服，当微利。《玉函》作"先煮四味，取二升半，去滓，纳硝，更煮微沸，温服"云云。《千金翼》作"更煎一沸，分温三服"。

〔成〕少腹急结，缓以桃仁之甘，下焦蓄血，散以桂枝辛热之气，故加二物于调胃承气汤中也。

〔钱〕《神农本经》桃仁主瘀血、血闭。洁古云：治血结血秘，通润大肠，破蓄血，大黄下瘀血积聚，荡涤肠胃，推陈致新。芒硝走血软坚，热淫于内，治以咸寒之义也。桂之为用，通血脉，消瘀血，尤其所长也。甘草所以保脾胃，和大黄芒硝之寒峻耳。

《医方考》曰：伤寒外证已解，小腹急，大便黑，小便利，其人如狂者，有蓄血也。此方主之，无头痛发热恶寒者，为外证已解，小腹急者，邪在下焦也。大便黑者，瘀血渍之也。小便利者，血病而气不病也。上焦主阳，下焦主阴，阳邪居上焦者，名曰重阳，重阳则狂，今瘀热客于下焦，下焦不行，则干上部清阳之分，而天君不宁矣，故其证如狂。桃仁润物也，能润肠而滑血。大黄行药也，能推陈而致新，芒硝咸物也，能软坚而润燥。甘草平剂也，能调胃而和中。桂枝辛物也，能利血而行滞。又曰：血寒则止，血热则行，桂枝之辛热，君以桃仁、硝黄，则入血而助下行之性矣，斯其制方之意乎。

按：方中用桂枝，方氏、喻氏、程氏、汪氏、柯氏、魏氏并云：以太阳随经之热，原从表分传入，非桂枝不解耳，恐不尔。

《本草序例》曰：病在胸膈以上者，先食后服药。病在心腹以下者，先服药而后食。

《伤寒类方》曰：微利，则仅通大便，不必定下血也。

柯氏《方论》曰：此方治女子月事不调，先期作痛，与经闭不行者，最佳。

《外台》《古今录验》，疗往来寒热，胸胁逆满，桃仁承气汤。即本方。

《总病论》曰：桃仁承气汤，又治产后恶露不下，喘胀欲死，服之十瘥十。

《三因》阴㿗门，兼金丸，治热入膀胱，脐腹上下，兼胁肋疼痛，便燥欲饮水，按之痛者。

本方五味为末，蜜丸梧子大，米饮下，五七丸至十丸。妇人血闭疼痛，亦宜服之。

《直指方》桃仁承气汤，治下焦蓄血，漱水迷忘，小腹急痛，内外有热，加生蒲黄，出小便不通门。

《儒门事亲》夫妇人月事沉滞，数月不行，肌肉不减。《内经》曰：此名为瘕为沉也。沉者，月事沉滞不行也。急宜服桃仁承气汤加当归，大作剂料服，不过三服立愈，后用四物汤补之。

《医史·撄宁生传》：马万户妻，体肥而气盛，自以无子，尝多服暖子宫药，积久火甚，迫血上行为衄，衄必数升余，面赤脉躁疾，神如痴，医者犹以治上盛下虚丹剂镇坠之。滑寿曰：经云上者下之，今血气俱盛，溢而上行，法当下导，奈何实实耶？即与桃仁承气汤，三四下积瘀，既去，继服既济汤，二十剂而愈。

卷二

《证治准绳》《撄宁生厄言》云：血溢血泄，诸蓄妄证，其始也。予率以桃仁、大黄，行血破瘀之剂，折其锐气，而后区别治之，虽往往获中，犹不得其所以然也。后来四明，遇故人苏伊芳举，问论诸家之术。伊芳举曰：吾乡有善医者，每治失血蓄妄，必先以快药下之，或问失血复下，虚何以当，则曰血既妄行，迷失故道不去蓄利瘀，则以妄为常，曷以御之？且去者自去，生者自生，何虚之有？予闻之愕然曰：名言也。昔者之疑，今释然矣。

《诸证辨疑》：一妇长夏患痢疾，痛而急迫，其下黄黑色，诸医以薷苓汤倍用枳壳、黄连，其患愈剧。因请余治，诊脉两尺脉紧而涩，知寒伤营也。细问之，妇人答曰：行经之时，渴饮冷水一碗，遂得此症。余方觉悟，血被冷水所凝，瘀血归于大肠，热气所以坠下，遂用桃仁承气汤，内加马鞭草、玄胡索，一服，次早下黑血升许，痛止脏清，次用调脾活血之剂，其患遂痊。今后治痢，不可不察，不然，则误人者多矣。

《传信尤易方》治淋血，桃仁承气汤，空心服效。

《证治大还》吐血势不可遏，胸中气塞，上吐紫黑血，此瘀血内热盛也，桃仁承气汤，加减下之。打扑内损，有瘀血者，必用。

《张氏医通》：虚人虽有瘀血，其脉亦芤，必有一部带弦，宜兼补以去其血，桃核承气，加人参五钱，分三服，缓攻之，可救十之二三。又龋齿，数年不愈，当作阳明蓄血治，桃核承气为细末，炼蜜丸如桐子大，服之，好饮者多此，屡服有效。

伤寒八九日下之，胸满烦惊，小便不利，谵语，一身尽重，不可转侧者，柴胡加龙骨牡蛎汤主之。"下之"下，《外台》有"后"字。《脉经》《千金翼》有"尽重"二字。

〔张〕此系少阳之里证，诸家注作心经病，误也。盖少阳有三禁，不可妄犯，虽八九日过经下之，尚且邪气内犯，胃土受伤，胆木失荣，痰聚膈上，故胸满烦惊，惊者，胆不宁，非心虚也。小便不利，谵语者，胃中津液竭也。一身尽重者，邪气结聚痰饮于胁中，故令不可转侧，主以小柴胡，和解内外，逐饮通津，加龙骨、牡蛎，以镇肝胆之惊。

柴胡加龙骨牡蛎汤方

柴胡四两　黄芩○成本无　生姜切　铅丹○《玉函》作黄丹　桂枝去皮　茯苓各一两半　半夏二合半，洗○《千金翼》一合，成本二合　大黄二两　大枣六枚，擘　牡蛎一两半，熬○《外台》一两半，《全书》同　人参、龙骨

上十二味，以水八升，煮取四升，纳大黄切如棋子，更煮一两沸，去滓，温服一升。本云柴胡汤，今加龙骨等。成本"十二味"，作"十一味"。"切如棋子"，《玉函》无。《外台》"棋"上，有"博"字。"一两沸"，《玉函》《外台》作"取二升，服一升"，《外台》作"分再服"。"本云"以下，《玉函》作"本方柴胡汤内，加龙骨、牡蛎、黄丹、桂、茯苓、大黄也。今分作半剂"二十四字。

〔吴〕此汤治少阳经邪犯本之证，故于本方中，除去甘草，减大枣上行阳分之味，而加大黄行阴，以下夺其邪，兼茯苓以分利小便，龙骨、牡蛎、铅丹以镇肝胆之怯，桂枝以通血脉之滞也。与救逆汤同义，彼以龙骨牡蛎，镇太阳经火逆之神乱，此以龙骨牡蛎铅丹，镇少阳经误下之惊烦，亦不易之定法也。

《伤寒类方》曰：此乃正气虚耗，邪已入里，而复外扰三阳，故现症错杂，药亦随症施治，真神化无方者也。

按：此方能治肝胆之惊痰，以之治癫痫，必效。

又曰：大黄只煮一二沸，取其生而流利也。

按：汪氏云是方也，表里齐走，补泻兼施，通涩并用，恐非仲景之旧，或系叔和采辑时，有差错者，若临是证而用是药，吾不敢也。何也？倘谓胸满谵语，是实证，则当用大黄者，不当用人参，倘谓惊烦小便不利身重，是虚证，则当用人参大枣茯苓龙骨等药者，不当用大黄，况龙骨牡蛎铅丹，皆

系重坠收涩阴毒之品，恐非小便不利所宜也。汪氏此说，似有所见，然而今以是方治此症，而奏效者不鲜，故未敢为得矣。

伤寒腹满谵语，寸口脉浮而紧，此肝乘脾也，名曰纵，刺期门。《玉函》《脉经》"满"下，有"而"字。钱本、柯本、周本、张本，无此及次条。

〔成〕腹满谵语者，脾胃疾也。浮而紧者，肝脉也。脾病见肝脉，木行乘土也。《经》曰：水行乘火，木行乘土，名曰纵，此其类矣。期门者肝之募，刺之以泻肝经盛气。

〔锡〕纵，谓纵势而往，无所顾虑也。

〔鉴〕伤寒脉浮紧，太阳表寒证也。腹满谵语，太阴阳明里热也。欲从太阳而发汗，则有太阴阳明之里，欲从太阴阳明，而下之，又有太阳之表，主治诚为两难，故不药而用刺法也。虽然太阴论中，太阳表不解，太阴腹满痛，而用桂枝加大黄汤，亦可法也。

此肝乘脾，名曰纵，刺期门，与上文义不属，似有遗误。

伤寒发热，啬啬恶寒，大渴欲饮水，其腹必满，自汗出，小便利，其病欲解，此肝乘肺也。名曰横，刺期门。"水"，《玉函》《脉经》作"酢浆"二字，《千金翼》作"截浆"。

〔成〕伤寒发热，啬啬恶寒，肺病也。大渴欲饮水，肝气胜也。《玉函》曰：作大渴欲饮酢浆，是知肝气胜也。伤寒欲饮水者愈，若不愈而腹满者，此肝行乘肺，水不得行也。《经》曰：水行乘金①名横，刺期门以泻肝之盛气，肝肺气平，水散而津液得通，外作自汗出，内为小便利而解也。

〔锡〕横，谓横肆妄行，无复忌惮也。

〔鉴〕伤寒发热，啬啬恶寒，无汗之表也。大渴欲饮水，其腹必满，停饮之满也。若自汗出，表可自解，小便利，满可自除，故曰其病欲解也。若不汗出小便闭，以小青龙汤，先解其外，外解已其满不除，十枣汤下之，亦可愈也。此肝乘肺，名曰横，刺期门，亦与上文义不属，似有遗误。

太阳病二日反躁，凡熨其背，而大汗出，大热入胃，【原注】一作"二日内烧瓦熨背，大汗出，火气入胃"。**胃中水竭，躁烦，必发谵语，十余日振栗，自下利者，此为欲解也。故其汗从腰以下不得汗，欲小便不得，反呕**

① 水行乘金：当为"木行乘金"。

欲失溲，足下恶风，大便硬，小便反数，而反不数及不多，大便已，头卓然而痛，其人足心必热，谷气下流故也。"凡"，《全书》作"反"。"反躁"至"大热入胃"，《玉函》作"而反烧瓦熨其背，而大汗出"。"火热入胃"，《脉经》同，作"火气入胃"。"躁烦"，《脉经》作"燥"。《玉函》《脉经》作"十余日振而反汗出者"，无"故"字。《脉经》作"其人欲小便反不得，呕"及"不多"，成本、《脉经》无"不"字。汪氏云："凡"，当作"反"，此为欲解也。"也"字，当在"故"字之下。按：《玉函》无"故"字。似是。

〔成〕太阳病二日，则邪在表，不当发躁而反躁者，热气行于里也。反熨其背，而发汗大汗出，则胃中干燥，火热入胃，胃中燥热，躁烦而谵语，至十余日，振栗自下利者，火邪势微，阴气复生，津液得复也。故为欲解，火邪去大汗出则愈，若从腰以下不得汗，则津液不得下通，故欲小便不得，热气上逆而反呕也。欲失溲足下恶风者，气不得通于下而虚也。津液偏渗，令大便硬者，小便反数，《经》曰：小便数者，大便必硬也。此以火热内燥，津液不得下通，故小便不数，及不多也。若火热消，津液和，则结硬之便得润，因自大便也。便已头卓然而痛者，先大便硬，则阳气不得下通，既得大便，则阳气降下，头中阳虚，故卓然而痛。谷气者，阳气也。先阳气不通于下之时，足下恶风，今阳气得下，故足心热也。

〔柯〕此指火逆之轻者言之。太阳病经二日，不汗出而烦躁，此大青龙证也。

〔方〕卓，特也。头特然而痛，阴气上达也。病虽不言解，而解之意，已隐然见于不言之表矣，读者当自悟可也。

〔汪〕欲失溲者，此是形容不得小便之状。按郭白云云：火气入胃，胃中枯燥，用白虎加人参汤。小便不利者，当用五苓散。其大便硬者，用调胃承气汤。于诸证未生时，必须先去火邪，宜救逆汤。愚以五苓散断不可用，此系胃中水竭，津液燥故也。其用调胃承气汤，不若麻仁丸代之。

按：《玉函》《脉经》无"下利"，与下文连接，似是。"欲解也故"之"故"，《玉函》无之，亦似是。成注云：大汗出则愈，且注文代"故"以"若"字，皆与《玉函》符，极觉明畅。

太阳病中风，以火劫发汗，邪风被火热，血气流溢，失其常度，两阳相熏灼，其身发黄，阳盛则欲衄，阴虚小便难，阴阳俱虚竭，身体则枯燥，但头汗出，剂颈而还，腹满微喘，口干咽烂，或不大便，

久则谵语，甚者至哕，手足躁扰，捻衣摸床，小便利者，其人可治。

《玉函》无"病"字。"发"下，有"其"字。《脉经》"溢"作"泆"。"剂"，作"齐"。"捻"，《玉函》作"寻"，《脉经》作"循"。"阴虚"下，成本有"则"字。柯本，改作"两阳相熏灼，身体则枯燥，但头汗出，剂颈而还，其身发黄，阳盛则"云云，"阴阳俱虚竭，腹满"云云。"剂"，程本作"跻"，非。

〔锡〕此火攻之危症也。夫风为阳邪，太阳病中风，复以火劫发汗，则邪风被火热之气，逼其血气，流溢于外，而失其行阴行阳之常度矣。风火为两阳，风火炽盛，两相熏灼，故其身发黄，阳盛则迫血妄行于上而欲衄，阴虚则津液不足于下而小便难。所谓阳盛者，乃风火之阳，非阳气之阳也。风火伤阴，亦能伤阳，故阴阳俱虚竭也。虚则不能充肤泽毛，濡润经脉，故身体则枯燥，但头汗出，剂颈而还者，火热上攻，而津液不能周遍也。夫身体既枯燥，安能有汗，所以剂颈而还，脾为津液之主，而肺为水之上源，火热竭其水津，脾肺不能转输，故腹满微喘也。因于风者，上先受之，风火上攻，故口干咽烂，或不大便，久则谵语者，风火之阳邪，合并于阳明也。甚者至哕，火热入胃，而胃气败逆也。四肢为诸阳之本，阳实于四肢，故不能自主，而手足躁扰，捻衣摸床也。小便利者，阴液未尽消亡，而三焦决渎之官，尚不失职也，故其人可治。

〔钱〕上文曰阳盛，似不当言阴阳虚竭，然前所谓阳盛者，盖指阳邪而言，后所谓阳虚者，以正气言也。《经》所谓壮火食气，以火邪过盛，阳亦为之销铄矣。

按：剂颈而还，诸家无详释，特喻氏以为剂颈以下之义。盖剂，剂限之谓。而还，犹谓以还。言剂限颈以还，而头汗出也。王氏《脉经》有剂腰而还之文。方氏云：剂，齐分也。未允。

按：此条证程氏主以猪苓汤，汪氏亦同。结语云：小便利者，其人可治者，盖以此验津液之虚竭与否也。非以利小便治之，二氏未深考耳。《补亡论》亦云与五苓散。发黄者，宜茵陈蒿汤。不大便，宜大承气汤。未知是非。

按：舒云门人张盖仙曰，此证纯阳无阴，何得云阴阳俱虚竭，是必后人有误，此说近是。

伤寒脉浮，医以火迫劫之，亡阳必惊狂，卧起不安者，桂枝去芍药

加蜀漆牡蛎龙骨救逆汤主之。《脉经》《千金翼》"浮"下，有"而"字，无"必"字，《玉函》亦无。"卧起"，成本作"起卧"。

〔鉴〕伤寒脉浮，医不用麻桂之药，而以火劫取汗，汗过亡阳，故见惊狂起卧不安之证，盖由火劫之误，热气从心，且大脱津液，神明失倚也。然不用附子四逆辈者，以其为火劫亡阳也。

〔方〕亡阳者，阳以气言，火能助气，甚则反耗气也。惊狂起卧不安者，神者，阳之灵，阳亡则神散乱，所以动皆不安，阳主动也。

〔钱〕火迫者，或熏或熨，或烧针，皆是也。劫者，要挟逼胁之称也。以火劫之，而强逼其汗，阳气随汗而泄，致卫阳丧亡，而真阳飞越矣。

按：此条论，喻氏以下，多为风寒两伤证，不必执拘矣。

桂枝去芍药加蜀漆牡蛎龙骨救逆汤方○成本作龙骨牡蛎

桂枝三两，去皮　甘草二两，炙　生姜三两，切　大枣十二枚，擘　牡蛎五两，熬
龙骨四两　蜀漆三两，洗去腥○《全书》"腥"，作"脚"

上七味，以水一斗二升，先煮蜀漆，减二升，纳诸药，煮取三升，去滓，温服一升。本云桂枝汤，今去芍药，加蜀漆牡蛎龙骨。成本，作为末，非也。《玉函》"七味"下，有"㕮咀"字，作水八升。"本云"作"本方"。方后云：一法，以水一斗二升，煮取五升，《千金翼》同。

〔鉴〕桂枝汤去芍药者，恐其阴性迟滞，兼制桂枝，不能迅走其外，反失救急之旨，况既加龙蛎之固脱，亦不须芍药之酸收也。蜀漆气寒味苦寒，能胜热，苦能降逆，火邪错逆，在所必需也。

〔汪〕汤名救逆者，以惊狂不安，皆逆证也。

成云：火邪错逆，加蜀漆之辛以散之。方云：蜀漆辛平，散火邪之错逆。

按：柯氏云，蜀漆不见本草，未详何物，若云常山苗，则谬。盖《本草》蜀漆条，无散火邪之主疗，故有此说，不可从也。钱氏汪氏并云：痰随气逆，饮逐火升，故惊狂。蜀漆有劫痰之功故用，此说亦难信焉。

《千金方》蜀漆汤，治小儿潮热。本方，无桂枝、大枣、生姜，有知母半两。

形作伤寒，其脉不弦紧而弱，弱者必渴，被火必谵语，弱者发热，脉浮解之，当汗出愈。《玉函》《脉经》无"形作"二字。"而"下，无一"弱"字，《千

金翼》同。成本"火"下，有"者"字，喻本、魏本无此条。汪氏云："发热"二字，当在"渴"字之前。《金鉴》云：三"弱"字，当俱是数字，若是"弱"字，热从何有？不但文义不属，且论中并无此说。按：汪氏及《金鉴》所改，并难从。

〔钱〕此温病之似伤寒者也。形作伤寒者，谓其形象有似乎伤寒，亦有头项强痛，发热体痛，恶寒无汗之证，而实非伤寒也。因其脉不似伤寒之弦紧而反弱，弱者细软无力之谓也。如今之发斑者，每见轻软细数无伦之脉，而其实则口燥舌焦，齿垢目赤，发热谵语，乃脉不应证之病也。故弱者必渴，以脉虽似弱，而邪热则盛于里，故胃热而渴也。以邪热炽盛之证，又形似伤寒之无汗，故误用火劫取汗之法，必至温邪得火，邪热愈炽，胃热神昏而语言不伦，遂成至剧难治之病矣。若前所谓，其脉不弦紧而弱者，身发热而又见浮脉，乃弱脉变为浮脉，为邪气还表，而复归于太阳也。宜用解散之法，当汗出而愈矣。

按：此条难解，方氏、汪氏以弱为风脉，张氏、周氏、志聪、锡驹并云：东垣所谓内伤发热者，汪氏、程氏乃为大青龙汤证。《金鉴》改"弱"作"数"，云：当汗出，宜大青龙。沉数发热，宜调胃承气汤。渴而谵语，宜白虎汤、黄连解毒汤。以上数说，未有明据，只钱氏稍似允当，故姑采录以俟考。

太阳病，以火熏之，不得汗，其人必躁，到经不解，必清血，名为火邪。《玉函》"汗"下，有"者"字，成本无"经"字，然考注文，系干遗脱。方本无"经"字注意亦然。柯本，"到"作"过"。

〔成〕此火邪迫血，而血下行者也。太阳病用火熏之，不得汗，则热无从出，阴虚被火，必发躁也。六日传经尽，至七日再到太阳经，则热气当解，若不解，热气迫血下行，必清血。清，厕也。

〔方〕熏，亦劫汗法，盖当时庸俗用之，烧坑铺陈，洒水取气，卧病人以熏蒸之之类是也。躁，手足疾动也。清血，便血也。

〔喻〕名为火邪，示人以治火邪，而不治其血也。

〔汪〕按：此条论，仲景无治法，《补亡论》用救逆汤。

按："到经"二字未详，方氏无"经"字，注云：到，反也。反不得解也。喻氏不解，志聪、锡驹、钱氏、汪氏并从成注，柯氏改为"过经"。程氏云：到经者，随经入里也。魏氏云：火邪散到经络之间为害。数说未知孰是，姑依成解。王氏云：到，与倒通，反也。到不解者，犹云反不解而加甚也。本文称太阳病，则不可便注为传经尽也。

按：王氏依"经"字脱文本立说，故义成注如此。

脉浮热甚，而反灸之，此为实。实以虚治，因火而动，必咽燥吐血。"甚"，《玉函》作"盛"，无"必"字。"吐"，《脉经》《千金翼》作"唾"，成本同，程本、柯本、《金鉴》，作"吐"，余与成同。

〔**程**〕脉浮热甚，无灸之理，而反灸之，由其人虚实不辨故也。表实有热，误认虚寒，而用灸法，热无从泄，因火而动，自然内攻，邪束于外，火攻于内，肺金被伤，故咽燥而吐血。

〔**锡**〕上节以火熏发汗，反动其血，血即汗，汗即血，不出于毛窍而为汗，即出于阴窍而圊血。此节言阳不下陷，而反以下陷灸之，以致迫血上行而唾血。下节言经脉虚者，又以火攻，散其脉中之血，以见火攻同，而致症有上下之异。

〔**汪**〕常器之云：可依前救逆汤，微数之脉，慎不可灸，因火为邪，则为烦逆，追虚逐实，血散脉中，火气虽微，内攻有力，焦骨伤筋，血难复也。

〔**程**〕血少阴虚之人，脉见微数，尤不可灸，虚邪因火内入，上攻则为烦为逆。阴本虚也，而更加火，则为追虚。热本实也，而更加火，则为逐实。夫行于脉中者，营血也。血少被追，脉中无复血聚矣，艾火虽微，孤行无御，内攻有力矣，无血可逼，焦燎乃在筋骨，盖气主之，血主濡之，筋骨失其所濡而火所到处，其骨必焦，其筋必损。盖内伤真阴者，未有不流散于经脉者也。虽复滋营养血，终难复旧，此则枯槁之形立见，纵善调护，亦终身为残废之人而已，可不慎欤！

〔**方**〕近来，人之以火，灸阴虚发热者，犹比比焉，窃见其无有不焦骨伤筋而毙者，吁是岂正命哉，可哀也已！

按：烦逆者，烦闷上逆之谓。吴遵程云：心胸为之烦逆，是也。钱氏云：令人烦闷而为火逆之证矣，恐不然耳。汪氏云：常器之云可依前救逆汤，其有汗者，宜桂枝柴胡汤，愚以二汤俱与病未合，另宜斟酌用药。

按：今依程氏注，宜择张介宾滋阴诸方而用之也。

按：《千金方》狐惑篇，引本条，以甘草泻心汤主之，非也。

脉浮宜以汗解，用火灸之，邪无从出，因火而盛，病从腰以下，必重而痹，名火逆也。欲自解者，必当先烦，烦乃有汗而解。何以知之？脉浮，故知汗出解。《玉函》《脉经》《千金翼》作"当以汗解而反灸之"。"名"字，作"此为"二字。"有汗"下，有"随汗"二字。成本"解"下，有"也"字。欲"自解"二十五字，成本为别节，方氏、喻氏、程氏、钱氏辈，为两条异义，特志聪、锡驹、汪氏为一条，是也。

〔锡〕本论曰：脉浮者，病在表，可发汗，故宜以汗解。用火灸之，伤其阴血，无以作汗，故邪无从出，反因火势而加盛，火性炎上，阳气俱从火而上腾，不复下行，故病从腰以下，必重而痹也。《经》曰：真气不能周，命曰痹，此因火为逆，以致气不能周而为痹，非气之为逆，而火之为逆也。欲自解者，邪气还表，与正分争，必为烦热，乃能有汗而解也。何以知之？以脉浮，气机仍欲外达，故知汗出而解也。

〔程〕名曰火逆，则欲治其痹者，宜先治其火矣。

〔汪〕《补亡论》郭白云云：宜与救逆汤。

按：方氏诸家，截"欲自解"以下，移载上编，以为太阳病自解之总例，大失本条之义。

烧针令其汗，针处被寒，核起而赤者，必发奔豚，气从少腹，上冲心者，灸其核上各一壮，与桂枝加桂汤，更加桂二两也。《玉函》《脉经》"奔"，作"贲"，《脉经》无"各"字。注云：一本，作"各一壮"，《玉函》《脉经》《千金翼》无"更"以下六字。"二两"，《全书》作"三两"，非。

〔钱〕烧针者，烧热其针而取汗也。《玉机真脏论》云：风寒客于人，使人毫毛毕直，皮肤闭而为热，当是之时，可汗而发也。或痹不仁肿痛，可汤熨及火灸刺而去之，观此则风寒本当以汗解，而漫以烧针取汗，虽或不至于因火为邪，而针处孔穴不闭，已被寒邪所浸，故肿起如核，皮肤赤色，直达阴经，阴邪迅发，所以必发奔豚气也。

〔魏〕崇明何氏云：奔豚一证，乃寒邪自针孔入，风邪不能外出，直犯太阳本腑，引动肾中素有阴寒，因发而上冲。

〔锡〕张均卫问曰：烧针亦是火攻，因火而逆，何以复用火灸？答曰：灸者，灸其被寒之处也。外寒束其内火，火郁于内，故核起而赤也。

《伤寒类方》曰：不止一针，故云各一壮。

桂枝加桂汤方

桂枝五两，去皮　芍药三两　甘草二两，炙　大枣十二枚，擘　生姜三两，切○《玉函》二两

上五味，以水七升，煮取三升，去滓，温服一升。本云桂枝汤，今加桂满五两，所以加桂者，以能泄奔豚气也。按：成本不载方，为是。本条已云更加桂二两故也。《玉函》无"满"以下十五字。

〔柯〕寒气外束，火邪不散，发为赤核，是将作奔豚之兆也。从少腹上冲心，是奔豚已发之象也。此因当汗不发汗，阳气不舒，阴气上逆，必灸其核以散寒，仍用桂枝以解外，更加桂者，益火之阳，而阴自平也。

桂枝更加桂，治阴邪上攻，只在一味中加分两，不于本方外求他味，不即不离之妙如此，茯苓桂枝甘草大枣汤。证已在里，而奔豚未发，此症尚在表而发，故治有不同。

按：方中桂，方氏以下，多用肉桂，是泥于后世诸本草之说，不可从。

火逆下之，因烧针烦躁者，桂枝甘草龙骨牡蛎汤主之。

〔鉴〕火逆者，谓凡火劫取汗，致逆者也。此火逆，因火针也。

〔吴〕病者既火逆矣，治者从而下之，于是真阴重伤，因烧针余毒，使人烦躁不安者，外邪未尽，而真阳欲亡，故但用桂枝以解外，龙骨、牡蛎以安内，甘草以温补元气而散表寒也。

〔钱〕因发汗而又下之，病仍不解而烦躁，以茯苓四逆汤主之者，以汗下两亡其阳，故用温经复阳之治，此虽汗下，而未经误汗，且挟火邪，而表犹未解，故止宜解肌镇坠之法也。

按：烧针，即火逆，非火逆而又烧针，成氏以为先火而下之，又加烧针，凡三误，程氏、汪氏、志聪、锡驹、魏氏等注并同，皆谬矣。

桂枝甘草龙骨牡蛎汤方

桂枝一两，去皮　甘草二两，炙　牡蛎二两，熬　龙骨二两○《玉函》以上三味，各三两

上四味，以水五升，煮取二升半，去滓，温服八合，日三服。成本"四味，作为末"，非也。《玉函》无"半"字。

〔成〕桂枝甘草之辛甘，以发散经中之火邪，龙骨牡蛎之涩，以收敛浮越之正风。

〔魏〕烦躁，即救逆汤惊狂卧起不安之渐也。故用四物，以扶阳安神为义，不用姜枣之温补，不用蜀漆之辛快，正是病轻则药轻也。

柯琴方论曰：近世治伤寒者无火熨之法，而病伤寒者，多烦躁惊狂之变，大抵用白虎承气辈，作有余治之。然此证属实热者固多，而属虚寒者间有，则温补安神之法，不可废也。更有阳盛阴虚，而见此症者，当用炙甘草加减，用枣仁、远志、茯苓、当归等味，又不可不择。

太阳伤寒者，加温针必惊也。《玉函》无"者"字。《脉经》《千金翼》无"太阳"二字。《千金翼》作"火针"。

〔钱〕温针，即前烧针也。太阳伤寒，当以麻黄汤发汗，乃为正治。若以温针取汗，虽欲以热攻寒，而邪受火迫，不得外泄而反内走，必致火邪内犯阳神，故震惊摇动也。

〔汪〕《补亡论》常器之云：可依前救逆汤。

太阳病当恶寒发热，今自汗出，反不恶寒发热，关上脉细数者，以医吐之过也。一二日吐之者，腹中饥口不能食，三四日吐之者，不喜糜粥，欲食冷食，朝食暮吐，以医吐之所致也。此为小逆。《玉函》两"恶寒"下，并有"而"字。"过"，作"故"，成本无"反"字。"一二日"上，《脉经》有"若得病"三字。

〔钱〕病在太阳，自当恶寒发热，今自汗出而不恶寒，已属阳明，然阳明当身热汗出，不恶寒而反恶热，今不发热，及关上脉见细数，则又非阳明之脉证矣。其所以脉证不相符合者，以医误吐而致变也。夫太阳表证，当以汗解，自非邪在胸中，岂宜用吐，若妄用吐法，必伤胃气，然因吐得汗，有发散之义寓焉，故不恶寒发热也。关上，脾胃之部位也。细则为虚，数则为热，误吐之后，胃气既伤，津液耗亡，虚邪误入阳明，胃脘之阳虚躁，故细数也。一二日邪在太阳之经，因吐而散，故表证皆去，虽误伤其胃中之阳气，而胃未大损，所以腹中犹饥，然阳气已伤，胃中虚冷，故口不能食。三四日则邪已深入，若误吐之，损胃尤甚，胃气虚冷，状如阳明中寒，不能食，故不喜糜粥也。及胃阳虚躁，故反欲食冷食，及至冷食入胃，胃中虚冷不化，故上逆而吐也。此虽因误吐致变，然表邪既解，无内陷之患，不过当温中和胃而已，此为变逆之小者也。

〔程〕吐之不当，则周身之气皆逆，而五脏颠覆，下空上逆，气不能归，故有如此景气。

〔汪〕《补亡论》常器之云：可与小半夏汤，亦与半夏干姜汤。郭白云云：《活人书》大小半夏加茯苓汤、半夏生姜汤皆可选用。

锡驹云：自汗出者，吐伤中气，而脾津外泄也。

程云：表邪不外越而上越，故为小逆。

志聪云：本论曰，脉浮大，应发汗医反下之，此为大逆，今但以医吐之，故为小逆。

按：《金鉴》云欲食冷食之下，当有"五六日吐之者"六字，若无此一句，则不喜糜粥，欲食冷食，与朝食暮吐之文，不相联属，且以上文一二日，三四日之文，细玩之，则可知必有五六日吐之一句，由浅及深之谓也。柯氏本，"此为小逆"四字，移"吐之过也"下，二说皆不可从。

太阳病吐之，但太阳病当恶寒，今反不恶寒，不欲近衣，此为吐之内烦也。

〔鉴〕太阳病吐之表解者，当不恶寒，里解者亦不恶热，今反不恶寒，不欲近衣者，是恶热也。此由吐之后，表解里不解，内生烦热也。盖无汗烦热，热在表，大青龙证也。有汗烦热，热在里，白虎汤证也。吐下后心中懊憹，无汗烦热，大便虽硬，热犹在内，栀子豉汤证也。有汗烦热，大便已硬，热悉入腑，调胃承气汤证也。今因吐后，内生烦热，是为气液已伤之虚烦，非未经汗下之实烦也。以上之法，皆不可施，惟宜用竹叶石膏汤，于益气生津中，清热宁烦可也。

〔方〕此亦误吐之变证，不恶寒不欲近衣，言表虽不显热，而热在里也。内烦者，吐则津液亡胃中干，而热内作也。

〔汪〕《补亡论》常器之云：可与竹叶石膏汤。

病人脉数，数为热，当消谷引食，而反吐者，此以发汗，令阳气微，膈气虚，脉乃数也。数为客热，不能消谷，以胃中虚冷，故吐也。
"此以发汗"，《玉函》作"以医发其汗"。"脉乃数也"，作"脉则为数"。汪本，删"冷"字，非也。

〔钱〕此条之义，盖以发热汗自出之中风，而又误发其汗，致令卫外之阳，与胃中之阳气皆微，膈间之宗气大虚，故虚阳浮动，而脉乃数也。若胃脘之阳气盛，则能消谷引食矣，然此数非胃中之热气盛而数也。乃误汗之后，阳气衰微，膈气空虚，其外越之虚阳所致也。以其非胃脘之真阳，故为客热。其所以不能消谷者，以胃中虚冷，非唯不能消谷，抑且不能容纳，故吐也。

〔汪〕《补亡论》常器之云：可与小半夏汤，又云宜小温中汤。

太阳病过经十余日，心下温温欲吐，而胸中痛，大便反溏，腹微满，郁郁微烦，先此时，自极吐下者，与调胃承气汤。若不尔者，不可与，但欲呕，胸中痛，微溏者，此非柴胡汤证，以呕故知极吐下也。
《玉函》温温，作"嗢嗢"。"而"下，有"又"字。"但"，作"反"。无"柴胡"二字。《脉经》无"调胃"二字。成本无"柴胡汤"之"汤"。《千金翼》无"若不"以下三十字，柯本亦删。

〔钱〕此辨证似少阳，而实非柴胡症也。言邪在太阳，过一候而至十余日，已过经矣，而有心下温温欲吐，胸中痛，大便反溏，腹微满，郁郁微烦之证，若先此未有诸症之时，已自极其吐下之者，则知胃气为误吐误下所伤，致温温欲吐而大便反溏，邪气乘虚入里，故胸中痛，而腹微满，热邪在里，所以郁郁微烦，乃邪气内陷，胃实之症也。胃实则当用攻下之法，以胃气既为吐下所虚，不宜峻下，唯当和其胃气而已，故与调胃承气汤，《阳明篇》所谓胃和则愈也。若不尔者，谓先此时未曾极吐下也。若未因吐下，而见此诸症者，此非由邪陷所致，盖胸为太阳之分，邪在胸膈，故温温欲吐，而胸中痛也。大便反溏，热邪未结于里也。腹满郁烦，邪将入里，而烦满也。若此者，邪气犹在太阳，为将次入里之征，若以承气汤下之，必致邪热陷入，而为结胸矣，故曰不可与也。但前所谓欲呕，胸中痛微溏者，虽有似乎少阳之心烦喜呕，胸胁苦满，腹中痛之证，然此非柴胡症也。更何以知其为先此时极吐下乎，以欲呕乃胃气受伤之见证，故知极吐下也。

〔锡〕呕者，即温温欲吐也。欲吐而不得吐，故呕。

〔程〕心中温温欲吐，而胸中痛，是言欲吐时之象，欲吐则气逆，故痛。着一"而"字，则知痛从欲呕时见，不尔亦不痛，凡此之故，缘胃有邪蓄，而胃之上口，被浊熏也。大便溏，腹微满，郁郁微烦，是言大便时之象，气逆则不下行，故以大便溏为反，大便溏则气得下泄，腹不应满，烦不应郁郁，今仍腹微满，郁郁微烦，凡此之故，缘胃有阻留，而胃于下后，仍不快畅也。云先其时者，见未吐下之先，向无此证，缘吐下徒虚其上下二焦，而中焦之气阻升降，遂从津液干燥处，涩结成实，胃实则溏，故日进之水谷，只从胃旁溜下，不得胃气坚结之大便反溏，而屎气之留中者，自搅扰不宁，而见出诸证，其遏在胃，故与调胃承气，一荡除之。

按：王氏云，按经文，温温，当作嗢嗢。此本于《玉函》程氏云：温温者，热气泛沃之状，欲吐而不能吐，则其为干呕可知矣，此以温热之义为解，并不可从矣。盖温温，与愠愠同。《素问·玉机真藏》背痛愠愠，马氏注，愠愠，不舒畅也。《脉经》作温温，可以证矣。《少阴篇》第三十九条，心中"温温"，《千金》作"愠愠"。

按：非柴胡证，汪氏用葛根加半夏。郭白云云：宜大半夏加橘皮汤。《金鉴》则云：须从太阳少阳合病，下利若呕者，与黄芩加半夏生姜汤可也。魏氏云：若不尔者，指心下郁郁微烦言，若不郁郁微烦，则其人但正虚，而无邪以相溷，岂调胃承气可用乎？又系建中甘草附子等汤之证矣，又岂诸柴胡可言耶！示禁甚深也。以上三说，未知孰是。王氏云：以呕下，当有阙文。徐大椿云：此段疑有误字。《千金翼》删"若不"以下三十字，柯氏遂从之。要之此条极难解，姑举数说备考。志聪、锡驹注，以若不尔者为里虚，意与魏氏同。

太阳病，六七日表证仍在，脉微而沉，反不结胸其人发狂者，以热在下焦，少腹当硬满，小便自利者，下血乃愈。所以然者，以太阳随经，瘀热在里故也，抵当汤主之。《玉函》"六七"，作"七八"。"当硬满"，作"坚而满"。

〔钱〕太阳病至六七日，乃邪当入里之候，不应表证仍在，若表证仍在者，法当脉浮，今反脉微而沉，又非邪气在表之脉矣。邪气既不在表，则太阳之邪，当陷入而为结胸矣。今又反不结胸而其人发狂者，何也？盖以邪不在阳分气分，故脉微。邪不在上焦胸膈而在下，故脉沉。热在下焦者，即桃核承气条，所谓热结膀胱也。热邪煎迫，血沸妄溢，留于少腹，故少腹当硬满。热在阴分血分，无伤于阳分气分，则三焦之气化，仍得营运，故小便自利也。若此者，当下其血乃愈。其所以然者，太阳以膀胱为腑，其太阳在经之表邪，随经内入于腑，其郁热之邪，瘀蓄于里故也。热瘀膀胱，逼血妄行，溢入回肠，所以少腹当硬满也。桃核承气条，不言脉，此言脉微而沉，彼言如狂，此言发狂，彼云少腹急结，此云少腹硬满，彼条之血，尚有自下而愈者，其不下者，方以桃仁承气下之，此条之血，必下之乃愈，证之轻重，迥然不同，故不用桃仁承气汤，而以攻坚破瘀之抵当汤主之。

〔方〕瘀，血气壅秘也。

按：瘀，《伤寒直格》于预切，积也。又音于。

吴氏《瘟疫论》曰：按伤寒太阳病不解，从经传腑，热结膀胱，其人如狂，血自下者愈，血结不行者，宜抵当汤。今瘟疫起无表证，而惟胃实，故肠胃蓄血多，膀胱蓄血少，然抵当汤，行瘀逐蓄之最者，无分前后二便，并可取用，然蓄血结甚者，在桃仁力所不及，宜抵当汤，盖非大毒猛厉之剂，不足以抵当，故名之，然抵当证，所遇亦少。

抵当汤方

桃仁二十个，去皮、尖〇《千金》二十三个，《翼》同本文，有"熬"字　水蛭熬　虻虫各三十个，去翅、足，熬　大黄三两，酒洗〇《玉函》、成本酒浸，《千金翼》作二两，破六片。

上四味，以水五升，煮取三升，去滓，温服一升，不下更服。"四味"下，《玉函》、成本有"为末"二字。

〔柯〕蛭，昆虫之巧于饮血者也。虻，飞虫之猛于吮血者也。兹取水陆之善取血者攻之，同气相求耳，更佐桃仁之推陈致新，大黄之苦寒，以荡涤邪热。

〔钱〕抵当者，言瘀血凝聚，固结胶粘，即用桃仁承气，及破血活血诸药，皆未足以破其坚结，非此尖锐钻研之性，不能抵当，故曰抵当。《张氏医通》曰：如无虻蛭，以干漆灰代之。

按：抵当，方氏云：抵，至也。亦至当不易之正治也。喻氏、汪氏辈皆同。锡驹云：抵拒大敌，四物当之。柯氏云：抵当者，谓直抵其当攻之所也。

119

太阳病身黄，脉沉结，少腹硬，小便不利者，为无血也。小便自利，其人如狂者，血证谛也，抵当汤主之。《千金》"黄"，作"重"。"硬"下，有"满"字。

〔钱〕此又以小便之利与不利，以别血证之是与非是也。身黄，遍身俱黄也。沉为在里，而主下焦，结则脉来动而中止，气血凝滞，不相接续之脉也。前云少腹当硬满，此则竟云少腹硬，脉证如此，若犹小便不利者，终是胃中瘀热郁蒸之发黄，非血证发黄也，故为无血。若小便自利而如狂，则知热邪与气分无涉，故气化无乖，其邪在阴血矣，此乃为蓄血发黄。

〔柯〕湿热留于皮肤而发黄，卫气不行之故也。燥血结于膀胱而发黄，营气不敷之故也。水结血结，俱是膀胱病，故皆少腹硬满。小便不利是水结，小便自利是血结。"如"字，助语辞，若以如字实讲，与发狂分轻重则谬矣。

〔方〕谛，审也。言如此则为血证审实，无复可疑也。

按：小便不利者，成氏云可与茵陈蒿汤。《补亡论》云：与五苓散。程氏云：属茵陈五苓散。柯氏云：麻黄连轺赤小豆汤症也。以上宜选而用之。

伤寒有热，少腹满，应小便不利，今反利者，为有血也。当下之，不可余药，宜抵当丸。"有热"下，《玉函》《脉经》《外台》有"而"字。

〔成〕伤寒有热，少腹满，是蓄血于下焦，若热蓄津液不通，则小便不利，其热不蓄津液，而蓄血不行，小便自利者，乃为蓄血，当与桃仁承气汤、抵当汤下之。然此无身黄屎黑，又无喜忘发狂，是未至于甚，故不可余骏峻之药也。可与抵当丸，小可下之也。

〔柯〕有热，即表证仍在。

抵当丸方

水蛭二十个熬○周、吴作二十个，猪脂熬黑　桃仁二十五个，去皮、尖○《玉函》《外台》、成本三十个，《千金》二十二个，《翼》有"熬"字　虻虫二十个，去翅、足，熬○《玉函》二十五个　大黄三两

上四味，捣分四丸，以水一升，煮一丸，取七合服之，晬时当下血，若不下者更服。《千金》作"上四味，为末，蜜和合，分为四丸"。

〔柯〕小其制，而丸以缓之，方变汤为丸，然名虽丸也，犹煮汤焉。

〔张〕煮而连滓服之，与大陷胸同意。

陶弘景云：晬时者，周时也，从今旦至明旦。

太阳病小便利者，以饮水多，必心下悸，小便少者，必苦里急也。
《病源》作"太阳病。小便不利者，为多饮水，心下必悸"云云，非也。

〔成〕饮水多，而小便自利者，则水不内蓄，但腹中水多，令心下悸。《金匮要略》曰：食少饮多，水停心下，甚者则悸，饮水多而小便不利，则水蓄于内而不行，必苦里急也。

〔钱〕水寒伤胃，停蓄不及即行，必令心下悸动。心下者，胃之部分也。悸者，水满胃中，气至不得流通，而动惕也。

〔程〕若小便少，而欲得水者，此渴热在下焦，属五苓散证，强而与之，纵不格拒，而水积不行，必里作急满也。

〔汪〕常器之云：可茯苓甘草汤，又猪苓汤。推常氏之意，小便利者，用茯苓甘草汤，小便少者，猪苓汤。

卷　三

辨太阳病脉证并治下

问曰：病有结胸，有脏结，其状何如？答曰：按之痛，寸脉浮，关脉沉，名曰结胸也。何谓脏结？答曰：如结胸状，饮食如故，时时下利，寸脉浮，关脉小细沉紧，名曰脏结，舌上白苔滑者难治。《玉函》作"其脉寸口浮，关上自沉。时时下利"云云，作"时小便不利，阳脉浮，关上细沉而紧"。张锡驹本，"胎"作"苔"。

〔汪〕此言结胸病状与脏结，虽相似而各别。夫结胸脏结，何以云太阳病？以二者皆太阳病误下所致也。盖结胸病，始因误下，而伤其上焦之阳，阳气既伤，则风寒之邪，乘虚而入，上结于胸，按之则痛者，胸中实也。寸浮关沉者，邪气相结，而为实之诊也。若脏结病，则不然，其始亦因误下，而伤其中焦之阴，阴血既伤，则风寒之邪，亦乘虚而入，内结于脏，状如结胸者，以脏气不平，逆于心下故也。饮食如故者，胸无邪阻，而胃中空也。时时下利者，脏虚邪结，不能运化，胃中之水谷，不泌别不厘清，因偏渗于大肠，而作利也。寸浮关沉者，结胸脉也。今诊关脉，兼得小细紧者，则是脏虚，而风寒之邪内结可知，舌上白苔者，经云：丹田有热，胸中有寒，今者苔滑，则是舌湿润而冷也。此系误下太过，而变成脏寒之证，故难治也。

按：结胸证，其人本胃中挟食，下之太早，则食不能去，外邪反入，结于胸中，以故按之则痛，不能饮食。脏结证，其人胃中本无食，下之太过，则脏虚邪入，冷积于肠，所以状如结胸，按之不痛，能饮食，时下利，舌上苔滑，此非真寒证，乃过下之误也。

〔魏〕人知仲景辨结胸非脏结为论，不知仲景正谓脏结与痞有相类，而与结胸实不同耳。盖结胸者，阳邪也。痞与脏结，阴邪也。痞则尚有阳浮于上，脏结则上下俱无阳独阴矣，阴气内满，四逆汤证之对也。

《金鉴》曰：按此条舌上白苔滑者难治句，前人旧注，皆单指脏结而言，未见明晰，误人不少，盖舌苔白滑，即结胸证具，亦是假实，舌苔干黄，虽脏结证具，每伏真热，脏结阴邪，白滑为顺，尚可温散，结胸阳邪，见此为逆，不堪攻下，故为难治，由此可知，着书立论，必须躬亲体验，真知灼见，方有济于用，若徒就纸上陈言，牵强附会，又何异按图索骥耶！○按：《金鉴》此说，未知于经旨如何，然系于实验，故附于此。

按：汪注结胸伤上焦之阳气，脏结伤中焦之阴气，于理未允。

按："胎"，锡驹作"苔"，原于庞氏《总病论》知是"胎"本"苔"字，从肉作胎，与胚胎之胎，义自别，又《圣惠方》，载本经文，亦并作"苔"。

脏结无阳证，不往来寒热。【原注】一云：寒而不热。**其人反静，舌上苔滑者，不可攻也。**"不往来寒热"，《脉经》作"寒而不热"。"苔滑"，巢源，作"不胎"。庞氏，"胎"作"苔"，锡驹同。

〔柯〕结胸，是阳邪之陷，尚有阳症见于外，故脉虽沉紧，有可下之理。脏结，是积渐凝结而为阴，五脏之阳已竭也。外无烦躁潮热之阳，舌无黄黑芒刺之苔，虽有硬满之症，慎不可攻，理中四逆辈温之，尚有可生之义。

按：脏结，《补亡论》王朝奉刺关元穴，非也。汪氏云：宜用艾灸之。《蕴要》曰：灸气海、关元穴，宜人参三白汤，加干姜，寒甚者加附子。《全生集》曰：灸关元，与茱萸四逆加附子汤，以上宜撰用。《准绳》曰：王朝奉服小柴胡汤，其已云不往来寒热，何用小柴胡汤？是甚谬矣！

《金鉴》程知云：经于脏结白苔滑者，只言难治，未尝言不可治也。只言脏结无热，舌苔滑者，不可攻，未尝言脏结有热，舌苔不滑者，亦不可攻也。意者，丹田有热，胸中有寒之证，必有和解其热，温散其寒之法，俾内邪潜消，外邪渐解者，斯则良工之苦心乎。○汪氏云：脏结本无可下之证，成注云：于法当下者，误。《集注》潘氏曰：按文义，若脏结有阳证，亦属可攻，此说亦恐不必矣。○按："反"字，对结胸烦躁而言。

病发于阳，而反下之，热入因作结胸，病发于阴，而反下之，【原注】一作"汗出"。**因作痞也。所以成结胸者，以下之太早故也。**成本"痞"下，无"也"字，《玉函》同。"病"上，冠"夫"字。下"而反下之"，《千金翼》作"而反汗之"。"痞"，巢源作"否"。

〔成〕云发热恶寒者，发于阳也。而反下之，则表中阳邪入里，结于胸中，为结胸。无热恶寒者，发于阴也。而反下之，表中之阴入里，结于心下为痞。

〔钱〕发于阳者，邪在阳经之谓也。发于阴者，邪在阴经之谓也。反下之者，不当下而下也。两反下之，其义迥别，一则以表邪未解，而曰反下，一则以始终不可下，而曰反下也。因者，因误下之虚也。结胸则言热入者，以发热恶寒，表邪未解，误下则热邪乘虚陷入，而为结胸，以热邪实于里，故以大小陷胸攻之。痞不言热入者，盖阴病本属无阳，一误下之，则阳气愈虚，阴邪愈盛，客气上逆，即因之而为痞硬，如甘草半夏生姜三泻心汤证是也。末句但言下早为结胸之故，而不及痞者，以邪在阳经而未解，邪犹在表，若早下之，则里虚而邪热陷入，致成结胸，若表邪已解而下之，自无变逆之患，故以下早为嫌，至于邪入阴经之证，本无可下之理，阴经虽有急下之条，亦皆由热邪传里，非阴经本病也。除此以外，其可反下之乎！

〔程〕发于阳者，从发热恶寒而来，否则热多寒少者，下则表热陷入，为膻中之阳所格，两阳相搏，是为结胸。结胸为实邪，发于阴者，从无热恶寒而来，否亦寒多热少者，下则虚邪上逆，亦为膻中之阳所拒，阴阳互结，是为痞，痞为虚邪。

〔张〕病发于阳者，太阳表证误下，邪结于胸也。病发于阴者，皆是内挟痰饮，外感风寒，中气先伤，所以汗下不解，而心下痞也。或言中风为阳邪，伤寒为阴邪。方喻《金鉴》，皆然。安有风伤卫气，气受伤而反变为结胸，寒伤营血，血受伤而反成痞之理！复有误认直中阴寒之阴，下早变成痞者，则阴寒本无实热，何得有下早之变！设阴结阴躁而误下之，立变危逆，恐不至于成痞停日，待变而死也。

按：发于阳，发于阴，成氏、程氏、钱氏，皆原于太阳上编第八条之义。然所谓阴，非少阴直中之谓，但是寒邪有余，后世所谓挟阴之证。若果直中纯阴，则下之有不立毙者乎！张氏所论，虽似于经旨未明切，而验之病者，往往有如此者，故并采而录之。张兼善驳成氏，以阴阳为表里，柯氏亦以为外内，周氏则云：发于阴者，洵是阴证，但是阳经传入之邪，皆不可从也。

《总病论》曰：发热恶寒，为发于阳，误下则为结胸，无热恶寒，为发于阴，误下则为痞气。○按：成注原于此，《病源候论》结胸者，谓热毒结聚于心胸也。否则，心下满也。按之自软，但气痞耳，不可复下也。又痞者，塞也。言腑脏痞塞，不宣通也。《释名》曰：痞也。气痞结也。《说文》徐曰：痞，病结也。《直指方》曰：乾上坤下，其卦为否，阳隔阴而不降，阴为阳而不升，此否之所以痞而不通也。《伤寒百问·经络图》曰：但满而不痛者为痞，任人揉按，手不占护，按之且快意。

结胸者，项亦强，如柔痓状，下之则和，宜大陷胸丸。《玉函》《千金翼》"项"上，有"其"字。《玉函》《脉经》作"痓"，是。

〔成〕结胸病项强者，为邪结胸中，胸膈结满，心下紧实，但能仰而不能俯，是项强也。

〔程〕夫从胸上结硬，而势连甚于下者，大陷胸汤，不容移易矣。若从胸上结硬，而势连甚于上者，缓急之形既殊，则汤丸之制稍异。结胸而至项亦强，如柔痓状，如邪液布满胸中，升而上阻，更不容一毫正液，和养其筋脉矣。胸邪至此，紧逼较甚，下之则和去邪液，即所以和正液也。改大陷胸汤，为大陷胸丸，峻治而行以缓，得建瓴之势，而复与邪相当，是其法也。

〔柯〕头不痛而项犹强，不恶寒而头汗出，故如柔痓状。

大陷胸丸方

大黄半斤　葶苈子半升，熬　芒硝半升　杏仁半升，去皮、尖，熬黑

上四味，捣筛二味，纳杏仁芒硝，合研如脂，和散，取如弹丸一枚，别捣甘遂末一钱匕，白蜜二合，水二升，煮取一升，温顿服之，一宿乃下。如不下更服，取下为效，禁如药法。白蜜二合，《玉函》《千金》并《翼》《外台》作一两。

〔钱〕大黄、芒硝、甘遂即大陷胸汤。白蜜一合，亦即十枣汤中之大枣十枚也。增入葶苈、杏仁者，盖以胸为肺之所处，膻中为气之海，上通于肺而为呼吸，邪结胸膈，硬满而痛，气道阻塞，则有少气躁烦，水结胸胁之害，故用葶苈甘遂，以逐水泻肺，杏仁以利肺下气也。所用不过一弹丸，剂虽大而用实小也。和之以白蜜，药虽峻而佐则缓也。岂如承气陷胸汤之人行十里二十里之迅速哉！

吴氏曰：凡云丸者，皆大弹丸，煮化而和滓服之也。后抵当丸理中丸同，凡云弹丸及鸡子黄者以四十梧桐子准之。按：出《本草》序例。

《千金方》秘涩门，本方不用甘遂，蜜丸如梧子大，服七丸，名练中丸，主宿食不消，大便难。《肘后方》名承气丸。庞氏《总病论》曰虚弱家，不

耐大陷胸汤，即以大陷胸丸下之。

结胸证，其脉浮大者，不可下，下之则死。

〔喻〕胸既结矣，本当下以开其结，然脉浮大，则表邪未尽，下之，是令其结而又结也。所以主死，此见一误不堪再误也。

张兼善曰：脉浮大，心下虽结，其表邪尚多，未全结也。若辄下之，重虚其里，外邪复聚，而必死矣，柴胡加桂枝干姜汤以和解之。

按：汪氏引《补亡论》常器之云：可与增损理中丸，如未效，用黄连、巴豆，捣如泥，封脐上，灼艾灸热渐效。此盖脏结治法，恐与此条证，不相涉也。汪氏以为不可用，是矣。

按：方氏、钱氏、程氏，以大为虚脉，恐非是也。

结胸证悉具，烦躁者亦死。《玉函》"烦"，作"而"。

〔喻〕"亦"字承上。

〔成〕结胸证悉具，邪结已深也。烦躁者，正气散乱也。邪气胜正，病者必死。

〔程〕此时下之则死，不下亦死，唯从前失下，至于如此，须玩一"悉"字。

太阳病脉浮而动数，浮则为风，数则为热，动则为痛，数则为虚，头痛发热，微盗汗出，而反恶寒者，表未解也。医反下之，动数变迟，膈内拒痛，【原注】一云：头痛即眩。**胃中空虚，客气动膈，短气躁烦，心中懊憹，阳气内陷，心下因硬，则为结胸，大陷胸汤主之，若不结胸，但头汗出，余处无汗，剂颈而还，小便不利，身必发黄。**"膈内拒痛"，《玉函》《脉经》《千金翼》作"头痛即眩"。"客气"，《外台》作"客热"。"余处"，《玉函》《脉经》作"其余"。《全书》脱"处"字。"剂"，《脉经》《千金翼》作"齐"。"黄"下，成本有"也"字，袁表、沈际飞本《脉经》有"属柴胡栀子汤"六字。《金鉴》云：数则为虚句，疑是衍文，是也。"心下因硬"，程本，作"心中因硬"，非也。

〔成〕动数，皆阳脉也。当责邪在表，睡而汗出者，谓之盗汗，为邪气在半表半里，则不恶寒，此头痛发热，微盗汗出，反恶寒者，表未解也。当发其汗，医反下之，虚其胃气，表邪乘虚则陷，邪在表则见阳脉，邪在里则见阴脉，邪气内陷，动数之脉，所以变迟，而浮脉独不变者，以邪结胸中，上焦阳结，脉不得而沉也。客气者，外邪乘胃中空虚入里，结于胸膈，膈中拒痛者，客气动膈也。《金匮要略》曰：短气不足以息者，实也。短气躁烦，心中懊忱，皆邪热为实，阳气内陷，气不得通于膈，壅于心下，为硬满而痛，成结胸也。与大陷胸汤，以下结热。若胃中空虚，阳气内陷，不结于胸膈，下入于胃中者，遍身汗出，则为热越，不能发黄。若但头汗出，身无汗剂颈而还，小便不利者，热不得越，必发黄也。

〔方〕太阳之脉本浮，动数者，欲传也。"浮则为风"四句，承上文以释其义，头痛至表未解也。言前证，然太阳本自汗，而言微盗汗，本恶寒而言反恶寒者，稽久而然也。医反下之，至大陷胸汤主之，言误治之变，与救变之治。膈，心胸之间也。拒，格拒也。言邪气入膈，膈气与邪气，相格拒而为痛也。空虚，言真气与食气，皆因下而致亏损也。客气，邪气也。阳气，客气之别名也。以本外邪，故曰客气，以邪本风，故曰阳气，里虚而陷入，故曰内陷。

〔汪〕夫曰膈内，曰心中，曰心下，皆胸之分也。名曰结胸，其邪实陷于胃，胃中真气虚，斯阳邪从而陷入于胸，作结硬之形也。《补亡论》常器之云：发黄者，与茵陈蒿汤，煎茵陈浓汁，调五苓散，亦可。

钱氏云：表未解，乃桂枝汤证也。窃疑当是柴胡桂枝汤证。又云：动数之脉，变迟之后，阳邪已陷，岂尚有浮脉乎，必无浮脉再见之理矣。

《明理论》曰：伤寒盗汗，非若杂病者之责其阳虚而已，是由邪在半表半里使然也。何者？若邪气一切在表于卫，则自汗出，此则邪气侵行于里，外连于表邪，及睡则卫气行于里，乘表中阳气不致，津液得泄，而为盗汗，亦非若自汗有为之虚者，有为之实者，其于盗汗，悉当和表而已。

按：客气，《外台》作客热，知是阳气乃阳热之邪气也。

按：《证治准绳》载朱震亨说云，胃中空虚，短气烦躁，虚之甚矣，岂可迅攻之乎！以栀子豉汤，吐胸中之邪而可也。钱氏则称朱氏不善读书者，因历举七条，以辨其误，可谓至当矣。文繁，今省之。

大陷胸汤方

大黄六两，去皮○《千金》及《翼》，无"去皮"二字　芒硝一升　甘遂一钱匕○《千金》及《翼》《外台》一上，有"末"字，成本脱"匕"字。

上三味，以水六升，先煮大黄，取二升，去滓，纳芒硝，煮一两沸，纳甘遂末，温服一升，得快利止后服。

〔成〕大黄谓之将军，以苦荡涤。芒硝一名硝石，以其咸能软硬，夫间有遂，以通水也。甘遂，若夫间之遂，其气可以直达透结，陷胸三物为允。

〔汪〕按：甘遂，若夫间之遂，考《周礼》凡治野，夫间有遂，注云：自一夫至千夫之田为遂，沟洫浍所以通水于川，遂者，通水之道也。广深各三尺曰遂，则是甘遂，乃通水之要药。

陷胸汤中以之为君，乃知结胸证，非但实热，此系水邪结于心下故也。○按：《周礼》遂人，上地夫一廛，夫间有遂，遂上有径，十夫有沟，郑玄注云：遂沟，皆所以通水于川也。遂深二尺，沟倍之。

〔钱〕大黄六两，汉之六两，即宋之一两六钱二分。李时珍云：古之一升，今之二合半，约即今之一瓯也。每服一瓯，约大黄五钱外。

结胸恶症，理亦宜然，未为太过，况快利止后服乎！

《明理论》曰：胸为高邪，陷下以平之，故治结胸。曰陷胸汤，利药中此为剂，伤寒错恶，结胸为甚，非此汤则不能通利，大而数少，取其迅疾，分解结邪也。

柯琴方论曰：以上二方，比大承气更峻，治水肿痢疾之初起者甚捷，然必视其人之壮实者施之，如平素虚弱，或病后不任攻伐者，当念虚虚之祸。

《玉函》又大陷胸汤方，桂枝四两，甘遂四两，大枣十二枚，栝楼实一枚，去皮，人参四两。上五味，以水七升，煮取三升，去滓，温服一升，胸中无坚，勿服之。《古方选注》曰：瓜蒌，陷胸中之痰。甘遂，陷经隧之水。以桂枝回护经气，以人参奠安里气，仍以大枣泄营，徐徐纵热下行，得成陷下清化之功。○按：此方，大陷胸汤证，而兼里虚者，宜用也。故附载于此。

又按：亦见《活人书》，分两少异。《千金翼》陷胸汤，主胸中心下结坚，食饮不消方，甘遂、大黄各一两，瓜蒌、甘草各一两，黄连六两。上以水五升，煮取二升五合，分三服。《千金》无甘遂。

伤寒六七日，结胸热实，脉沉而紧，心下痛，按之石硬者，大陷胸汤主之。"脉沉而紧"，《玉函》作"其脉浮紧"。"石硬者"，《玉函》《脉经》《千金翼》作"如石坚"。

〔程〕结胸一证，虽曰阳邪陷入，然阴阳二字，从虚实寒热上区别，非从中风伤寒上区别。表热盛实，转入胃腑，则为阳明证；表热盛实，不转入胃腑，而陷入膈，则为结胸证，故不必误下始成。伤寒六七日，有竟成结胸者，以热已成实，而填塞在胸也。脉沉紧心下痛，按之石硬，知邪热聚于此一处矣。不因下而成结胸者，必其人胸有燥邪，以失汗而表邪合之，遂成里实，此处之紧脉，从痛得之，不作寒断。

〔魏〕六七日之久，表寒不解，而内热大盛，于是寒邪能变热于里，在胃则为传阳明，在胸则为结胸矣。入胃则为胃实，入胸则为胸实，实者邪热已盛而实也。

〔兼〕下早结胸，事之常，热实结胸，事之变，所入之因不同其证治则一理而已。

伤寒十余日，热结在里，复往来寒热者，与大柴胡汤，但结胸无大热者，此为水结在胸胁也。但头微汗出者，大陷胸汤主之。《玉函》无"也但"二字。

〔喻〕治结胸之证，取用陷胸之法者，以外邪挟内饮，抟结胸间，未全入于里也。若十余日热结在里则是无形之邪热蕴结，必不定在胸上，加以往来寒热，仍兼半表，当用大柴胡汤，以两解表里之热邪，于陷胸之义无取矣。无大热，与上文热实互意，内陷之邪，但结胸间，表里之热，反不炽盛，是为水饮结在胸胁，其人头有微汗，乃邪结在高，而阳气不能下达之明征，此则主用大陷胸汤，允为的对也。后人反谓结胸之外，复有水结胸一证，按：《活人书》另用小半夏加茯苓汤。可笑极矣。

〔程〕热尽入里，表无大热矣，无大热，更无往来之寒可知。

〔钱〕若是水饮必不与热邪并结，则大陷胸方中，何必有逐水利痰之甘遂乎？可谓一言破惑。

太阳病，重发汗而复下之，不大便五六日，舌上燥而渴，日晡所小有潮热，【原注】一云：日晡所发心胸大烦。**从心下至少腹硬满，而痛不可近者，大陷胸汤主之。**"所"，《玉函》无，《千金翼》作"如"。《千金》作"日晡有小潮热，心胸大烦。从心下"云云，盖源于《小品方》文，《内台方议》，"所"下，补"发"字。《总病》"所"，作"则"。

〔喻〕不大便，燥渴，日晡潮热，少腹硬满，证与阳明颇同，但小有潮热，则不似阳明大热，从心上至少腹手不可近，则阳明又不似此大痛，因是辨其为太阳结胸，兼阳明内实也。缘误汗复误下，重伤津液，不大便而燥渴潮热，虽太阳阳明，亦属下证，但痰饮内结，必用陷胸汤，由胸胁以及胃肠，荡涤始无余，若但下肠胃结热，反遗胸上痰饮，则非法矣。

〔钱〕日晡，未申之时也。所者，即书云多历年所之所也。邪从太阳误入阳明，故从心上至少腹，无少空隙，皆硬满而痛，至手不可近也。

按:《证治准绳》朱震亨云，汗下之后，表里俱虚矣，不大便五六日，可见津液之耗，今虽有硬痛，而可以迅攻之乎，调胃承气，缓取之乎？此乃与前用栀子豉汤之见同矣，皆坐不熟经旨而已。

按：舌上燥干而渴，与脏结之舌上滑白，大分别处。

小结胸病，正在心下，按之则痛，脉浮滑者，小陷胸汤主之。《玉函》"病"，作"者"。"滑"下，无"者"字。

〔成〕心下硬痛，手不可近者，结胸也。正在心下，按之则痛，是热气犹浅，谓之小结胸。结胸脉沉紧，或寸浮关沉，今脉浮滑，知热未深结，与小陷胸汤，以除胸膈上结热也。

〔王〕上文云硬满而痛不可近者，是不待按而亦痛也。此云按之则痛，是手按之，然后作痛尔。上文云至少腹，是通一腹而言之，此云正在心下，则少腹不硬痛可知矣。热微于前，故云小结胸也。

〔喻〕其人外邪陷入原微，但痰饮素盛，挟热邪而内结，所以脉见浮滑也。

小陷胸汤方

黄连一两○《玉函》作二两　半夏半升，洗　栝楼实大者一枚○成本作一个。

上三味，以水六升，先煮瓜蒌，取三升，去滓，纳诸药，煮取二升，去滓分温三服。"三服"下，《总病论》有"微解下黄涎即愈"七字。《活人书》《准绳》并同。

〔钱〕夫邪结虽小，同是热结，故以黄连之苦寒，以解热开结，非比大黄之苦寒荡涤也。邪结胸中，则胃气不行，痰饮留聚，故以半夏之辛温滑利，化痰蠲饮，而散其滞结也。栝楼实之甘寒，能降上焦之火，使痰气下降也。此方之制，病小则制方亦小，即《内经》所云：有毒无毒，所治为主，适大小为制也。

《内台方议》曰：又治心下结痛，气喘而闷者。

汪昂《医方集解》刘心山曰：结胸，多挟痰饮，凝结心胸，故陷胸泻心，用甘遂、半夏、瓜蒌、枳实、旋覆之类，皆为痰饮而设也。

汪氏云：大抵此汤，病人痰热内结者，正宜用之。

锡驹云：按汤有大小之别，症有轻重之殊，今人多以小陷胸汤，治大结胸症，皆致不救，遂诿结胸，为不可治之证，不知结胸之不可治者，止一二节，余皆可治者也。苟不体认经旨，以致临时推诿，误人性命，深可叹也。

《伤寒直格》曰：栝楼实，惟锉其壳，子则不锉，或但用其中子者，非也。

《医学纲目》曰：工部郎中郑忠浓因患伤寒，胸腹满，面黄如金色，诸翰林医官商议，略不定，推让曰，胸满可下，恐脉浮虚。召孙兆至，曰诸公虽疑，不用下药，郑之福也。下之必死，某有一二服药，服之必瘥，遂下小陷胸汤，寻利，其病遂良愈，明日面色改白，京城人称服。

又曰：孙主簿述之母，患胸中痞急，不得喘息，按之则痛，脉数且涩，此胸痹也。因与仲景三物小陷胸汤，一剂而和，二剂而愈。

《医垒元戎》小陷胸汤，去半夏，加大黄。

《赤水玄珠》徐文学三泉先生令郎，每下午发热，直至天明，夜发更甚，右胁胀痛，咳嗽吊疼，坐卧俱疼，医以疟治，罔效。逆予诊之，左弦大，右滑大搏指。予曰：《内经》云，左右者，阴阳之道路，据脉，肝胆之火，为痰所凝，必勉强作文，过思不决，郁而为疼，夜甚者，肝邪实也。乃以仲景小陷胸汤为主，瓜蒌一两，黄连三钱，半夏二钱，前胡、青皮各一钱。水煎饮之，夜服当归龙荟丸，微下之。夜半痛止热退，两帖全安。

《医林集要》加味陷胸汤，治壅热痞满，胸膈痛，或两胁痛，于本方加桔梗、黄芩、黄连、麦门冬。姜水煎，饥时服，利下黄涎，即安。凡疟痢病后余热，留滞胸膈，及有饮酒过度，胸结痛，亦宜服此，神效。一法，只用小陷胸汤，加桔梗、枳壳，甚效。

《医学入门》小调中汤，治一切痰火，及百般怪病，善调脾胃神效，于本方加甘草、生姜。

《证治大还》加味小陷胸汤秘方，治火动其痰嘈杂，于本方加枳实、栀子。

《张氏医通》凡咳嗽面赤，胸腹胁常热，惟手足有凉时，其脉洪者，热痰在膈上也。小陷胸汤即本方。

太阳病二三日，不能卧，但欲起，心下必结，脉微弱者，此本有寒分也。反下之若利止，必作结胸，未止者，四日复下之，此作协热利也。 《玉函》《脉经》《千金翼》“起”下，有“者”字，作“此本寒也”。“反”上，有“而”字。“四”下，有“五”字。“复”下，有“重”字。“协”，作“挟”。《脉经》“不”上，有“终”字。《外台》“寒分”，作“久寒”。《神巧万全方》“分”，作“故”。王本，删“分”字。《金鉴》云：“复下之”“之”字，当是“利”字，上文利未止，岂有复下之理乎？细玩自知，是必传写之误。方云：末句"此"下，疑有脱误，是不必矣。

〔钱〕二三日，表邪未解，将入里而未入里之时也。不能卧，但欲起者，邪势搅扰，坐卧不宁之状也。若此则知邪已在胸次之阳位矣。以尚未入胃，故知心下必结。必者，决词也。本文虽不言治法，以理推之，即栀子豉汤之类症也。若此症而脉见微弱者，其中气本属虚寒，尤为不可下之证，而反下之，若利随下止，则陷入之邪，不得乘势下走，必硬结于胸中矣。若三日下之，而利未止者，第四日复下之，则已误再误，有不至中气不守，胃气下陷，以虚协热，而下利者乎，此所以重以为戒也。桂枝人参汤症，误下而利下不止，故因虚寒而成痞硬，此条误下利止，亦因虚寒而成结胸，均属太阳未解之证。一痞一结，似有虚实之殊，然脉微弱而本有寒分者，其可竟以实热待之耶！"协热"二字，当与桂枝人参汤条，不甚相远也。

按：寒分，汪氏云痰饮也。以痰饮本寒，故曰寒分，然分字不成义，当从《外台》而作久寒，或依《玉函》等，删之亦得。○协热之协，成本作协并挟同，成注作挟热利，程氏云：里寒夹表热而下利，是曰协热，是也。况《玉函》等，作"挟"，可为确证矣。方氏云：协，互相和同之谓，后世注家，多宗其说，不可从矣。

按：此条结胸证，乃属虚寒，常器之云：可增损理中丸，方出外台天行病，即理中丸，加栝楼根、枳实、茯苓、牡蛎。云治下后虚逆，而气已不理，而毒复上攻，结于胸中，乃于此条症，为切当矣。协热利，成氏而降，皆云邪热下攻肠胃，为热利，常氏主以白头翁汤，而此条曰脉微弱，曰有寒分，岂是热利耶！钱氏注，似于经旨不相戾也。

太阳病下之，其脉促【原注】一作纵。**不结胸者，此为欲解也。脉浮者，必结胸，脉紧者，必咽痛，脉弦者，必两胁拘急，脉细数者，头痛未止，脉沉紧者，必欲呕，脉沉滑者，协热利，脉浮滑者必下血。**《玉函》《脉经》"脉"上，并有"其"字。"协"，作"挟"。

〔钱〕此条详言误下之脉证，以尽其变。误下之后脉促，即不能盛于上而为喘汗，亦不至陷于内而为结胸。脉虽促而阳分之邪，已自不能为患，是邪势将衰，故为欲解，此误下之侥幸者也。若脉仍浮者，可见表邪甚盛，不为下衰，将必乘误下之里虚，陷入上焦清阳之分，而为结胸矣。若脉见紧者，则下后下焦之虚阳，为少阴之阴寒所逼，循经上冲，必作咽痛也。脉弦者，邪传少阳，经云：尺寸俱弦者，少阳受病，少阳之脉循胁，故云必两胁拘急也。

脉细数者，细则为虚，数则为热，下后虚阳上奔，故头痛未止。若脉见沉紧，则为下后阳虚，致下焦阴邪上逆而呕也。沉为在里，沉主下焦，滑为阳动，滑主里实。误下之后沉滑，热在里而仍挟表，水谷下趋，随其误下之势，必为胁热下利也。若脉浮滑，阳邪止在阳分，而邪热下走，扰动其血，故必下血也。

〔鉴〕咽痛，少阴寒热俱有之证也。咽干肿痛者为热，不干不肿而痛者为寒，故少阴论中，有甘橘汤通脉四逆汤二治法也。

〔锡〕不曰必头痛，而曰头痛未止者，以见太阳原有之头痛，因脉细数而未止也。

〔程〕据脉见证，各着一"必"字，见势所必然，考其源头，总在太阳病，下之而来，故虽有已成坏病，未成坏病之分，但宜以活法治之，不得据脉治脉，据证治证也。脉浮者，必结胸，王日休云桂枝去芍药汤。脉紧者，必咽痛者，王日休云甘草汤，汪氏云桔梗汤，更妙。脉弦者，两胁拘急者，王日休云小柴胡加桂枝。脉细数者，头痛未止，王日休云当归四逆汤，常器之云可葱须汤。脉沉紧者，必欲呕，王日休云甘草干姜汤，常器之云七物黄连汤。脉沉滑者协热利，王日休云白头翁汤。脉浮滑者，必下血，芍药甘草汤加秦皮，常氏云可与《类要》柏皮汤。汪氏云：愚以临证用药，亦当活变，古方不宜执也。

《金鉴》曰：脉促当是脉浮，始与不结胸为欲解之文义相属，脉浮当是脉促，始与论中结胸胸满同义，脉紧当是脉细数，脉细数，当是脉紧，始合论中二经本脉，脉浮滑，当是脉数滑，浮滑，是论中白虎汤证之脉，数滑，是论中下脓血之脉，细玩诸篇自知。○按：《金鉴》所改，未知旧文果如是否，然此条，以脉断证，文势略与辨平二脉相似，疑非仲景原文，柯氏删之，可谓有所见矣。

病在阳，应以汗解之，反以冷水噀之，若灌之，其热被劫不得去，弥更益烦，肉上粟起，意欲得水，反不渴者，服文蛤散。若不瘥者，与五苓散。 "粟"，《全书》《脉经》《千金翼》作"慄"。程、钱亦同。《玉函》《脉经》无"冷"字。《脉经》《外台》无"被"字。"劫"，作"却"。《玉函》《脉经》《外台》无"弥更"二字。"肉"，作"皮"。○此条，旧与小陷胸白散，合为一条，今从张氏、周氏、柯氏及《金鉴》，分为二条。

喻氏、魏氏并缺此条及白散条，可疑。

〔**汪**〕病在阳者，为邪热在表也。法当以汗解之，医反以冷水噀之，噀者，口含水喷也。若灌之，灌，浇也。灌则更甚于矣，表热被水止劫，则不得去，阳邪无出路，其烦热，必更甚于未用水之前矣，弥更益者，犹言甚之极也。水寒之气，客于皮肤，则汗孔闭，故肉上起粒如粟也。意欲饮水不渴者，邪热虽甚，反为水寒所制也。先与文蛤散，以解烦导水，若不瘥者，水寒与热相搏，下传太阳之腑，与五苓散，内以消之，外以散之，乃表里两解之法也。

《伤寒类方》曰：此热结在皮肤肌肉之中，不在胃口，故欲饮而不渴，文蛤取其软坚逐水。

文蛤散方

文蛤五两

上一味，为散，以沸汤，和一方寸匕服，汤用五合。"一方寸匕"，成本作"一钱匕"。《玉函》"和"下，有"服"字，无"服"以下五字。

〔**方**〕文蛤，即海蛤之有纹理者。

〔**王**〕文蛤，即海蛤粉也。河间、丹溪多用之，大能治痰。

〔**钱**〕文蛤，似蛤而背有紫斑，即今吴中所食花蛤，俗误呼为苍蠃，或昌蛾者是也。

按：沈括《梦溪笔谈》曰：文蛤，即今吴人所食花蛤也。其形一头小一头大，壳有花斑的便是。王氏以海蛤粉，为文蛤，恐不然也。李时珍《本草附方》收此方于文蛤条，而不载于海蛤条，其意可见也。又按：文蛤、海蛤，其实无大分别，《神农本经》海蛤，主治咳逆上气，喘息烦满。《唐本》云"主十二水满急痛，利膀胱大小肠"。甄权云：治水气浮肿，下小便，本方所用，皆取于此义。

《古方选注》曰：文蛤，取用紫斑纹者，得阴阳之气，若黯色无纹者，饵之令人狂走赴水。

《金鉴》曰：文蛤，即五倍子也。○按：《三因方》云：文蛤即五倍子，最能回津，《本草》在海蛤文，甚失其性，识者当知之，《金鉴》乃袭其误耳。

按：柯氏云，文蛤一味为散，以沸汤和方寸匕，服满五合，此等轻剂，恐难散湿热之重邪，弥更益烦者。《金匮要略》云：渴欲得水而贪饮者，文蛤汤主之，兼治微风脉紧头痛，审症用方，则移彼方，而补入于此，而可也。

其方，麻黄汤去桂枝，盖文蛤石膏姜枣，此亦大青龙之变局也。此说颇有理，故附载此，文蛤汤，出呕吐哕下利篇。又消渴篇，渴欲饮水不止者，文蛤散主之，即与本方同。

寒实结胸，无热证者，与三物小陷胸汤，白散亦可服。【原注】一云：与三物小白散。○《玉函》《千金翼》无"陷胸汤"及"亦可服"三字，作"与三物小白散"。《金鉴》云：无热证之下，与三物小陷胸汤，当是三物白散，"小陷胸汤"四字，必是传写之误。桔梗、贝母、巴豆三物，其色皆白，有三物白散之义，温而能攻，与寒实之理相属，小陷胸汤，乃性寒之品，岂可以治寒实结胸之证乎！"亦可服"三字，亦衍文也。柯氏，改作三白小陷胸汤，为散亦可服。按：《金鉴》改订为是。

〔鉴〕结胸证，身无大热，口不燥渴，则为无热实证，乃寒实也。与三物白散，然此证脉必当沉紧，若脉沉迟，或证见三阴，则又非寒实结胸可比，当以枳实理中丸治之矣。

〔郑〕水寒结实在胸，则心阳被据，自非细故，用三物白散，下寒而破结，皆不得已之兵也。

《总病论》曰寒实结胸，无热症者，与三物白散，注云：小陷胸者，非也。

《伤寒类方》曰：结胸，皆系热陷之症，此云寒实，乃水气寒冷所结之痰饮也。

《活人书》云：与三物白散，无"小陷胸汤亦可用"七字，盖小陷胸寒剂，非无热之所宜也。

《医方考》曰：此证或由表解里热之时，过食冷物，故令寒实结胸，然必无热证者为是。

白散方

桔梗三分　巴豆一分，去皮、心，熬黑，研如脂○《玉函》作六铢，无"如脂"字　贝母三分○《玉函》桔梗、贝母各十八铢

上三味为散，纳巴豆，更于臼中杵之，以白饮和服，强人半钱匕，羸者减之。病在膈上必吐，在膈下必利，不利进热粥一杯，利过不止，进冷粥一杯，身热皮粟不解，欲引衣自覆，若以水噀之洗之，益令热劫不得出，当汗

而不汗则烦，假令汗出已，腹中痛，与芍药三两如上法。"冷粥一杯"，《千金翼》注，一云"冷水一杯"。"身热皮粟"以下四十九字，《玉函》《外台》并无，钱本、柯本亦删之，为是。锡驹亦同。志聪删"病在膈上"以下七十六字。

〔钱〕寒实结于胸中，水寒伤肺，必有喘咳气逆，故以苦梗开之，贝母入肺解结，又以巴豆之辛热有毒，斩关夺门之将，以破胸中之坚结，盖非热不足以开其水寒，非峻不足以破其实结耳。

〔柯〕白饮和服者，甘以缓之，取其留恋于胸，不使速下耳。散者，散其结塞，比汤以荡之更精也。身热皮粟一段，使人难解，今从删。

〔汪〕不利进热粥，利不止进冷粥者，以热能助药力，冷能解药力也。

〔锡〕巴豆性大热，进热粥者，助其热性，以行之也。进冷粥者，制其热势，以止之也。俱用粥者，助胃气也。

按：《本草》徐子才云：中巴豆毒者，用冷水。

《外台秘要》，仲景桔梗白散，治咳而胸满，振寒脉数，咽干不渴，时出浊唾腥臭，久久吐脓，如米粥者，为肺痈，即本方，分两同。方后云：若利不止者，饮冷水一杯则定。

《伤寒类方》曰：古法二钱五分为一分。〇按：此宋以降事，今以一两为一钱，则一分为二分五厘。《类方》又云：半钱匕，今秤约重三分。

太阳与少阳并病，头项强痛，或眩冒，时如结胸，心下痞硬者，当刺大椎第一间、肺俞、肝俞，慎不可发汗，发汗则谵语脉弦，五日谵语不止，当刺期门。"五"下，成本、《玉函》有"六"字。

〔鉴〕太阳与少阳并病，故见头项强痛，或眩冒，时如结胸，心下痞硬之证，而曰或，曰时如者，谓两阳归并未定之病状也。病状未定，不可以药，当刺肺俞，以泻太阳，以太阳与肺通也。当刺肝俞，以泻少阳，以肝与胆合也。故刺而俟之，以待其机也。苟不如此，而发其汗，两阳之邪，乘燥入胃，则发谵语。设脉长大，则尤为顺，可以下之。今脉不大而弦，五六日谵语不止，是土病而见木脉也。慎不可下，当刺期门，以直泻其肝可也。

〔汪〕当刺大椎第一间者，谓当刺大椎一穴，在第一椎之间，为背部中行之穴，乃手足三阳督脉之会，先刺之以泻太少并病之邪。

按：《金鉴》以大椎第一间为肺俞，其说原于成氏，果然则当曰第三间。又《金鉴》载林澜说云：第一间，疑即商阳，在手食指内侧，此乃依有二间三间穴，而云尔者，尤属牵强。

又按： 后条云太阳少阳并病，心下硬，颈项强，而眩者，当刺大椎肺俞肝俞，慎勿下之，正与此条同义。

《本事方》曰：记一妇人，患热入血室证，医者不识，用补血调气药，涵养数日，遂成血结胸，或劝用小柴胡汤，予曰小柴胡用已迟，不可行也。无已则有一焉，刺期门穴，斯可矣。予不能针，请善针者治之，如言而愈。或者问云：热入血室，何为而成结胸也？予曰：邪气传入经络，与正气相搏，上下流行，或遇经水，适来适断，邪气乘虚，而入血室，为邪迫上入肝经，肝受邪，则谵言而见鬼，复入膻中，则血结于胸也。何以言之？妇人平居，水当养于木，血当养于肝也。方未受孕，则下行之以为月事，既妊娠则中蓄之以养胎，及已产，则上壅之以为乳，皆血也。今邪逐血，并归肝经，聚于膻中，结于乳下，故手触之则痛，非汤剂可及，故当刺期门也。

《活人书》海蛤散，治血结胸，海蛤、滑石、甘草炙，各一两，芒硝半两，上为末，每服二钱，鸡子清调下。小肠通利，则胸膈血散，膻中血聚，则小肠壅，小肠壅，膻中血不流行，宜此方。小便血数行，更宜桂枝红花汤，发其汗则愈。

妇人中风，发热恶寒，经水适来，得之七八日，热除而脉迟身凉，胸胁下满，如结胸状，谵语者，此为热入血室也。当刺期门，随其实而取之。"其""实"间，《玉函》《脉经》有"虚"字。"取"，成本作"泻"。《脉经》"取"之下，有"平病云，热入血室，无犯胃气及上三焦，与此相反，岂谓药不谓针耶"，二十六字。

〔程〕妇人中风，发热恶寒，自是表证，无关于里，乃经水适来，且七八日之久，于是血室空虚，阳热之表邪，乘虚而内据之。阳入里，是以热除，而脉迟身凉，经停邪，是以胸胁满如结胸状，阴被阳扰，是以如见鬼状而谵语，凡此热入血室故也。邪热入而居之，实非其所实矣，刺期门以泻之，实者去，而虚者回，即泻法为补法耳。

〔汪〕热入血室，而瘀积必归于肝，故随其经之实，而用刺法以泻之也。成注反云：审看何经气实，更随其实而泻之，殊出不解，邪传少阳，热入血室，故作谵语等证，仲景恐人误认为阳明腑实证，轻用三承气，以伐胃气，故特出一刺期门法疗之。

按： 血室，方氏云为营血停留之所，经血集会之处，即冲脉，所谓血海是也。诸家皆从其说，只柯氏云，血室者，肝也。肝为藏血之脏，故称血室。以上并未见明据，陈自明《妇人良方》云：巢氏《病源》并《产宝方》，并谓之胞门子户，张仲景谓之血室，《卫生宝鉴》云：血室者，《素问》所谓女子胞，即产肠也。程式《医彀》云：子宫，即血室也。张介宾《类经附翼》云：子户者，即子宫也，俗名子肠，医家以冲任之脉盛于此，则月事以时下，故名之曰血室。又按方注，原于《明理论》。

妇人中风七八日，续得寒热，发作有时，经水适断者，此为热入血室，其血必结，故使如疟状，发作有时，小柴胡汤主之。

〔程〕前条之热入血室，由中风在血来之前，邪容血空尽其室而入之，室中略无血，而浑是邪，故可用刺法，尽泻其实。此条之热入血室，由中风在血来之后，邪乘血半离其室而入之，血与热搏所以结，正邪争，所以如疟状而休作有时，邪半实而血半虚，故只可用小柴胡为和解法。

〔方〕适来者，因热入室，迫使血来，血出而热遂遗也。适断者，热乘血来，而遂入之，与后血相搏，俱留而不出，故曰其血必结也。

〔志〕按："经水适断"四字，当在"七八日"之下。

〔钱〕小柴胡汤中，应量加血药，如牛膝、桃仁、丹皮之类。其脉迟身凉者，或少加姜桂，及酒制大黄少许，取效尤速所谓随其实而泻之也。若不应用补者，人参亦当去取，尤未可执方以为治也。

按：热入血室，许叔微小柴胡汤加地黄，张璧加牡丹皮，杨士瀛云：小柴胡汤力不及者，于内加五灵脂。

妇人伤寒发热，经水适来，昼日明了，暮则谵语，如见鬼状者，此为热入血室，无犯胃气及上二焦，必自愈。"明了"，《脉经》作"了了"。"必下"，《玉函》《脉经》有"当"字。《脉经》注云：二字疑。

〔成〕伤寒发热者，寒已成热也。经水适来，则血室虚空，邪热乘虚，入于血室，若昼日谵语，为邪客于腑而阳争也。此昼日明了，暮则谵语，如见鬼状，是邪不入腑，入于血室，而阴争也。阳盛谵语则宜下，此热入血室，不可与下药，犯其胃气。热入血室，血结寒热者，与小柴胡汤，散邪发汗，此虽热入血室，而无血结寒热，不可与小柴胡汤发汗，以犯上焦。热入血室，胸胁满如结胸状者，可刺期门，此虽热入血室，而无满结，不可刺期门犯其中焦。必自愈者，以经行则热随血去而下也。已则邪热悉除而愈矣，所为发汗为犯上焦者，发汗则动卫气，卫气出上焦故也。刺期门为犯中焦者，刺期门则动营气，营气出中焦故也。

〔方〕无，禁止之辞，犯胃气，言下也。必自愈者，言伺其经行血下，则邪热得以随血而俱出，犹之鼻衄红汗，故自愈也。盖警人勿妄攻以致变乱之意。

按：胃气及上二焦，方氏、程氏、汪氏并云：言汗吐也。柯氏改作上下焦，盖臆妄耳。《脉经》疑之，似是。成氏以汗为小柴胡，且以刺期门为犯中焦，于义未妥，然亦他无明注，故姑揭成注尔。

程林《金匮直解》曰：上章以往来寒热如疟，故用小柴胡，以解其邪。下章以胸胁下满，如结胸状，故刺期门，以泻其实。此章则无上下二证，似待其经行血去，邪热得以随血出，而解也。

伤寒六七日，发热微恶寒，支节烦疼，微呕，心下支结，外证未去者，柴胡桂枝汤主之。"支节"，《玉函》作"肢节"。成本"柴胡"下，有"加"字。

〔柯〕伤寒至六七日，正寒热当退之时，反见发热恶寒证，此表证而兼心下支结之里证，表里未解也。然恶寒微，则发热亦微，但肢节烦疼，则一身骨节不烦疼，可知表证微，故取桂枝之半，内证微，故取柴胡之半，此因内外俱虚，故以此轻剂，和解之也。

〔王〕支节，犹云枝节，古字通也。支结，犹云支撑而结，南阳云：外证未解，心下妨闷者，非痞也。谓之支结。

按：方氏云支节者，四肢百节也。若言百节，则似周身百节烦疼，此恐不然，当是四肢之关节烦疼，柯注为得。《明理论》曰：烦疼，即热疼。钱氏云：成氏曰支，散也。王肯堂云支结，支撑而结也。若训作散，则不能结矣。方注云：支结，言支饮搏聚而结也。喻氏云：心下支结，邪结于心下偏旁，不中正也。若谓支饮结于心下，梦语喃喃，吾不识支饮为何物也。诸说纷纷，略无定论，当以支撑之解为近是。○按：《金鉴》云：支，侧也，小也。支结者，即心下侧之小结也。此解尤非。《伤寒百问·经络图》曰：心下妨闷者，非痞也。谓之支结。王冰曰：支，拄妨也。按心下满硬，若柔人者，皆治之。○按：王说，见《六元正纪》支痛注，为是。

柴胡桂枝汤方

黄芩一两半　人参一两半　甘草一两，炙　半夏二合半，洗　芍药一两半　大枣六枚，擘　生姜一两半，切　柴胡四两　桂枝去皮○成本、《玉函》一两半

上九味，以水七升，煮取三升，去滓，温服一升。本云：人参汤，作如

桂枝法，加半夏柴胡黄芩，复如柴胡法，今用人参，作半剂。成本不见此方，载在第十卷，无"本云"二十九字，《玉函》同。

〔鉴〕不名桂枝柴胡汤者，以太阳外证虽未去，而病机已见于少阳里也。故以柴胡冠桂枝之上，意在解少阳为主，而散太阳为兼也。

《外台秘要》，疗寒疝腹中痛者，柴胡桂枝汤。即本方。

伤寒五六日，已发汗，而复下之，胸胁满，微结，小便不利，渴而不呕，但头汗出，往来寒热，心烦者，此为未解也。柴胡桂枝干姜汤主之。

〔成〕伤寒五六日，已经汗下之后，则邪当解，今胸胁满微结，小便不利，渴而不呕，但头汗出，往来寒热，心烦者，即邪气犹在半表半里之间，为未解也。胸胁满微结，寒热心烦者，邪在半表半里之间也。小便不利而渴者，汗下后亡津液内燥也。若热消津液，令小便不利而渴者，其人必呕，今渴而不呕，知非里热也。伤寒汗出则和，今但头汗出，而余处无汗者，津液不足，而阳虚于上也。与柴胡桂枝干姜汤，以解表里之邪，复津液而助阳也。

〔汪〕微结者，言其邪不甚，未入于腑，正当表里之间也。小便不利者，此因汗下之后，而津液少也。惟津液少，而非停饮，以故渴而不呕，但头汗出者，此热郁于经，不得外越，故但升于头而汗出也。

柴胡桂枝干姜汤方○《外台》名小柴胡汤，而主疗系中篇第六十八条。

柴胡半斤　桂枝三两，去皮　栝楼根四两　干姜二两○《全书》《外台》作三两　黄芩三两　甘草二两，炙　牡蛎二两，熬○《全书》《外台》作三两

上七味，以水一斗二升，煮取六升，去滓再煎，取三升，温服一升，日三服。初服微烦复服，汗出便愈。

〔汪〕即小柴胡汤加减方也。据原方加减法云：胸中烦而不呕者，去半夏人参加栝楼实。若渴者，去半夏。兹者，心烦渴而不呕，故去人参半夏加栝楼根四两。若胁下痞硬，去大枣加牡蛎，兹者，胸胁满微结，即痞硬也，故去大枣加牡蛎二两。若心悸小便不利者，去黄芩加茯苓。兹者，小便不利，心不悸而但烦，是为津液少而躁热，非水蓄也，故留黄芩，不加茯苓。又云：若咳者，去人参、大枣、生姜，加五味子、干姜。兹不因咳，而以干姜易生姜者，何也？盖干姜味辛而气热，其用有二，一以辛散胸胁之微结，

一以热济黄芩、栝楼根之苦寒，使阴阳和而寒热已焉。

《金匮要略》附方，《外台》柴胡桂姜汤，治疟寒多微有热，或但寒不热，服一剂如神。按：今《外台》无所考。

《活人书》干姜柴胡汤，妇人伤寒，经脉方来初断，寒热如疟，狂言见鬼。即本方，无黄芩。

伤寒五六日，头汗出，微恶寒，手足冷，心下满，口不欲食，大便硬，脉细者，此为阳微结，必有表，复有里也。脉沉，亦在里也。汗出为阳微，假令纯阴结，不得复有外证，悉入在里，此为半在里，半在外也。脉虽沉紧，不得为少阴病，所以然者，阴不得有汗，今头汗出，故知非少阴也。可与小柴胡汤，设不了了者，得屎而解。《玉函》"在里也"，作"为病在里"。

〔知〕此言少阳病，有似少阴者，当细辨其脉证也。

〔成〕伤寒五六日，邪当传里之时，头汗出微恶寒者，表仍未解也。手足冷，心下满，口不欲食，大便硬脉细者，邪结于里也。大便硬为阳结，此邪热虽传于里，然以外带表邪，则热结犹浅，故曰阳微结，脉沉虽为在里，若纯阴结，则更无头汗恶寒之表证，诸阴脉，皆至颈胸中而还，不上循头，今头汗出，知非少阴也。与小柴胡汤，以除半表半里之邪，服汤已，外证罢而不了了者，为里热未除，与汤取其微利则愈，故云得屎而解。

〔程〕半里之热，以怫郁不能外达，故头汗出，半表之寒，以持久不能解散，故微恶寒，两邪互拒，知阳气郁滞而成结矣，唯其阳气郁而滞也。所以手足冷，心下满，口不欲食，大便硬，既有结滞之证，便成结滞之脉，所以脉亦细，所云阳证似阴者，此其类也。凡脉细，脉沉，脉紧，皆阳热郁结之诊，无关少阴也。可见阳气一经郁结，不但阳证似阴，并阳脉似阴矣，只据头汗出一证，其人阳气郁结，必夹苦口咽干目眩而成，其余半在表证，但一审之微恶寒，而凡往来寒热等证，不必一具，即可作少阳病处治，与以小柴胡汤矣，得屎自解，即大柴胡与柴胡加芒硝汤，皆所当斟酌者耳。

按：汗出为阳微。锡驹云：汗出为太阳表气虚微，与阳微结之微不同，钱氏以为阳微而结，与汗出为阳微，同为阳气衰微之义。汪氏则并下阳微，为阳微结之义，俱失之。《金鉴》云：脉细当是脉沉细，观本条下文，"脉沉亦在里也"之"亦"字自知。"脉虽沉紧"之"紧"字，当是"细"字，本条上文，并无"紧"字，如何说，"虽沉紧"，"虽"字何所谓耶！必是传写之误，此说亦不必矣。

按：汪氏云：《补亡论》郭白云云实者，大柴胡汤，虚者，蜜煎导之，其说甚是。而今推成氏之意，当是调胃承气汤。《本事方》曰：有人患伤寒，五六日，头汗出，自颈以下无汗，手足冷，心下痞闷，大便秘结，或者见四肢冷，又汗出满闷，以为阴证，予诊其脉，沉而紧，予曰：此证诚可疑，然大便结，非虚结也。安得为阴脉，虽沉紧为少阴，多是自利，未有秘结者，予谓此正半在里半在表，投以小柴胡得愈。仲景称伤寒五六日，头汗出云云，此疾证候同，故得屎而解也。

伤寒五六日，呕而发热者，柴胡汤证具，而以他药下之，柴胡证仍在者，复与柴胡汤。此虽已下之，不为逆，必蒸蒸而振，却发热汗出而解。若心下满而硬痛者，此为结胸也，大陷胸汤主之。但满而不痛者，此为痞，柴胡不中与之，宜半夏泻心汤。《外台》此条作"太阳病下之，其脉促不结胸者，此为欲解也。若心下满硬痛者，此为结胸也，大陷胸汤主之。但满而不痛者，此为痞，柴胡不中与之也，宜半夏泻心汤主之"。《玉函》"发热"下无"者"字。"已"，作"以"。"但"，作"若"。"不中与之"，作"不中复与之也"。

〔志〕此节分三段，上段言柴胡证具，虽下不为逆，复可与柴胡汤。中段言下之而成结胸，大陷胸汤。下段言痞证但满不痛，不可与柴胡，而宜半夏泻心汤。

〔柯〕呕而发热者，小柴胡症也。呕多，虽有阳明症，不可攻之，若有下症，亦宜大柴胡，而以他药下之，误矣。误下后，有二症者，少阳为半表半里之经，不全发阳，不全发阴，故误下之变，亦因偏于半表者成结胸，偏于半里者，心下痞耳。此条本为半夏泻心而发，故只以痛不痛，分结胸与痞，未及他症。

〔钱〕他药者，即承气之类，非有别药也。蒸蒸，身热汗欲出之状也。振者，振振然动摇之貌，即寒战也。以下后正气已虚，难于胜邪，故必战而后汗也。

〔魏〕结胸不言柴胡汤不中与，痞证乃言柴胡汤不中与者，何也？结胸证显而易认，痞证甚微难认，且大类于前条所言支结，故明示之，意详哉！

半夏泻心汤方

黄芩　干姜　人参　甘草炙，各三两　半夏半升，洗○《外台》注，一方五两

黄连一两　大枣十二枚，擘○《玉函》作十六枚

上七味，以水一斗，煮取六升，去滓再煎，取三升，温服一升，日三服。须大陷胸汤者，方用前第二法。"再煎"，成本、《玉函》作"再煮"。"须以下"十二字，成本无。

〔程〕泻心虽同，而证中且呕，则切专涤饮，故以半夏名汤耳。曰泻心者，言满在心下清阳之位，热邪夹饮，尚未成实，故清热涤饮，使心下之气得过，上下自无阻留，阴阳自然交互矣。然枢机全在于胃，故复补胃家之虚，以为之斡旋，与实热入胃，而泻其蓄满者，大相迳庭矣。痞虽虚邪，乃表气入里，寒成热矣。寒虽成热，而热非实，故用苦寒，以泻其热，兼佐辛甘，以补其虚，不必攻痞，而痞自散。所以一方之中，寒热互用也。

〔柯〕即小柴胡去柴胡，加黄连干姜汤也。不往来寒热，是无半表症，故不用柴胡，痞因寒热之气，互结而成，用黄连干姜之大寒大热者，为之两解也。

〔吴〕去滓复煎者，要使药性合而为一，漫无异同，并停胃中，少顷随胃气以敷布，而里之未知者，遂无不和。

《医方考》曰：伤寒下之早，以既伤之中气，而邪乘之，则不能升清降浊，痞塞于中，如天地不交而成否，故曰痞，泻心者，泻心下之邪也。姜夏之辛，所以散痞气，芩连之苦，所以泻痞热，已下之后，脾气必虚，人参、甘草、大枣所以补脾之虚。

《伤寒选录》曰：凡言泻心者，少阳邪将入太阴，邪在胸中之下，非心经受邪也。

《伤寒蕴要》曰：泻心非泻心火之热，乃泻心下痞之满也。

《千金》心虚实门，泻心汤治老少下利，水谷不消，肠中雷鸣，心下痞满，干呕不安。即本方。

煮法后云：并治霍乱。若寒，加附子一枚。渴，加栝楼根二两。呕，加橘皮一两。痛，加当归一两。客热，以生姜代干姜。

又冷痢门，泻心汤治卒大下利热，唇干口燥，呕逆引饮，于本方去大枣加栝楼根、橘皮。注，引胡洽，文与心虚实门同，唯云：仲景用大枣十二枚。

《三因》心实热门，泻心汤治心实热，心下痞满，身重发热，干呕不安，腹中雷鸣，泾溲不利，水谷不消，欲吐不吐，烦闷喘急，于本方，去大枣。

太阳少阳并病，而反下之，成结胸，心下硬，下利不止，水浆不

伤寒论辑义

下，其人心烦。《玉函》《脉经》"利下"，有"复"字。"不""下"间，有"肯"字。"其人"下，有"必"字。

〔汪〕太阳病在经者，不可下，少阳病下之，亦所当禁，故以下之为反也。下之则阳邪乘虚，上结于胸，则心下硬；下入于肠，则利不止；中伤其胃，则水浆不入。其人心烦者，正气已虚，邪热躁极也。《条辨》云：心烦下，疑有脱简，大抵其候为不治之证。仲景云：结胸证悉具，烦躁者，亦死，况兼下利，水浆不下者邪！其为不治之证宜也。

〔锡〕凡遇此病，宜重用温补，即小陷胸亦不可与也。

按：此条证，喻氏以降，皆以为死证。特钱氏云：愚恐未必尽皆死证，或有治法，未可知也。当于仲景诸烦证中，约略寻讨其活法可也。

脉浮而紧，而复下之，紧反入里，则作痞，按之自濡，但气痞耳。《玉函》"复"，作"反"。

〔方〕"濡"与"软"同，古字通用。复，亦反也。紧反入里，言寒邪转内伏也。濡，言不硬不痛，而柔软也。痞，言气隔不通而痞塞也。

〔钱〕脉浮而紧，浮为在表，紧则为寒，乃头痛发热，身疼腰痛，恶风无汗，寒邪在表之脉，麻黄汤证也。而复下之者，言不以汗解，而反误下之也。紧反入里者，言前所见紧脉之寒邪，因误下之虚，陷入于里，而作心下痞满之症也。此不过因表邪未解，误下里虚，无形之邪气，陷入于里而成痞耳。其脉证不同，治法各异者，又于下条分出，以为临症施治之用。

按：此条症常器之主小陷胸汤、生姜泻心汤。郭白云主半夏泻心汤、枳实理中丸。喻氏、程氏、魏氏主大黄黄连泻心汤。《金鉴》主甘草泻心汤，未如钱氏不主一方也。

太阳中风，下利呕逆，表解者，乃可攻之，其人漐漐汗出，发作有时，头痛，心下痞硬满，引胁下痛，干呕短气，汗出不恶寒者，此表解里未和也，十枣汤主之。"干呕短气"，《玉函》作"呕即短气"。《玉函》无"汗出不恶寒者"六字。《玉函》《脉经》《千金翼》"此"下，有"为"字。

〔柯〕中风下利呕逆，本葛根加半夏症，若表既解，而水气淫溢，不用十枣攻之，胃气大虚，后难为力矣。然下利呕逆，固为里症，而本于中风，不可不细审其表也。若其人漐漐汗出，似乎表证，然发作有时，则病不在表矣。头痛是表证，然既不恶寒，又不发热，但心下痞硬而满，胁下牵引而痛，是心下水气泛溢，上攻于脑，而头痛也。与伤寒不大便六七日而头痛，与承气汤同，干呕汗出，为在表，漐然而汗出而有时，更不恶寒，干呕而短气，为里症也明矣。此可以见表之风邪已解，而里之水气不和也。然诸水气为患，或喘或渴，或噎或悸，或烦，或利而不吐，或吐而不利，或吐利而无汗，此则外走皮毛而汗出，上走咽喉而呕逆，下走肠胃而下利，浩浩莫御，非得利水之峻剂，以直折之，中气不支矣。此十枣之剂，与五苓青龙泻心等法悬殊矣。

按：《金鉴》"云下利"之"下"，当是"不"字。"发作"之"作"字，当是"热"字。汪氏云："头痛"二字，当在"发作有时"之上，二说并非也。

十枣汤方

芫花熬　**甘遂**　**大戟**

上三味等分，各别捣为散，以水一升半，先煮大枣肥者十枚，取八合，去滓，纳药末，强人服一钱匕，羸人服半钱，温服之，平旦服。若下少，病不除者，明日更服，加半钱，得快下利后，糜粥自养。

〔柯〕头痛短气，心腹胁下，皆痞硬满痛，是水邪尚留结于中，三焦升降之气，拒隔而难通也。表邪已罢，非汗散所宜，里邪充斥，又非渗泄之品所能治，非选利水之至锐者，以直折之，中气不支，亡可立待矣。甘遂、芫花、大戟，皆辛苦气寒，而秉性最毒，并举而任之，气同味合，相须相济，决渎而大下，一举而水患可平矣。然邪之所凑，其气已虚，而毒药攻邪，脾胃必弱，使无健脾调胃之品，主宰其间，邪气尽而元气亦随之尽，故选枣之大肥者为君，预培脾土之虚，且制水势之横，又和诸药之毒，既不使邪气之盛而不制，又不使元气之虚而不支，此仲景立方之尽善也。张子和制浚川禹功神等方，治水肿痰饮，而不知君补剂以护本，但知用毒药以攻邪，所以善全者鲜。

〔方〕羸，瘦劣也。糜粥，取糜澜过熟，易化而有能补之意。

吴云：一钱匕者，匕者，匙也。谓钱大之匙也。○《千金》云：钱匕者，以大钱上全抄之。若云半钱匕者，则是一钱抄取一边尔，并用五铢钱也。

《金匮要略》：病悬饮者，此汤主之。又咳家其脉弦，为有水，此汤主之。又有支饮家，咳烦胸中痛者，不卒死，至一百日，或一岁，宜此汤。

《外台秘要》，深师朱雀汤，疗久病癖饮，停痰不消，在胸膈上液液，时头眩痛苦挛，眼暗，身体手足十指甲尽黄，亦疗胁下支满，饮辄引胁下痛。即本方用甘遂、芫花各一分，大戟三分，大枣十二枚。

《圣济总录》三圣散，治久病饮癖停痰，及胁满支饮，辄引胸下痛。即本方。

汪氏云：陈无择《三因方》，以十枣汤药为末，用枣肉和丸，以治水气四肢浮肿，上气喘急，大小便不通，盖善变通者也。

《医学纲目》昔杜壬问孙兆曰：十枣汤，毕竟治甚病？孙曰：治太阳中风，表解里未和。杜曰：何以知里未和？孙曰：头痛心下痞满，胁下痛，干呕汗出，此知里未和也。杜曰：公但言病症，而所以里未和之故，要紧总未言也。孙曰：某尝于此未决，愿闻开谕。杜曰：里未和者，盖痰与燥气，壅于中焦，故头痛干呕，短气汗出，是痰膈也。非十枣汤不治，但此汤不得轻用，恐损人于倏忽，用药者慎之。

《宣明论》此汤，兼下水肿腹胀，并酒食积，肠垢积滞，癖坚积，蓄热暴痛疟气久不已，或表之正气与邪热，并甚于里，热极似阴，反寒战，表气入里，阳厥极深，脉微而绝，并风热燥甚，结于下焦，大小便不通，实热腰痛，及小儿热结，乳癖积热，作发风潮搐，斑疹热毒，不能了绝者。○又云：芫花，慢火炒变色，仲景乡语云炒作熬，下凡言熬者，皆干炒也。

按：杨雄《方言》云：凡以火而干五谷之类，自山而东，齐楚以往，谓之熬，即其义也。

《嘉定县志》唐杲，字德明，善医，太仓武指挥妻，起立如常，卧则气绝欲死，杲言为悬饮，饮在喉间，坐之则坠，故无害，卧则壅塞诸窍，不得出入，而欲死也。投以十枣汤而平。

《医学六要》一人饮茶过度，且多愤懑，腹中常辘辘有声，秋来发热寒似疟，以十枣汤料，黑豆煮，晒干，研末，枣肉和丸，芥子大，而以枣汤下之。初服五分，不动，又治五分，无何腹痛甚，以大枣汤饮，大便五六行，皆溏粪无水，时盖晡时也，夜半乃大下数斗积水，而疾平。当其下时，瞑眩特甚，手足厥冷，绝而复苏，举家号泣，咸咎药峻，嗟乎药可轻哉！

《方脉正宗》治五种饮证，芫花醋煮、大戟醋煮、甘遂童便煮，三处煮过，各等分，焙干为末，每服二钱，大枣十枚，煎汤调下。出《本草汇言》。

《直指方》治小瘤方，先用甘草，煎膏，笔蘸妆瘤四围，干而复妆，凡三次，后以大戟、芫花、甘遂，上等为细末，米醋调，别笔妆敷其中，不得近着甘草处，次日缩小，又以甘草膏，妆小晕三次，中间仍用大戟、芫花、甘遂如前，自然焦缩。

《活人书》用此汤，合下不下，令人胀满，通身浮肿，而死。

太阳病，医发汗，遂发热恶寒，因复下之，心下痞，表里俱虚，阴阳气并竭，无阳则阴独，复加烧针，因胸烦，面色青黄，肤𥆧者难治，今色微黄，手足温者易愈。 "心"上，《玉函》《脉经》有"则"字。下，有"如此"二字。"烧"，《脉经》作"火"。

〔成〕太阳病因发汗，遂发热恶寒者，外虚阳气，邪复不除也。因复下之，又虚其里，表中虚邪内陷，传于心下为痞。发汗表虚为竭阳，下之里虚为竭阴，表证罢为无阳，里有痞为阴独，又加烧针，虚不胜火，火气内攻，致胸烦也。伤寒之病，以阳为主，其人面色青，肤肉动者，阳气大虚，故云难治。若面色微黄，手足温者，阳气得复，故云易愈。

按：既云阴阳气并竭，而又云无阳则阴独，义不明切。

方氏云：无阳，以俱虚言也。阴独，谓痞也。喻氏云：虽曰阴阳气并竭，实繇心下无阳，故阴独痞塞也。程氏云：阴阳气并竭，则并陷入之阳邪，亦不成其为阳，而兼并于阴矣。无阳则阴独，恐发热者，不发热，而单恶寒矣。志聪云：无太阳之表阳，有阴邪之独陷也。锡驹云：言无阳气于外，则阴血独守于内也。钱氏云：并竭之阴阳者，乃人身之真气也。此所谓无阳者，指胃中之阳气空虚也。阴独者，谓唯有阴邪痞塞于中也。魏氏云：阴阳之正气虽俱竭，而阴药之性，痞塞于心下之阴分者，独不散，故曰无阳则阴独。《金鉴》云：阴阳并竭，已成坏证矣，况无阳则阴不生，阴独则阳不化，而复加烧针，火气内攻，阴阳皆病。汪氏云：痞证为天气不降，地气不升，气属阳，二气不能交通，故曰无阳，中州之土闭塞，犹之孟冬之月，则纯阴用事，故曰阴独。以上数说，糊涂不通，特柯氏于此二句，不敢解释，岂其遵阙如之圣训耶！郭白云云：此为难治之证，须临时更详轻重。痞甚，先泻心汤；发热恶寒甚，则先小柴胡；火逆甚，则先救逆汤，从所重治之。汪氏云：小柴胡不宜用，发热恶寒甚，乃太阳表证在也。仲景法，宜更用桂枝汤以解肌。○按：《医垒元戎》此条证，治以大黄黄连泻心汤，恐不允矣。钱氏云：手足温，则知阳气犹未败亡，温经复阳之治，尚可施也。锡驹云：予亲遇此证，不啻十百，皆从温补而愈。二家之言，当切当矣。

《宗印》曰：本经多有立论而无方者，有借医之汗下，而为说辞者，多意在言外，读论者当活泼泼看去，若留着于眼，便为糟粕，如补立方剂，何异悬瘤？

心下痞，按之濡，其脉关上浮者，大黄黄连泻心汤主之。《千金翼》"濡"上，有"自"字。《玉函》"浮"上，有"自"字。

〔汪〕关上浮者，诸阳之脉皆浮也。以手按其痞处虽濡，纯是邪热壅聚，故用此汤，以导其热，而下其邪也。成注云：虚热者误，夫中气虽虚，邪热则聚，故仲景以实热治之，若系虚热，则不用大黄、黄连矣。

〔钱〕心下者，心之下，中脘之上，胃之上脘也。胃居心之下，故曰心下也。其脉关上浮者，浮为阳邪，浮主在上，关为中焦，寸为上焦，因邪在中焦，故关上浮也。按之濡，乃无形之邪热也。热虽无形，然非苦寒以泄之，不能去也。故以此汤主之。

柯氏改濡作硬，柯氏方论又以濡为汗出湿濡之义，徐灵胎亦为心下濡湿，《金鉴》"濡"上，补"不"字，并非也。

大黄黄连泻心汤方

大黄二两　**黄连**一两

上二味，以麻沸汤二升渍之，须臾绞去滓，分温再服。【原注】臣亿等看详大黄黄连泻心汤，诸本皆二味，又后附子泻心汤，用大黄黄连芩附子，恐是前方中亦有黄芩，后但加附子也。故后云附子泻心汤，本云加附子也。

〔汪〕麻沸汤者，熟汤也。汤将熟时，其面沸泡如麻，以故云麻。痞病者，邪热聚于心下，不比结胸之大实大坚，故用沸汤。渍绞大黄黄连之汁温服，取其气味皆薄，则性缓恋膈，能泄心下痞热之气，此为邪热稍轻之证，大抵非虚热也。

〔钱〕麻沸汤者，言汤沸时泛沫之多，其乱如麻也。《全生集》作麻黄沸汤，谬甚。

《千金翼》注此方，必有黄芩，《医垒元戎》本方加黄芩，为伊芳尹三黄汤。

《金匮要略》：心气不足，吐血衄血，泻心汤主之，于本方加黄芩一两，以水三升，煮取一升，顿服之。

《千金方》，巴郡太守奏三黄丸，治男子五劳七伤，消渴不生肌肉，妇人带下，手足寒热。加减随四时。

又三黄汤，治下焦结热，不得大便，于本方，去黄连加栀子、甘草。若大便秘，加芒硝二两。

《外台秘要》《集验》疗黄疸身体面目皆黄，大黄散三味各等分，捣筛为散，先食服方寸匕，日三服，亦可为丸服。又出《千金》。

《圣惠方》，治热蒸在内，不得宣散，先心腹胀满，气急，然后身面悉黄，名为内黄。即本方。

《和剂局方》，三黄丸，治丈夫妇人，三焦积热，上焦有热，攻冲眼目赤肿，头项肿痛，口舌生疮，中焦有热，心膈烦躁，不美饮食，下焦有热，小便赤涩，大便秘结，五脏俱热，即生疽疖疮痍，及治五般痔疾，粪门肿痛，或下鲜血。三味各等分，为细末，炼蜜为丸，如梧桐子大，每服三十丸，熟水吞下。小儿积热，亦宜服之。按：本出《圣惠方》热病门。

《活人书》泻心三黄汤，妇人伤寒，六七日，胃中有燥屎，大便难，烦躁谵语，目赤毒气闭塞，不得通。即本方。

如目赤睛疼，宜加白茯苓嫩竹叶，泻肝余之气。

《拔萃方》犀角地黄汤，治主脉浮，客脉芤，浮芤相合，血积胸中，热之甚血在上焦，此药主之，于本方加地黄。

《张氏医通》噤口痢，有积秽太多，恶气熏蒸者，大黄黄连泻心汤，加木香。

心下痞，而复恶寒，汗出者，附子泻心汤主之。《玉函》"心"上，有"若"字。

〔钱〕伤寒郁热之邪，误入而为痞，原非大实，而复见恶寒汗出者，其命门真阳已虚，以致卫气不密，故玄府不得紧闭而汗出，阳虚不任外气而恶寒也。

〔程〕伤寒大下后复发汗，心下痞，恶寒者，表未解也。不可攻痞，当先解表，表解乃可攻痞，解表宜桂枝汤，攻痞宜大黄黄连泻心汤。与此条宜参看，彼条何以主桂枝解表，此条何以主附子回阳，缘彼条发汗汗未出，而原来之恶寒不罢，故属之表，此条汗已出，恶寒已罢，而复恶寒汗出，故属之虚。凡看论中文本，须于异同处，细细参考互勘，方得立法处方之意耳。

附子泻心汤方

大黄二两　黄连一两　附子二枚，炮，去皮，破，别煮取汁〇成本、《玉函》《千金翼》作一枚　黄芩一两

上四味，切三味，以麻沸汤二升渍之，须臾绞去滓，纳附子汁，分温再服。"切"，《玉函》作"㕮咀"二字。

〔钱〕以热邪痞于心下，则仍以大黄黄连泻之，加附子以扶真阳，助其蒸腾之卫气，则外卫固密矣。因既有附子之加，并入黄芩，以为彻热之助，而寒热并施，各司其治，而阴阳之患息，倾痞之功又立矣。

〔程〕二证俱用大黄，以条中无自利证，则知从前下后，肠中反成滞涩，闭住阴邪，势不得不破其结，使阴邪有出路也。此虽曰泻心，而泻热之中，即具回阳之力，故以附子名汤耳。

〔鉴〕其妙尤在以麻沸汤渍三黄，须臾绞去滓，纳附子别煮汁，义在泻痞之意轻，扶阳之意重也。

〔舒〕按：此汤治上热下寒之证，确乎有理。三黄略浸，即绞去滓，但取轻清之气，以去上焦之热，附子煮取浓汁，以治下焦之寒，是上用凉而下用温，上行泻而下行补，泻取轻而补取重，制度之妙，全在神明运用之中。是必阳热结于上，阴寒结于下，用之乃为的对，若阴气上逆之痞证，不可用也。

卷三

149

本以下之，故心下痞与泻心汤。痞不解，其人渴而口燥，烦，小便不利者，五苓散主之。一方云：忍之一日乃愈。《脉经》无"烦"字。成本无"一方"以下九字。而注中释其义，则系于遗脱。

〔成〕本因下后成痞，当与泻心汤除之，若服之痞不解，其人渴而口燥，烦，小便不利者，为水饮内蓄，津液不行，非热痞也，与五苓散，发汗散水则愈。一方忍之一日乃愈者，不饮者，外水不入，所停之水得行，而痞亦愈也。

按：口"燥烦"之"烦"，诸家不解，特魏氏及《金鉴》云：渴而口燥心烦，然则"烦"字，当是一字句。

伤寒汗出解之后，胃中不和，心下痞硬，干噫食臭，胁下有水气，腹中雷鸣下利者，生姜泻心汤主之。柯本，"噫"作"呕"，非。《玉函》"下利"，作"而利"。

〔方〕解，谓大邪退散也。胃为中土，温润则和，不和者，汗后亡津液，邪乍退散，正未全复，而尚弱也。痞硬，伏饮搏膈也。噫，饱食息也。食臭，鰕气也。平人过饱伤食，则噫食臭，病人初瘥，脾胃尚弱，化输未强，虽无过饱，犹之过饱而然也。水气，亦谓饮也。雷鸣者，脾胃不和，薄动之声也。下利者，水谷不厘清，所以杂迸而走注也。

〔成〕干噫食臭者，胃虚而不杀谷也。胁下有水气，腹中雷鸣，土弱不能胜水也。

〔钱〕伤寒汗出解之后，言表邪俱从汗出而悉解也。胃中不和以下，皆言里症未除也。

按：干噫之干，诸家无注义，程氏解干呕云：干，空也。此原郑玄注《礼记》正与此同义。噫有吐出酸苦水者，今无之，故曰干噫。柯氏改作干呕，大失经旨矣。

生姜泻心汤方

生姜四两，切　甘草三两，炙　人参三两　干姜一两　黄芩三两　半夏半升，洗　黄连一两　大枣十二枚，擘

上八味，以水一斗，煮取六升，去滓，再煎取三升，温服一升，日三服。附子泻心汤，本云：加附子，半夏泻心汤、甘草泻心汤同体别名耳。生姜泻心汤，本云理中人参黄芩汤，去桂枝、术，加黄连，并泻肝法。附子泻心汤以下，《玉函》、成本无。

〔鉴〕名生姜泻心汤者，其义重在散水气之痞也。生姜、半夏散胁下之水气，人参、大枣补中州之虚，干姜、甘草以温里寒，黄芩、黄连以泻痞热，备乎虚水寒热之治，胃中不和，下利之痞，焉有不愈者乎！

《施氏续易简方》生姜泻心汤，治大病新瘥，脾胃尚弱，谷气未复，强食过多，停积不化，心下痞硬，干噫食臭，胁下有水，腹中雷鸣，下利发热，名曰食复，最宜服之。

伤寒中风，医反下之，其人下利日数十行，谷不化，腹中雷鸣，心中痞硬而满，干呕，心烦不得安，医见心下痞，谓病不尽，复下之，其痞益甚，此非热结，但以胃中虚，客气上逆，故使硬也，甘草泻心汤主之。"谷"上，《外台》有"水"字。"心烦"，《玉函》《脉经》作"而烦"。"不""得"间，《外台》有"能"字。《脉经》《千金翼》"谓"作"为"。"复"下，有"重"字。"使硬"，作"使之坚"。《外台》并同，《玉函》亦有"之"字。

〔鉴〕毋论伤寒中风，表未解，总不当下，医反下之，或成痞，或作利，今其人以误下之故，下利日数十行，水谷不化，腹中雷鸣，是邪乘里虚而利也。心下痞硬而满，干呕心烦不得安，是邪陷胸虚而上逆也。似此痞利表里兼病，法当用桂枝加人参汤两解之，医惟以心下痞，谓病不尽复下之，其痞益甚，可见此痞非热结，亦非寒结，乃乘误下中虚，而邪气上逆，阳陷阴凝之痞也。故以甘草泻心汤，以缓其急，而和其中也。

〔志〕挟邪纳入，有乖蒸变，故谷不化，而腹中雷鸣。

按：谷不化，喻氏、钱氏、张氏、柯氏以完谷不化为解，非也。谓胃弱不能转运，故水谷不得化，留滞于腹中，作响而雷鸣也。

甘草泻心汤方

甘草四两，炙　**黄芩**三两　**干姜**三两○《外台》作二两　**大枣**十二枚，擘　**半夏**半升，洗○《外台》有"去滑"二字　**黄连**一两

上六味，以水一斗，煮取六升，去滓，再煎取三升，温服一升，日三服。【原注】臣亿等谨按：上生姜泻心汤法，本云理中人参黄芩汤，今详泻心以疗痞，痞气因发阴而生，是半夏生姜甘草泻心三方，皆本于理中也。其方必各有人参，今甘草泻心中无者，脱落之也。又按：《千金》并《外台秘要》，治伤寒食用此方，皆有人参，知脱落无疑。○《外台》云：一方有人参三两。

〔鉴〕方以甘草命名者，取和缓之意也。用甘草大枣之甘，补中之虚，缓中之急；半夏之辛，降逆止呕；芩连之寒，泻阳陷之痞热；干姜之热，散阴凝之痞寒，缓中降逆，泻痞除烦，寒热并用也。

按：《总病论》本方有人参注云：胃虚故加甘味。《医垒元戎》伊芳尹甘草泻心汤，即本方有人参，云伊芳尹《汤液》，此汤也七味，今监本无人参，脱落之也。

又按：《元戎》文，《医方类聚》引《南阳活人书》今所传无求子《活人书》无此文。

《金匮要略》曰：狐惑之为病，状如伤寒，默默欲眠，目不得闭，卧起不安，蚀于喉为惑，蚀于阴为狐，不欲饮食，恶闻食臭，其面目乍赤，乍黑乍白，蚀于上部则声喝，甘草泻心汤主之。即本方，亦用人参三两。

《张氏医通》曰：痢不纳食，俗名噤口，如因邪留胃中，胃气伏而不宣，脾气因而滞涩者，香连枳朴橘红茯苓之属。热毒冲心，头疼心烦，呕而不食，手足温暖者，甘草泻心汤去大枣，易生姜。此证胃口有热，不可用

温药。

伤寒服汤药，下利不止，心下痞硬，服泻心汤已，复以他药下之，利不止，医以理中与之，利益甚。理中者，理中焦，此利在下焦，赤石脂禹余粮汤主之。复不止者，当利其小便。"汤药"下，《脉经》《千金》有"而"字。"复不止"，《玉函》《脉经》作"若不止"。"复"下，成本有"利"字。"已"，《千金》作"竟"。庞氏，末句改作"复利不止，当以五苓散利小便"。

〔成〕伤寒服汤药下后，利不止，而心下痞硬者，气虚而客气上逆也。与泻心汤攻之则痞也。医复以他药下之，又虚其里，致利不止也。理中丸，脾胃虚寒，下利者，服之愈，此以下焦虚，故与之其利益甚。《圣济经》曰：滑则气脱，欲其收也。如开肠洞泄，便溺遗失，涩剂所以收之，此利由下焦不约，与赤石脂禹余粮汤，以涩洞泄。下焦主厘清浊，下利者水谷不分也。若服涩剂，而利不止，当利小便，以分其气。

〔汪〕利其小便，仲景无方，《补亡论》常器之云可五苓散。

赤石脂禹余粮汤方

赤石脂一斤，碎　太一禹余粮一斤，碎○《玉函》、成本无"太一"二字

上二味，以水六升，煮取二升，去滓，分温三服。成本"上"字，作"已上"二字，误，脱"分温"二字。

〔成〕《本草》云：涩可去脱，石脂之涩，以收敛之，重可去怯，余粮之重，以镇固之。

〔柯〕甘姜参术，可以补中宫火气之虚，而不足以固下焦脂膏之脱，此利在下焦，未可以理中之剂收功也。然大肠之不固，仍责在胃，关门之不紧，仍责在脾，此二味皆土之精气所结，能实胃而涩肠，盖急以治下焦之标者，实以培中宫之本也。要之此证，是土虚而非火虚，故不宜于姜附。若水不利而湿甚，复利不止者，则又当利其小便矣。凡下焦虚脱者，以二物为本，参汤调服，最效。

按：志聪云按《神农本经》，太乙余粮、禹余粮，各为一种，既云太乙禹余粮，此方宜于三味，或相传有误，此说大误。《证类本草》《图经》云：本草有太乙余粮、禹余粮两种，治体犹同。

伤寒吐下后发汗，虚烦，脉甚微，八九日心下痞硬，胁下痛，气上冲咽喉，眩冒，经脉动惕者，久而成痿。《脉经》"发"上，无"后"字。

〔成〕伤寒吐下后发汗，则表里之气俱虚，虚烦脉甚微，为正气内虚，邪气独在，至七八日，正气当复，邪气当罢，而心下痞，胁下痛，气上冲咽喉，眩冒者，正气内虚而不复，邪气留结而不去。经脉动惕者，经络之气虚极，久则热气还经，必成痿弱。

〔锡〕痿者，肢体委废，而不为我用也。久而成痿者，经血不外行于四末也。

〔钱〕如此阴盛阳虚之证，虽或侥幸而不至危殆。若经久不愈，必至阳虚不治，筋弛骨痿，而成废疾矣。

〔魏〕此条证仍用茯苓桂枝白术甘草汤，或加附子倍加桂枝为对也。

按： 成注热气还经，于义未允，汪氏引作表气虚不能充养于身，似是。《金鉴》云：八九日心下痞硬，胁下痛，气上冲咽喉三句，与上下文义不属，必是错简。注家因此三句，皆蔓衍支离，牵强注释，不知此证，总因汗出过多，大伤津液而成，当用补气补血，益筋壮骨之药，经年始可愈也。未知此说果是否，姑存俟考。汪氏引《补亡论》云：可茯苓甘草白术生姜汤。郭白云云：当作茯苓桂枝白术甘草汤。成痿者，振痿汤。

伤寒发汗，若吐若下，解后，心下痞硬，噫气不除者，旋覆代赭汤主之。《玉函》《脉经》"发汗"，作"汗出"。"复"，作"覆"。成本《玉函》"赭"下，有"石"字。

〔方〕解，谓大邪已散也。心下痞硬，噫气不除者，正气未复，胃气尚弱，而伏饮为逆也。

〔汪〕此噫气，比前生姜泻心汤之干噫不同，是虽噫而不至食臭，故知其为中气虚也。与旋覆代赭石汤，以补虚散痞，下逆气。

旋覆代赭汤方

旋覆花三两　人参二两　生姜五两〇成本有"切"字　大枣十二枚擘　甘草三两，炙半夏半升，洗　代赭一两〇《玉函》，成本，代赭石

上七味，以水一斗，煮取六升，去滓，再煎取三升，温服一升，日三服。成本"上"下，有"件"字。

〔周〕旋覆花能消痰结，软痞，治噫气。代赭石，止反胃，除五脏血脉中热，健脾，乃痞而噫气者用之，谁曰不宜。于是佐以生姜之辛，可以开结也，半夏，逐饮也，人参，补正也，甘草大枣，益胃也。予每借之，以治反胃噫食，气逆不降者，靡不神效。

《伤寒类方》曰：《灵枢·口问篇》云寒气客于胃，厥逆从下上散，复出于胃，故为噫，俗名嗳气，皆阴阳不和于中之故，此乃病已向愈，中有留邪，在于心胃之间，与前诸泻心法，大约相近。《本草》云：旋覆治结气胁下满，代赭治腹中邪毒气，如此二物，以治噫气，余则散痞补虚之法也。

吴仪洛《方论》曰：去滓复煎，亦取共行其事之义，与生姜泻心汤等同义。

《活人书》曰：有旋覆代赭石证，其人或咳逆气虚者，先服四逆汤，胃寒者，先服理中丸，次服旋覆代赭汤，为良。

喻氏《寓意草》曰：治一人膈气，粒食不入，始吐清水，次吐绿水，次吐黑水，次吐臭水，呼吸将绝，一昼夜，先服理中汤六剂，不令其绝，来早转方，一剂而安。《金匮》有云：噫气不除者，旋覆代赭石汤主之。吾于此病，分别用之者有二道，一者以黑水为胃底之水，此水且出，则胃中之津，久已不存，不敢用半夏，以燥其胃也。一者以将绝之气，止存一系，以代赭坠之，恐其立断，必先以理中，分理阴阳，使气易于降下，然后代赭得以建奇奏勣，乃用旋覆花一味煎汤，调代赭石末二匙，与之，才入口，即觉其转入丹田矣。但困倦之极，服补药二十剂，将息二月而愈。

下后，不可更行桂枝汤。若汗出而喘，无大热者，可与麻黄杏子甘草石膏汤。《玉函》作"大下以后"。"杏子"，作"杏仁"。

〔成〕前第三卷十六证云：发汗后不可更行桂枝汤，汗出而喘，无大热者，为与此证治法同，汗下虽殊，既不当损正气则一，邪气所传既同，遂用一法治之。《经》所谓若发汗若下若吐后者，是矣。

〔程〕下在用桂枝后，是从"更"字上看出。

按：志聪、锡驹并云，此节重出，"下"字疑本"汗"字，非也。

太阳病，外证未除，而数下之，遂挟热而利，利下不止，心下痞硬，表里不解者，桂枝人参汤主之。"挟"，成本，作"协"，《玉函》《脉经》《千金翼》作"挟"。

〔程〕太阳病，外证未除，而数下之，表热不去，而里虚作利，是曰协热，利下不止，心下痞硬者，里气虚，而土来心下也。表里不解者，阳因痞，而被格于外也。桂枝行阳于外以解表，理中助阳于内以止利，阴阳两治，总是补正，令邪自却，缘此痞无客气上逆，动膈之阳邪，辄防阳欲入阴，故不但泻心中芩连不可用，并桂枝中芍药不可用也。协热而利，向来俱作阳邪陷入下焦，果尔，安得用理中耶！利有寒热二证，但表热不罢者，皆为协热利也。

按：此条方氏诸家，并为热邪陷入证。至汪氏则云：此系邪热未解，乃实热之证，非虚寒也。桂枝人参汤，大都是叔和撰次时，传写之误，此盖以协热之协，为协议之义，而不知与挟同，皆坐不博考之弊也。程氏辨析之，极是矣。锡驹以挟热为解，然而未能免陷入之说，殊可惜也。

按：此心下痞硬，与《金匮》胸痹心中痞，与人参汤之证，略同。

桂枝人参汤方

桂枝四两，别切○"别切"二字，《玉函》、成本作"去皮" 甘草四两，炙 白术三两 人参三两 干姜三两

上五味，以水九升，先煮四味，取五升，纳桂，更煮取三升，去滓，温服一升，日再，夜一服。"五升"下，《玉函》有"去滓"二字。成本"三升"下，脱"去滓"二字。方氏，圈"白术"之"白"，吴本，删。

〔喻〕此方即理中加桂枝，而易其名，亦治虚痞下利之圣法也。

〔吴〕桂枝辛香，经火久煎，则气散而力有不及矣，故须迟入。凡用桂枝诸方，俱当依此为例，用肉桂，亦当临用去粗皮，切碎，俟群药煎好，方入，煎二三沸，即服。《伤寒类方》曰：桂独后煮，欲其于治里症药中，越出于表，以散其邪也。

伤寒大下后，复发汗，心下痞恶寒者，表未解也。不可攻痞，当先解表，表解乃可攻痞，解表宜桂枝汤，攻痞宜大黄黄连泻心汤。《玉函》《脉经》"发"下，有"其"字。

〔柯〕心下痞，是误下后里症，恶寒，是汗后未解症，里实表虚，内外俱病，皆因汗下倒施所致，表里交持，仍当遵先表后里，先汗后下正法。盖恶寒之表，甚于身疼，心下之痞，轻于清谷，与救急之法不同。

〔钱〕心下已痞，而仍恶寒者，犹有表邪未解也。前条同是痞证而恶寒，以附子泻心者，因恶寒汗出，所以知其为阳虚之恶寒也。此则恶寒而不汗出，是以知其为表未解也。

〔方〕伤寒病初之表当发，故用麻黄汤，此以汗后之表当解，故曰宜桂枝汤。

《活人书》曰：大抵结胸痞，皆应下，然表未解者不可攻也。

《总病论》曰：前加附子，是汗出多而恶寒，表汗解，而里结未除故也。此症是发后无汗恶寒故也，先须解表也。

伤寒发热，汗出不解，心中痞硬，呕吐而下利者，大柴胡汤主之。
"中"，《玉函》正脉，作"下"，方本、汪本同。

〔程〕心中痞硬，呕吐而下利，较之心腹濡软，呕吐而下利，为里虚者不同，发热汗出不解，较之呕吐下利，表解者乃可攻之，竟用十枣汤者又不同。况其痞不因下后而成，并非阳邪陷入之痞，而里气内拒之痞，痞气填入心中，以致上下不交，故呕吐而下利也。大柴胡汤，虽属攻剂，然实管领表里上中之邪，总从下焦为出路，则攻中自寓和解之义，主之是为合法。

按：《金鉴》云"下利"之"下"字，当是"不"字。若是"下"字，岂有上吐下利，而以大柴胡汤下之之理乎？此说似是而实非也。所谓下利，乃是热利，若改作不利，则与小便何别，可谓失考矣。

病如桂枝证，头不痛，项不强，寸脉微浮，胸中痞硬，气上冲喉咽，不得息者，此为胸有寒也。当吐之，宜瓜蒂散。 "头"上，"项"上，《脉经》有"其"字。《千金翼》作"头项不强痛"。"喉咽"，《玉函》、成本作"咽喉"。"此为胸有寒"，《千金》作"此以内有久痰"。

〔成〕病如桂枝证，为发热汗出恶风也。

〔方〕头不痛，项不强，言太阳经中无外入之风邪，以明非中风也。寸候身半以上，微浮，邪自内出也。胸中痞硬，痰涎塞膈也。气上冲咽喉者，痰涌上逆，或谓喉中声如曳锯，是也。寒，以痰言。

〔喻〕寒者，痰也。痰饮内动，身必有汗，加以发热恶寒，全似中风，但头不痛，项不强，此非外入之风，乃内蕴之痰，窒塞胸间，宜用瓜蒂散，以涌出其痰也。

〔周〕寒饮停蓄，阻遏胸中之阳，使卫气不能外固，故发热恶寒汗出也。

〔程〕邪气蕴蓄于膈间，此为胸有寒也。痞硬一证，因吐下者为虚，不因吐下者为实，实邪填塞心胸，中下二焦，为之阻绝，自不得不从上焦为出路，所谓在上者因而越之是也。

按：方氏诸家以寒为痰，盖瓜蒂能吐膈间之顽痰，故有此说，而不可以寒直斥为痰。程氏则为邪字看，极稳当矣。如钱氏单为风寒之寒，亦恐不尔。《厥阴篇》瓜蒂散条云：邪结在胸中，又云病在胸中，程说有所据。

瓜蒂散方

瓜蒂一分，熬黄　赤小豆一分○《玉函》作各六铢

上二味，各别捣筛为散，已合治之，取一钱匕，以香豉一合，用热汤七合，煮作稀糜，去滓，取汁和散，温顿服之。不吐者，少少加，得快吐乃止。诸亡血虚家，不可与瓜蒂散。"一钱匕"，《千金翼》作"半钱匕"。

〔鉴〕胸中者，清阳之府，诸邪入胸府，阻遏阳气，不得宣达，以致胸满痞硬，热气上冲，燥渴心烦，嗢嗢欲吐，脉数促者此热郁结也。胸满痞硬，气上冲咽喉不得息，手足寒冷，欲吐不能吐，脉迟紧者，此寒郁结也。

凡胸中寒热，与气与饮，郁结为病，谅非汗下之法所能治，必得酸苦涌泄之品，因而越之，上焦得通，阳气得复，痞硬可消，胸中可和也。瓜蒂极苦，赤豆味酸，相须相益，能疏胸中实邪，为吐剂中第一品也。而佐香豉汁合服者，藉谷气以保胃气也。服之不吐，少少加服，得快吐即止者，恐伤胸中元气也。此方奏功之捷，胜于汗下，所谓汗吐下三大法也。今人不知仲景子和之精义，置之不用，可胜惜哉！然诸亡血虚家，胸中气液已亏，不可轻与，特为申禁。

〔汪〕伤寒一病，吐法不可不讲。华元化云：伤寒至四日在胸，宜吐之。巢元方云：伤寒病三日以上，气浮在上部，胸心填塞满闷，当吐之则愈。仲景以此条论，特出之太阳下编者，以吐不宜迟，与太阳汗证相等，当于两三日间，审其证而用其法也。《条辨》以胸有寒为痰，亦通。盖胸有风寒，则其人平素饮食之积，必郁而成热，变而为痰，所以瓜蒂散，亦涌痰热之药也。《尚论篇》以此条证，竟列入痰病中，误矣。煮作稀糜，言以汤七合，煮香豉如糜粥之烂也。方氏以稀糜，为另是稀粥，大谬之极。

《古方选注》曰：瓜蒂散乃酸苦涌泄重剂，以吐胸寒者，邪结于胸，不涉太阳表实，只以三物为散，煮作稀糜，留恋中焦，以吐之，能事毕矣。瓜蒂性升，味苦而涌，豆性酸敛，味苦而泄，恐其未必即能宣越，故复以香豉汤，陈腐之性，开发实邪，定当越上而吐矣。

《外台秘要》，张文仲瓜蒂散，主伤寒胸中痞塞，瓜蒂、赤小豆各一两，上二味，捣散，白汤服一钱匕。

又范汪，疗伤寒及天行，瓜蒂散方，同上二味，捣作散，温汤二合，服一钱匕，药下便卧，若吐便且急忍也。候食顷不吐者，取钱五七散，二合汤

和服之，便吐矣，不吐复稍增，以吐为度。吐出青黄如菜汁者，五升以上为佳。若吐少病不除者，明日如前法，复服之，可至再三，不令人虚也。药力过时不吐，服汤一升，助药力也。吐出便可食，无复余毒。若服药过多者，益饮冷水解之。"和服"之下，《活人书》有"以手指撮之"五字。

《东垣试效方》曰：若有宿食而烦者，仲景以栀子大黄汤主之。气口三盛，则食伤太阴，填塞闷乱，极则心胃大疼，兀兀欲吐，得吐则已，俗呼食迷风是也。经云：上部有脉，下部无脉，其人当吐，不吐者死，宜瓜蒂散之类吐之。经云：高者因而越之，此之谓也。

《医方集解》曰：治卒中痰迷，涎潮壅盛，癫狂烦乱，人事昏沉，五痫痰壅上膈，及火气上冲，喉不得息，食填中脘，欲吐不出，量人虚实服之，吐时须令闭目紧束肚皮，吐不止者，葱白汤解之，良久不出者，含砂糖一块，即吐。○按：张子和不用豆豉，加人参、甘草，齑汁调下。吐不止者，用煎麝香汤。瓜苗闻麝香即死，所以立解。

《活人指掌辨疑》曰：瓜蒂，即丝瓜蒂，俗名藤萝。○按：此说，本草所不载，录以俟试验。舒氏亦云：如无甜瓜，丝瓜蒂可代。

病胁下素有痞，连在脐旁，痛引少腹，入阴筋者，此名脏结，死。
《玉函》《脉经》"病"下，有"者若"二字，"入阴筋"，作"入阴挟阴筋"。

〔程〕其人胁下素有痞积，阴邪之伏里者，根柢深且固也。今因新得伤寒，未察其阴经之痞，误行攻下，致邪气入里，与宿积相互，使脏之真气，结而不通，因连在脐旁，痛引少腹入阴筋，故名脏结，盖痞为阴邪，而脐旁，阴分也。在脏为阴，以阴邪结于阴经之脏，阳气难开，至此而结势已成，于法为死。

〔钱〕其痛下引少腹，入厥阴而控引睾丸之阴筋者，此等脏结，以阴气过极，阳气竭绝，故曰死。

〔锡〕上文论脏结，曰难治。曰不可攻，此复论脏结之死症，以见脏结可生，而亦可死也。

伤寒若吐若下后，七八日不解，热结在里，表里俱热，时时恶风，大渴，舌上干燥而烦，欲饮水数升者，白虎加人参汤主之。"白虎加人参汤"，《脉经》《千金》《千金翼》作"白虎汤"。"伤寒"下，成本有"病"字。

〔成〕若吐若下后七八日，则当解，复不解而热结在里，表热者，身热也。里热者，内热也。本因吐下后，邪气乘虚内陷为结热。若无表热，而纯为里热，则邪热结而为实。此以表热未罢，时时恶风，若邪气纯在表，则恶风无时，若邪气纯在里，则更不恶风，以时时恶风，知表里俱有热也。邪热结而为实者，则无大渴，邪热散漫则渴，今虽热结在里，表里俱热，未为结实，邪气散漫，熏蒸焦膈，故大渴，舌上干燥而烦，欲饮水数升，与白虎加人参汤，散热生津。

〔钱〕大渴舌上干燥而烦，欲饮水数升，则里热甚于表热矣，谓之表热者，乃热邪已结于里，非尚有表邪也。因里热太甚，其气腾达于外，故表间亦热，即《阳明篇》所谓蒸蒸发热，自内达外之热也。

〔汪〕时时恶风者，乃热极汗多，不能收摄，腠理疏，以故时时恶风也。里热，则胃腑中燥热，以故大渴，舌上干燥而烦，欲饮水数升，此因吐下之后，胃气虚，内亡津液，以故燥渴甚极也。

〔周〕口至干，舌至燥，无津液极矣，能生津液，而神速者，莫若人参，故加之。

按：《金鉴》云"伤寒"二字之下，当有"若汗"二字，盖发汗较吐下，更伤津液为多也。时时恶风，当是时汗恶风。若非"汗"字，则时时恶风，是表不解，白虎汤在所禁也。论中谓发热无汗，表不解者，不可与白虎汤，渴欲饮水，无表证者，白虎加人参汤主之，读者细玩经文自知，此说难从。

柯氏云：当汗不汗，反行吐下，是治之逆也。吐则津液亡于上，下得津液亡于下是也。

《伤寒类方》曰：胃液已尽，不在经，不在腑，亦非若承气症之有实邪，因胃口津液枯竭，内火如焚，欲引水自救，故其证如此，与热邪在腑者迥别。

《外台秘要》，仲景《伤寒论》，疗伤寒汗出，恶寒身热，大渴不止，欲饮水一二斗者，白虎加人参汤主之。○此条，本经不载，姑附存于此。

白虎加人参汤方

知母六两　石膏一斤，碎　人参二两○上篇，《玉函》作三两　甘草二两，炙　粳米六两

上五味，以水一斗，煮米熟，汤成去滓，温服一升，日三服。此方立夏后立秋前乃可服，立秋后不可服。正月二月三月尚凛冷，亦不可与服之。与之则呕利而腹痛，诸亡血虚家，亦不可与。得之则腹痛利者，但可温之当

愈。《玉函》作"春三月病常苦里冷"。按：此方，已见太阳上编，而无"此方立夏"以下六十二字，故再举于斯。此六十二字，疑是后人所添，而《玉函》《千金》及《翼》方，《外台秘要》，并有之，故不可妄删，姑存其旧耳。

《内台方议》：问曰，《活人书》云白虎汤，惟夏至发可用，何耶？答曰：非也。古人一方对一证，若严冬之时，果有白虎汤证，安得不用石膏？盛夏之时，果有真武汤证，安得不用附子？若老人可下，岂得不用硝黄？壮人可温，岂得不用姜附？此乃合用者必需之，若是不合用者，强而用之，不问四时，皆能为害也。

汪氏引徐春沂云：立夏后云云疑是后人所加。

张氏《伤寒百问·经络图》曰：白虎加人参名化斑汤，出异书。

伤寒无大热，口燥渴，心烦背微恶寒者，白虎加人参汤主之。《玉函》"心"，作"而"。《千金》及《翼》《外台》作"白虎汤"。

〔鉴〕伤寒身无大热，不烦不渴，口中和，背恶寒，附子汤主之者，属少阴病也。今伤寒身无大热，知热渐去表入里也。口燥渴心烦，知热已入阳明也。虽有背微恶寒一证，似乎少阴，但少阴证口中和，今口燥渴，是口中不和也。背恶寒，非阳虚，恶寒乃阳明内热，熏蒸于背，汗出肌疏，故微恶之也。主白虎汤，以直走阳明，大清其热，加人参者，盖有意以顾肌疏也。

〔钱〕此条之背恶寒，口燥渴而心烦者，乃内热生外寒也。非口中和之背恶寒，可比拟而论也。

〔汪〕内蒸热而表必多汗，以故恶寒，与上条恶风之义相同。

按：背恶寒，成氏以为表邪未尽，程氏以为阳虚，并非也。《伤寒类方》曰：此亦虚燥之症，微恶寒，谓虽恶寒而甚微，又周身不寒，寒独在背，知外邪已解若大恶寒，则不得用此汤矣。

伤寒脉浮，发热无汗，其表不解，不可与白虎汤。渴欲饮水，无表证者，白虎加人参汤主之。"解"下，成本《玉函》《外台》有"者"字。《千金》及《翼》《外台》作"白虎汤"。

〔魏〕脉浮而不至于滑，则热未变而深入，正发热无汗，表证显然如此，不可与白虎汤，徒伤胃气，言当于麻黄汤、大青龙、桂枝二越婢一之间求治法也。如其人渴欲饮水，与之水，果能饮者，是表邪变热，已深入矣。再诊脉无浮缓浮紧之表脉，审证无头身疼痛，发热无汗之表证，即用白虎加人参，补中益气，止其燥渴。

〔钱〕若渴欲饮水，则知邪热已入阳明之里，胃中之津液枯燥矣，然犹必审其无表证者，方以白虎汤，解其烦热，又加人参，以救其津液也。

太阳少阳并病，心下硬，颈项强而眩者，当刺大椎、肺俞、肝俞，慎勿下之。《玉函》"太阳"下，有"与"字。"硬"，作"痞坚"二字。"大椎"下，有"一间"二字。成本无"肝俞"二字，考注文，系脱文。

〔成〕心下痞硬而眩者，少阳也。颈项强者，太阳也。刺大椎、肺俞，以泻太阳之邪，而以太阳脉下项挟脊故尔。肝俞以泻少阳之邪，以胆为肝之腑故尔。太阳为在表，少阳为在里，明是半表半里证，前第八证云：不可发汗，发汗则谵语，是发汗攻太阳之邪，少阳之邪，益甚于胃，以发谵语，此云慎勿下之，攻少阳之邪，太阳之邪，乘虚入里，必作结胸。《经》曰：太阳少阳并病，而反下之成结胸。

〔方〕颈项，亦头项之互词，前条言眩冒，此有眩无冒，差互详略耳。

〔汪〕大椎一穴，实合太少而齐泻，诸家注皆不明用针之理，竟置大椎而不论，大误之极。

太阳与少阳合病，自下利者，与黄芩汤。若呕者，黄芩加半夏生姜汤主之。

〔成〕太阳阳明合病自下利，为在表，当与葛根汤发汗，阳明少阳合病自下利，为在里，可与承气汤下之。此太阳少阳合病自下利，为在半表半里，非汗下所宜，故与黄芩汤，以和解半表半里之邪，呕者，胃气逆也。故加半夏生姜，以散逆气。

〔钱〕太少两阳经之证，并见而为合病，太阳虽在表，而少阳逼处于里，已为半表半里，以两经之热邪内攻，令胃中之水谷下奔，故自下利。

〔汪〕太少合病，而至自利，则在表之寒邪，悉郁而为里热矣，里热不实，故与黄芩汤以清热益阴，使里热清而阴气得复，斯在表之阳热自解，所以此条病，不但太阳桂枝，在所当禁，并少阳柴胡，亦不须用也。

〔鉴〕太阳与少阳合病，谓太阳发热头痛，或口苦咽干目眩，或胸满，脉或大而弦也若表邪盛，肢节烦疼，则宜与柴胡桂枝汤，两解其表矣，今里热盛，而自下利，则当与黄芩汤清之，以和其里也。

按：此条证，张璐周禹载，以为温病，魏氏驳之是也。

《医方集解》曰：合病者，谓有太阳症之身热头痛脊强，又有少阳症之耳聋胁痛，呕而口苦，寒热往来也。自利者，不因攻下，而泄泻也。自利，固多可温，然肠胃有积结，与下焦客热，又非温剂所能止，或分利之，或攻泄之可也。

黄芩汤方

黄芩三两〇《玉函》作二两　芍药二两　甘草二两，炙　大枣十二枚，擘

上四味，以水一斗，煮取三升，去滓，温服一升，日再，夜一服。成本"一服"下，有"若呕者，加半夏半升，生姜三两"十二字，而无"黄芩加半夏生姜汤方"。成本第十卷，生姜一两半

黄芩加半夏生姜汤方

黄芩三两　芍药二两　甘草二两，炙　大枣十二枚，擘　半夏半升，洗　生姜一两半，一方三两切

上六味，以水一斗，煮取三升，去滓，温服一升，日再，夜一服。

〔汪〕此小柴胡加减方也。热不在半表，已入半里，故以黄芩主之，虽非胃实，亦非胃虚，故不须人参补中也。

〔钱〕黄芩撤其热，而以芍药敛其阴，甘草大枣，和中而缓其津液之下奔也。若呕者，是邪不下走而上逆，邪在胃口，胸中气逆而为呕也。故加半夏之辛滑，生姜之辛散，为蠲饮治呕之专剂也。

〔徐〕因此而推展之，凡杂证因里未和而下利者，黄芩汤可为万世之主方矣。《玉函经》黄芩人参汤方，黄芩、人参、桂枝、干姜各二两，半夏半升，大枣十二枚，上六味，以水七升，煮取二升，去滓，分温再服。〇此方无治证，盖与黄连汤略同。此方，《外台》名黄芩汤，治干呕下利。

《医方集解》曰：昂按二经合病，何以不用二经之药？盖合病而兼下利，是阳邪入里，则所重者在里，故用黄芩，以彻其热，而以甘芍大枣，和其太阴，使里气和，则外证自解，和解之法，非一端也。仲景之书，一字不苟，此证单言下利，故此方亦单治下利，机要用之，治热痢腹痛，更名黄芩芍药汤，又加木香、槟榔、大黄、黄连、当归、官桂更名芍药汤，治下痢。

仲景此方，遂为万世治痢之祖矣。本方除大枣，名黄芩芍药汤，治火升鼻衄，及热痢。出《活人书》黄芩加半夏生姜汤，亦治胆腑发咳，呕苦水，如胆汁。

伤寒胸中有热，胃中有邪气，腹中痛欲呕吐者，黄连汤主之。

〔成〕此伤寒邪气传里，而为下寒上热也。胃中有邪气，使阴阳不交，阴不得升，而独治于下，为下寒，腹中痛，阳不得降，而独治于上，为胸中热欲呕吐，与黄连汤，升降阴阳之气。

〔程〕此等证，皆本气所生之寒热，无关于表，故着二"有"字。

〔鉴〕伤寒未解，欲呕吐者，胸中有热邪上逆也。腹中痛者，胃中有寒邪内攻也。此热邪在胸，寒邪在胃，阴阳之气不和，失其升降之常，故用黄连汤，寒温互用，甘苦并施，以调理阴阳，而和解之也。伤寒邪气入里，因人脏气素有之寒热而化，此则随胃中有寒，胸中有热而化，腹中痛欲呕吐，故以是方主之。

〔汪〕《条辨》《尚论篇》，皆以风寒二邪，分阴阳寒热，殊不知风之初来，未必非寒，寒之既入，亦能成热，不可拘也。

《病源候论》冷热不调候曰：夫人营卫不调，致令阴阳痞塞，阳并于上则上热，阴并于下则下冷，上焦有热，或喉口生疮，胸膈烦满，下焦有冷，则腹胀肠鸣，绞痛泄利。

《宣明论》曰：腹痛欲呕吐者，上热下寒也。以阳不得降，而胸热欲呕，阴不得升，而下寒腹痛，是升降失常也。

黄连汤方

黄连三两○《玉函》作二两　甘草三两，炙○《玉函》作一两　干姜三两○《玉函》作一两　桂枝三两，去皮○《玉函》作二两　人参二两○《千金翼》作三两　大枣十二枚，擘　半夏半升洗○《玉函》作五合

上七味，以水一斗，煮取六升，去滓，温服，昼三夜二，疑非仲景方。

成本作"温服一升，日三服，夜二服"，无"疑非仲景方"五字，《玉函》亦无。

〔鉴〕君黄连以清胸中之热，臣干姜以温胃中之寒，半夏降逆，佐黄连呕吐可止，人参补中，佐干姜腹痛可除，桂枝所以安外，大枣所以培中也。然此汤寒温不一，甘苦并投，故必加甘草，协和诸药，此为阴阳相格，寒热并施之治法也。

〔柯〕此与泻心汤大同，而不名泻心者，以胸中素有之热，而非寒热相结于心下也。看其君臣更换处，大有分寸。

《伤寒类方》曰：即半夏泻心汤去黄芩加桂枝，诸泻心之法，皆治心胃

之间，寒热不调，全属里症，此方以黄芩易桂枝，去泻心之名，而曰黄连汤，乃表邪尚有一分未尽，胃中邪气，尚当外达，故加桂枝一味，以和表里，则意无不到矣。

伤寒八九日，风湿相搏，身体疼烦，不能自转侧，不呕不渴，脉浮虚而涩者，桂枝附子汤主之。若其人大便硬。【原注】一云：脐下心下硬。**小便自利者，去桂加白术汤主之。**"疼烦"，成本作"烦疼"，《脉经》作"疼痛"。"不渴"下，《外台》有"下之"二字。《千金翼》有"下已"二字。"去桂加白术汤"，《玉函》《脉经》《千金翼》作"术附子汤"。成本"桂"下，有"枝"字。

〔鉴〕伤寒八九日，不呕不渴，是无伤寒里病之证也。脉浮虚涩，是无伤寒表病之脉也。脉浮虚，主在表虚风也。涩者，主在经寒湿也。身体疼烦，属风也。不能转侧，属湿也。乃风湿相搏之证，非伤寒也。与桂枝附子汤，温散其风湿，使从表而解也。若脉浮实者，则又当以麻黄加术汤，大发其风湿也。如其人有是证，虽大便硬，小便自利，而不议下者，以其非邪热入里之硬，乃风燥湿去之硬，故仍以桂枝附子汤去桂枝，以大便硬，小便自利，不欲其发汗，再夺津液也。加白术，以身重着湿在肉分，用以佐附子，逐湿气于肌也。

程林《金匮直解》曰：风淫所胜，则身烦疼，湿淫所胜，则身体难转侧，风湿相搏于营卫之间，不干于里，故不呕不渴也。脉浮为风，涩为湿，以其脉近于虚，故用桂枝附子汤，温经以散风湿。小便利者，大便必硬，桂枝近于解肌，恐大汗，故去之，白术去肌湿，不妨乎内，故加之。

《内台方议》曰：问曰，此书皆是伤寒之法，又兼此风湿之证杂之，何耶？答曰：此人先有湿气，因伤中风寒，合而成此证，以此添入伤寒法中，昔自祖师张仲景开化以来，此风湿暍风温湿温等证，皆在《金镜外台》法中，因三国混乱，书多亡失，《外台》之书，流荡不全，因王叔和得伤寒，足六经之法，集成《伤寒论》，间得风湿数篇，杂入此中，故曰痉湿暍三种，宜应别论，惟得正传者方知之。

按：相搏之搏，方氏改作抟，注云：抟，捖聚也。言风与湿，捖合团聚，共为一家之病也。此说非也。盖搏，薄同，王冰《平人气象论》注引《辨脉》，阴阳相搏名曰动，作相薄，可以证也。

桂枝附子汤方

桂枝四两，去皮　　附子三枚，炮去皮，破○成本"破八片"，钱本，作"二枚"　　生姜三两，切　大枣十二枚，擘　甘草二两，炙

上五味，以水六升，煮取二升，去滓，分温三服。

去桂加白术汤方○《金匮》"白术附子汤"即是，《玉函》名"术附汤"，《金鉴》，作"桂枝附子去桂枝加白术汤"。

附子三枚，炮去皮，破　　白术四两　　生姜三两，切○《玉函》作二两　　甘草二两，炙○《玉函》作三两　　大枣十二枚，擘○《玉函》作十五枚

上五味，以水六升，煮取二升，去滓，分温三服，初一服，其人身如痹，半日许复服之，三服都尽，其人如冒状，勿怪。此以附子术，并走皮内，逐水气未得除，故使之耳。法当加桂四两，此本一方二法，以大便硬，小便自利，去桂也。以大便不硬，小便不利，当加桂、附子三枚，恐多也。虚弱家及产妇，宜减服之。去桂加白术汤，《金匮》，用附子一枚，白术二两，生姜、甘草各一两，大枣六枚。水"六升"，作"三升"。"二升"，作"一升"。《外台》引仲景《伤寒论》，本云附子一枚，今加之二枚，名附子汤，又云：此二方，但治风湿，非治伤寒也。

〔徐〕是风湿相搏，以不头疼，不呕渴，知风湿之邪，不在表，不在里，而在躯壳，然其原因于寒，几于风寒湿合而为痹矣。桂枝汤本属阳剂，而芍药非寒湿证所宜，故易以附子之辛热，多至三枚，从桂枝之后，为纯阳刚剂，以开凝结之阴邪，然脉不单涩而浮虚，先见是湿少而风多也。故藉一附子，而迅扫有余，否则又宜去桂枝加术汤，驱湿为主矣。

吴仪洛《方论》曰：此即桂枝去芍药加附子汤，又加附子二枚。又即后条之甘草附子汤，以姜枣易术之变制也。

汪氏云：若其人大便硬，小便自利者，《后条辨》云：此湿虽盛而津液自虚也。于上汤中，去桂，以其能走津液。加术，以其能生津液。或问云：小便利则湿去矣，何以犹言湿盛？余答云：湿热郁于里，则小便不利，寒湿搏于经，则小便自利。又有昧理者云：大便溏，宜加白术，殊不知白术为脾家主药。《后条辨》云：燥湿以之，滋液亦以之。

《直指方》带下论云：《经》曰卫气者所以温分肉，充皮肤，肥腠理，司开阖。卫气若虚，则分肉不温，皮肤不充，腠理不肥，而开阖失其司耳。况胃为血海，水液会焉，胃者中央之土，又所以主肌肉，而约血水也。卫气与胃气俱虚，则肌弱而肤空，血之与水，不能约制，是以涓涓漏卮，休作无

时，而不暂停矣，然则封之止之，其可不加意于固卫浓脾之剂乎？此桂枝附子汤，以之固卫，而人参、白术、茯苓、草果、丁香、木香以之浓脾，二者俱不可阙也。

风湿相搏，骨节疼烦，掣痛不得屈伸，近之则痛剧，汗出短气，小便不利，恶风不欲去衣，或身微肿者，甘草附子汤主之。"疼烦"，成本作"烦疼"，是。

〔喻〕此条复互上条之意，而辨其症之较重者，痛不可近，汗出短气，恶风不欲去衣，小便不利，或身微肿，正相搏之最剧处。

〔钱〕掣痛者，谓筋骨肢节抽掣疼痛也。不得屈伸，寒湿之邪，流着于筋骨肢节之间，故拘挛不得屈伸也。近之则痛剧者，即烦疼之甚也。疼而烦甚，人近之则声步皆畏，如动触之而其痛愈剧也。汗出，即中风汗自出也。短气，邪在胸膈，而气不得伸也。小便不利，寒湿在中，清浊不得升降，下焦真阳之气化不行也。恶风不欲去衣，风邪在表也。或微肿者，湿淫肌肉，《经》所谓湿伤肉也。风邪寒湿，搏聚而不散，故以甘草附子汤主之。

〔方〕或，未定之词。身微肿，湿外薄也。不外薄则不肿，故曰或也。

〔程〕以上二条，虽云风湿相搏，其实各夹有一"寒"字在内，即三气合而为痹之证也。邪留于筋骨之间，寒多则筋挛骨痛。

甘草附子汤方

白术二两○《玉函》作三两　　桂枝四两，去皮　　附子二枚，炮，去皮○汪、周作破八片
甘草二两炙○《玉函》《外台》作三两

上四味，以水六升，煮取二升，去滓，温服一升，日三服。初服得微汗则解，能食汗止，复烦者，将服五合，恐一升多者，宜服六七合为始。《玉函》"二升"，作"三升"。"汗止"，《金匮》、成本作"汗出"，无"将"字。"始"，《金匮》、成本作"妙"，《千金翼》作"愈"，徐彬《金匮论注》，沈明宗编注，作"佳"。

〔徐〕此与桂枝附子汤证，同是风湿相搏，然彼以病浅寒多，故肢体为风湿所困，而患止躯壳之中，此则风湿两胜，挟身中之阳气，而奔逸为灾，故骨节间，风入增劲，不能屈伸，大伤其卫，而汗出短气恶风，水亦乘风作势，而身微肿，其病势方欲扰乱于肌表，与静而困者不侔矣。

〔吴〕此方用附子除湿温经，桂枝祛风和营，术去湿实卫，甘草辅诸药，而成敛散之功也。

〔周〕此证较前条更重，且里已受伤，曷为反减去附子耶？前条风湿尚在外，在外者利其速去，此条风湿半入里，入里者妙在缓攻，仲景止恐附子多，则性猛且急，筋节之窍，未必骤开，风湿之邪，岂能托出，徒使汗大出，而邪不尽耳。君甘草也，欲其缓也。和中之力短，恋药之用长也。此仲景所以前条用附子三枚者，分三服，此条止二枚者，初服五合，恐一升为多，宜服六七合，全是不欲尽剂之意。学人于仲景书有未解，即于本文中，求之自得矣。

〔钱〕虽名之曰甘草附子汤，实用桂枝去芍药汤，以汗解风邪，增入附子、白术，以驱寒燥湿也。

〔汪〕《后条辨》云：以上三方，俱用附子者，以风伤卫而表阳已虚，加寒湿而里阴更胜，凡所见证，皆阳气不充，故经络关节得着湿，而卫阳愈虚耳。愚以此言，实发仲景奥义。

按：《千金方》，脚气，四物附子汤即是，方后云：体肿者，加防己四两，悸气小便不利，加茯苓三两，《三因方》六物附子汤，即是。

伤寒脉浮滑，此以表有热，里有寒，白虎汤主之。【原注】巨亿等谨按：前篇云热结在里，表里俱热者，白虎汤主之。又云：其表不解，不可与白虎汤。此云脉浮滑，表有热，里有寒者，必"表里"字差矣。又阳明一证云：脉浮迟，表热里寒，四逆汤主之。又少阴一证云：里寒外热，通脉四逆汤主之。以此表里自瘥，明矣。《千金翼》云白通汤，非也。○《玉函》作"伤寒脉浮滑，而表热里寒者，白通汤主之"。旧云白通汤，一云白虎者恐非。注云：旧云以下，出叔和。今考《千金翼》作白虎汤，疑《玉函》误矣。"此"字，《玉函》作"而"。成本无"以"字，程本、张本作"里有热表有寒"，盖原于林亿说也。柯氏作"表有热里有邪"，盖原于成注。

〔鉴〕王三阳云：经文"寒"字，当"邪"字解，亦热也。其说甚是，若是"寒"字，非白虎汤证矣。此言伤寒太阳证罢，邪传阳明，表里俱热，而未成胃实之病也。脉浮滑者，浮为表有热之脉，阳明表有热，当发热汗出。滑为里有热之脉，阳明里有热，当烦渴引饮，故曰表有热，里有热也。此为阳明表里俱热之证，白虎乃解阳明表里俱热之药，故主之也。不加人参者，以其未经汗吐下不虚也。

〔钱〕若胃实而痛者，为有形之邪，当以承气汤下之，此但外邪入里，为无形之热邪，故用寒凉清肃之白虎汤，以解阳明胃腑之邪热也。

按：此条诸说不一，成氏云里有寒，有邪气传里也。以邪未入腑，故止言寒，如瓜蒂散证云胸上有寒者是也。

方氏云：里有寒者，"里"字非对表而称，以热之里言，盖伤寒之热，本寒因也，故谓热。里有寒，指热之所以然者言也。喻氏云：里有寒者，伤寒传入于里，更增里热，但因起于寒，故推本而曰里有寒。程氏云：读《厥阴篇》中，脉滑而厥者，里有热也。白虎汤主之，则知此处"表里"二字，为错简。里有热，表有寒，亦是热结在里，郁住表气于外，但较之时时恶风，背微恶寒者，少倾忽零星之状。张氏亦改表有寒里有热，云热邪初乘肌表，表气不能胜邪，其外反显假寒，故言表有寒，而伏邪始发未尽，里热犹盛，故云里有热。志聪云：此表有太阳之热，里有癸水之寒，夫癸水虽寒，而与阳明相搏，则戊己化火，为阳热有余，故以白虎汤，清两阳之热。锡驹云：太阳之标热在表，此表有热也。太阳之本寒在里，此里有寒也。凡伤于寒，则为病热，故宜白虎汤主之。魏氏云：此里尚为经络之里，非脏腑之里，亦如卫为表，营为里，非指脏腑而言也。钱氏云：白虎汤为表邪未解之所忌用，若云伤寒表有热，固非所宜，而曰里有寒，尤所当忌，而仲景反以白虎汤主之，何也？以意推之，恐是先受之寒邪，已经入里，郁而为热，本属寒因，故曰里有寒，邪既入里，已入阳明，发而为蒸蒸之热，其热自内达外，故曰表有热。柯氏改寒作邪，云旧本作里有寒者误，此虽表里并言，而重在里热，所谓结热在里，表里俱热者也。以上诸说如此，特林氏、程氏解，似义甚切当，其余则含糊牵扭，难以适从，至其顺文平稳，则《金鉴》为得，故姑揭其说尔。

《汤液本草》东垣云：胸中有寒者，瓜蒂散吐之。又表热里寒者，白虎汤主之。瓜蒂知母，味苦寒，而治胸中寒，又里寒，何也？答曰：成无己注云，即伤寒，寒邪之毒，为热病也。读者要逆识之，如《论语》言乱臣十人，《书》言唯以乱民，其能而乱四方。乱，皆治也。乃治乱者也。故云乱臣乱四方也。仲景所言"寒"之一字，举其初而言之，热病在其中矣。若以寒为寒冷之冷，无复用苦寒之剂，兼言白虎，订脉尺寸俱长，则热可知矣。

白虎汤方

知母六两　石膏一斤，碎　甘草二两，炙　粳米六合

上四味，以水一斗，煮米熟，汤成去滓，温服一升，日三服。《外台》作水一斗二升，煮取米熟，去米纳药，煮取六升，去滓，分六服。

〔柯〕阳明邪从热化，故不恶寒而恶热。热蒸外越，故热汗出。热烁胃

中，故渴欲饮水。邪盛而实，故脉滑。然犹在经，故兼浮也。盖阳明属胃，外主肌肉，虽内外大热而未实，终非苦寒之味所宜也。石膏辛寒，辛能解肌热，寒能胜胃火，寒能沉内，辛能走外，此味两擅内外之能，故以为君。知母苦润，苦以泻火，润以滋燥，故用为臣。甘草、粳米调和于中宫，且能土中泻火，稼穑作甘，寒剂得之缓其寒，苦剂得之平其苦，使二味为佐，庶大寒大苦之品，无伤损脾胃之虑也。煮汤入胃，输脾归肺，水精四布，大烦大渴可除矣。白虎为西方金神，取以名汤者，秋金得令，而炎暑自解。

《伤寒明理论》曰：白虎，西方金神也。应秋而归肺，热甚于内者，以寒下之，热甚于外者，以凉解之，其有中外俱热，内不得泄，外不得发者，非此汤则不能解也。夏热秋凉，暑之气，得秋而止，秋之令曰处暑，是汤以白虎名之，谓能止热也。

《活人书》化斑汤，治斑毒，于本方加葳蕤，用糯米。云：大抵发斑，不可用表药，表虚里实，若发汗开泄，更增斑烂也，当用此汤。

又曰：问两胫逆冷，胸腹满，多汗，头目痛，苦妄言，此名湿温病，苦两胫逆冷，腹满，又胸多汗，头目痛，苦妄言，其脉阳濡而弱，阴小而急，治在太阴，不可发汗，汗出必不能言，耳聋不知痛所在，身青面色变，名曰重，如此死者，医杀之耳，白虎加苍术汤。于本方加苍术三两，此方出《伤寒微旨》，亦仿《金匮》白虎加桂汤。

《和剂局方》白虎汤，治伤寒大汗出后，表证已解，心胸大烦渴欲饮水，及吐或下后，七八日邪毒不解，热结在里，表里俱热，时时恶风大渴，舌上干燥而烦，欲饮水数升者，宜服之。又治夏月中暑毒，汗出恶寒，身热而渴。

《医学纲目》曰：孙兆治一人自汗，两足逆冷至膝下，腹满不省人事，孙诊六脉，小弱而急，问其所服药，取视皆阴病药也。孙曰：此非受病重，药能重病耳，遂用五苓散白虎汤，十余帖，病少苏，再服痊愈。或问治法，孙曰：病人伤暑也。始则阳微厥，而脉小无力，医谓阴病，遂误药，其病厥，用五苓散利小便，则腹减，白虎解利邪热，则病愈。凡阴病胫冷，则臂亦冷，汝今胫冷，臂不冷，则非下厥上行，所以知是阳微厥也。

又曰：火喘，用本方加瓜蒌仁、枳壳、黄芩神效。出初虞世《医方选要》人参石膏汤，治膈消，上焦燥渴，不饮多食，于本方，加黄芩、杏仁、人参。

《活人大全》病在半表半里，热不退，脉尚浮洪者，当微表者，小柴胡汤，合本方和之。

《方脉正宗》治胃家实热或嘈杂，消渴善饥，或齿痛，于本方，去粳米加竹叶、芍药。出《本草汇言》。

伤寒脉结代，心动悸，炙甘草汤主之。"心动悸"，《玉函》作"心中惊悸"。

〔鉴〕心动悸者，谓心下筑筑惕惕然，动而不自安也。若因汗下者，多虚，不因汗下者，多热。欲饮水，小便不利者，属饮。厥而下利者，属寒。今病伤寒，不因汗下而心动悸，又无饮热寒虚之证，但据结代不足之阴脉，即主以炙甘草汤者，以其人平日血气衰微，不任寒邪，故脉不能续行也。此时虽有伤寒之表未罢，亦在所罔顾，总以补中生血复脉为急，通行营卫为主也。

炙甘草汤方

甘草四两，炙　生姜三两，切　人参二两　桂枝三两，去皮　生地黄一斤○《金匮》有"酒洗"字，《千金翼》有"切"字　大枣三十枚，擘○成本、《玉函》作十二枚　阿胶二两　麦门冬半升，去心　麻仁半升○成本作麻子仁

上九味，以清酒七升，水八升，先煮八味，取三升，去滓，纳胶烊消尽，温服一升，日三服。一名复脉汤。

〔柯〕一百十三方，未有用及地黄、麦冬者，恐亦叔和所附，然以二味，已载《神农本经》，为滋阴之上品，因伤寒一书，故置之不用耳，此或阳亢阴竭而然，复出补阴制阳之路，以开后学滋阴一法。生地黄、麦冬、阿胶滋阴，人参、桂枝清酒以通脉，甘草姜枣，以和营卫，结代可和，而悸动可止矣。

〔张〕津液枯槁之人，宜预防二便秘涩之虞。麦冬、生地溥滋膀胱之化源，麻仁、阿胶专主大肠之枯约，免致阴虚泉竭，火燥血枯，此仲景救阴退阳之妙法也。

柯氏《方论》曰：仲景凡于不足之脉，阴弱者用芍药以益阴，阳虚者用桂枝以通阳，甚则加人参以生脉，此以中虚脉结代，用生地黄为君，麦冬为臣，峻补真阴者，然地黄、麦冬，味虽甘，而气则寒，非发陈蕃秀之品，必得人参、桂枝以通阳脉，生姜、大枣以和营卫，阿胶补血，甘草之缓，不使速下，清酒之猛，捷于上行，内外调和，悸可宁而脉可复矣。酒七升，水八升，只取三升者，久煎之则气不峻，此虚家用酒之法，且知地黄、麦冬得酒

则良，此证当用酸枣仁，肺痿用麻子仁可也。如无真阿胶，以龟甲胶代之。

按：《名医别录》，甘草通经脉，利血气。《证类本草》《伤寒类要》治伤寒心悸，脉结代者，甘草二两，水三升，煮一半，服七合，日一服。由是观之，心悸脉结代，专主甘草，乃是取乎通经脉，利血气，此所以命方曰炙甘草汤也。诸家厝而不释者何？

《千金翼》复脉汤，治虚劳不足，汗出而闷，脉结心悸，行动如常，不出百日。危急者二十一日死。越公杨素，因患失脉七日，服五剂而复。

《千金方》炙甘草汤，治肺痿涎唾多出血，心中温温液液者。即本方，《外台秘要》，引仲景《伤寒论》，主疗并同。

《卫生宝鉴》，至元庚辰六月中，许伯威五旬有四，中气本弱，病伤寒八九日，医者见其热甚，以凉剂下之，又食梨三四枚，伤脾胃，四肢冷，时昏愦，请予治之。诊其脉，动而中止，有时自还，乃结脉也。亦心动悸，吃噫不绝，色青黄，精神减少，目不欲开，蜷卧恶人语，予以炙甘草汤治之，减生地黄，恐损阳气。锉一两，服之不效，再于市铺，选尝气味浓者，再煎服之，其病减半，再服而愈。凡药昆虫草木，生之有地，根叶花实，采之有时，失其地性味少异，失其时气味不全，又况新陈不同，精粗不等，倘不择用，用之不效，医之过也。

《张氏医通》曰：酒色过度，虚劳少血，津液内耗，心火自炎，致令燥热乘肺，咯唾脓血，上气涎潮，其嗽连续不已，加以邪客皮毛，入伤于肺，而自背得之尤速，当炙甘草汤。

徐彬《金匮论注》曰：余外家曾病此，初时涎沫成碗，服过半月，痰少而愈，但最难吃，三四日内，猝无捷效耳。

脉按之来缓，时一止复来者，名曰结。又脉来动而中止，更来小数，中有还者，反动，名曰结阴也。脉来动而中止，不能自还，因而复动者，名曰代，阴也。得此脉者，必难治。成本"缓"下，有"而"字，无"复动之者"。《玉函》无此条。

〔喻〕此段，本为结代二脉下注脚。

〔方〕此承结代，而推言结阴代阴，以各皆详辨其状，与辨脉第九章意同。

〔汪〕脉以指按之来，来者，滑伯仁云自骨肉之分，而出于皮肤之际，气之升者是也。

〔钱〕结者，邪结也。脉来停止暂歇之名，犹绳之有结也。凡物之贯于绳上者，遇结必碍，虽流走之甚者，亦必少有逗留，乃得过也。此因气虚血涩，邪气间隔于经脉之间耳。虚衰则气力短浅，间隔则经络阻碍，故不得快于流行而止歇也。动而中止者，非《辨脉法》中阴阳相搏之动也。谓缓脉正动之时，忽然中止，若有所遏而不得动也。更来小数者，言止后更勉强作小数，小数者，郁而复伸之象也。小数之中，有脉还而反动者，名曰结阴。《辨脉法》云：阴盛则结，故谓之结阴也。代，替代也。气血虚惫，真气衰微，力不支给，如欲求代也。动而中止句，与结脉同，不能自还，因而复动者，前因中止之后，更来小数，随即有还者反动，故可言自还。此则止而未即复动，若有不复再动之状，故谓之不能自还。又略久复动，故曰因而复动，本从缓脉中来，为阴盛之脉，故谓之代阴也。上文虽云脉结代者，皆以炙甘草汤主之。然结为病脉，代为危候，故又有得此脉者，必难治句，以申明其义。

按：脉来动之动，周氏、柯氏、志聪并以为阴阳相搏之动脉，非也。

《脉经》曰：代脉来数，中止不能自还，因而复动，脉结者生，代者死。

《诊家正眼》曰：结脉之止，一止即来，代脉之止，良久方至。《内经》，以代脉之见，为脏气衰微，脾气脱绝之诊也。惟伤寒心悸，怀胎三月，或七情太过，或跌仆重伤，及风家痛家，俱不忌，代脉未可断其必死。

按：方氏云本条结代，下文无代，而有代阴，中间疑漏代一节。

《金鉴》云：脉按之来缓，时一止至，名曰结阴也。数语，文义不顺，且前论促结之脉已明，当是衍文。二书所论如是，要之此条实可疑尔。

卷 四

辨阳明病脉证并治

问曰：病有太阳阳明，有正阳阳明，有少阳阳明，何谓也？答曰：太阳阳明者，脾约【原注】一云络。是也。正阳阳明者，胃家实是也。少阳阳明者，发汗利小便已，胃中躁烦实，大便难是也。《玉函》二"少阳"字，并作"微阳"，无"烦实"字。云"脾约"，一作"脾结"，《千金翼》同，柯氏删此条。○按：《玉函》无"烦实"二字，似甚允当。

〔鉴〕阳明可下之证，不只于胃家实也。其纲有三，故又设问答，以明之也。太阳之邪，乘胃燥热，传入阳明，谓之太阳阳明，不更衣无所苦，名脾约者是也。太阳之邪，乘胃宿食，与燥热结，谓之正阳阳明，不大便内实满痛，名胃家实者是也。太阳之邪，已到少阳，法当和解，而反发汗利小便伤其津液，少阳之邪，复乘胃燥，转属阳明，谓之少阳阳明，大便涩而难出，名大便难者是也。

〔钱〕太阳阳明者，太阳证犹未罢者，若发汗，若下，若利小便，亡津液，而胃中干燥，大便难者，遂为脾约也。脾约以胃中之津液言，胃无津液，脾气无以转输，故如穷约而不能舒展也。所以有和胃润燥之法，正阳阳明，乃热邪宿垢，实满于胃，而有荡涤之剂。少阳阳明，以少阳证，而发其汗，且利其小便，令胃中之津液干燥而烦，是少阳之邪，并归于胃，故曰躁烦实，实则大便难也。其治当与太阳阳明之脾约不远矣。

〔汪〕愚以大抵太阳阳明宜桂枝加大黄汤，正阳阳明宜三承气汤选用，少阳阳明宜大柴胡汤，此为不易之法。

阳明之为病，胃家实【原注】一作寒。**是也。**《玉函》以此条冠本篇之首，是也。成本无"是"字。

〔柯〕阳明为传化之腑，当更实更虚，食入胃实而肠虚，食下肠实而胃虚，若但实不虚，斯为阳明之病根矣。胃实不是阳明病，而阳明之为病，悉从胃实上得来，故以胃家实为阳明一经之总纲也。然致实之由，最宜详审，有实于未病之先者，有实于得病之后者，有风寒外束，热不得越而实者，有妄汗吐下，重亡津液而实者，有从本经热盛而实者，有从他经转属而实者，此只举其病根在实耳。

按：阳明提纲，与《内经·热论》不同，《热论》重在经络，病为在表，此经里证为主，里不和，即是阳明病，是二经所由分也。

〔方〕实者，大便结为硬满，而不得出也。作于迟早不同，非日数所可拘。

问曰：何缘得阳明病？答曰：太阳病，若发汗，若下，若利小便，此亡津液，胃中干燥，因转属阳明，不更衣，内实大便难者，此名阳明也。《玉函》"也"上，有"病"字。《千金翼》"衣"下，有"而"字。

〔成〕本太阳病不解，因汗利小便亡津液，胃中干燥，太阳之邪入腑，转属阳明，古人登厕必更衣，不更衣者，通为不大便。不更衣，则胃中物不得泄，故为内实。胃无津液，加之蓄热，大便则难，为阳明里实也。

〔汪〕或问，太阳病若下，则胃中之物已去，纵亡津液，胃中干燥，未必复成内实。余答云：方其太阳初病时，下之不当，徒亡津液，胃中之物，依然不泄，必转属阳明而成燥粪，故成内实之证。《总病论》曰更衣，即登厕也。非颜师古注汉书更衣之义，《集验方》痔有更衣挺出，妨于更衣，更衣出清血，故以知之。○《集验方》之说，今见《外台》五痔论。

问曰：阳明病外证云何？答曰：身热汗自出，不恶寒，反恶热也。《玉函》《千金翼》"反"上，有"但"字。

〔汪〕上言阳明病，系胃家内实，其外见证，从未言及，故此条又设为问答，夫身热与发热异，以其热在肌肉之分，非若发热之翕翕然，仅在皮肤以外也。汗自出者，胃中实热，则津液受其蒸迫，故其汗自出，与太阳中风，汗虽出而不能透，故其出甚少亦有异。此条病，则汗由内热蒸出，其出必多，而不能止也。不恶寒者，邪不在表也。反恶热者，明其热在里也。伤寒当恶寒，故以恶热为反。夫恶热虽在内之证，其状必见于外，或扬手掷足，迸去覆盖，势所必至，因外以征内，其为阳明胃实证无疑矣。《尚论篇》以此条病，辨阳明中风证兼太阳，若以其邪犹在于经，大误之极，大抵此条病，乃承气汤证。

〔柯〕四证是阳明外证之提纲，故胃中虚冷，亦得称阳明病者，因其外证如此也。

按：方氏、魏氏、《金鉴》，并以此条证，为阳明病由太阳中风而传入者，非也。

问曰：病有得之一日，不发热而恶寒者，何也？答曰：虽得之一日，恶寒将自罢，即自汗出而恶热也。"发热"，《玉函》作"恶热"。《千金翼》"发"上，无"不"字。

〔周〕按：承上言，虽云反恶热，亦有得之一日而恶寒者，曰此尚在太阳居多耳。若至转阳明，未有不罢而恶热者。

〔程〕阳明恶寒终是带表，至于腑病，不唯不恶寒，且恶热，表罢不罢，须于此验之，故从反诘以辨出。

按：无热恶寒发于阴，此云不发热而恶寒，恐不得为阳明内实之证，《玉函》作恶热，似极是。

问曰：恶寒何故自罢？答曰：阳明居中，主土也，万物所归，无所复传。始虽恶寒，二日自止，此为阳明病也。成本《玉函》《千金翼》无"主"字。

〔鉴〕此释上条阳明恶寒自罢之义，阳明属胃，居中，土也。土为万物所归，故邪热归胃，则无所复传，亦万物归土之义。阳明初病一日，虽仍恶寒，是太阳之表未罢也。至二日恶寒自止，则是太阳之邪，已悉归并阳明，此为阳明病也。

〔柯〕太阳病八九日，尚有恶寒证，若少阳寒热往来，三阴恶寒转甚，非发汗温中，何能自罢？惟阳明恶寒，未经表散，即能自止，与他经不同，始虽恶寒二句，语意在阳明居中句上，夫知阳明之恶寒易止，便知阳明为病之本矣。胃为戊土，位处中州，表里寒热之邪，无所不归，无所不化，皆从燥化而为实，实则无所复传，此胃家实，所以为阳明之病根也。

本太阳初得病时，发其汗，汗先出不彻，因转属阳明也。

〔方〕彻，除也。言汗发不对，病不除也。此言由发太阳汗不如法，致病入胃之大意。

〔程〕汗出不透，则邪未尽出，而辛热之药性反内留，而助动燥邪，因转属阳明。《辨脉篇》所云：汗多则热愈，汗少则便难是也。

〔魏〕太阳初受风寒之时，发其汗，而汗终出不彻者，则在表之邪，亦可以日久变热于外，内郁之热日久，耗津于内，汗难出未太过，而津已坐耗为多，其阳盛津亡，大便因硬，转属阳明，无二也。

按：《太阳中篇》，第四十八条，二阳并病，太阳初得病时发其汗，汗先出不彻，因转属阳明云云，正与此条同义。

伤寒发热，无汗，呕不能食，而反汗出濈濈然者，是转属阳明也。
"伤寒"二字，《玉函》《千金翼》作"病"一字。

〔成〕伤寒发热无汗，呕不能食者，太阳受病也。若反汗出濈濈然者，太阳之邪，转属阳明也。《经》曰：阳明病法多汗。

〔钱〕寒邪在表，则发热无汗，寒邪在胸，则呕不能食，皆太阳寒伤营之表证也。

〔程〕反汗出濈濈然者，知大便已燥结于内，虽表证未罢，已是转属阳明也。濈濈，汗出连绵，俗云汗一身不了，又一身也。

伤寒三日，阳明脉大。

〔鉴〕伤寒一日太阳，二日阳明，三日少阳，乃《内经》言传经之次第，非必以日数拘也。此云三日阳明脉大者，谓不兼太阳阳明之浮大，亦不兼少阳阳明之弦大，而正见正阳阳明之大脉也。盖由去表传里，邪热入胃而成内实之诊，故其脉象有如此者。

伤寒脉浮而缓，手足自温者，是为系在太阴。太阴者，身当发黄，若小便自利者，不能发黄。至七八日，大便硬者，为阳明病也。

〔程〕脉浮而缓是为表脉，然无头痛发热恶寒等外证，而只手足温，是邪不在表而在里，但入里有阴阳之分。须以小便别之，小便不利者，湿蒸瘀热而发黄，以其人胃中原来无燥气也。小便自利者，胃干便硬而成实，以其人胃中本来有燥气也。病虽成于八九日而其始证却脉浮而缓，手足自温，则实是太阴病转属来也。既已转系阳明，其脉之浮缓者，转为沉大，不必言矣。而手足之温，不止温已也。必濈然微汗出，盖阴证无汗，汗出者，必阳气充于内，而后溢于外，其大便之实可知也。

按：《太阴篇》云伤寒脉浮而缓，手足自温者，系在太阴。太阴当发身黄，若小便自利者，不能发黄，至七八日，虽暴烦下利日十余行，必自止，以脾家实腐秽当去故也。当与此条互考。

伤寒转系阳明者，其人濈然微汗出也。《玉函》作"濈濈然"，《千金翼》"转"，作"传"，方本、喻本、魏本，亦作"濈濈然"，程本，此条，接上为一条。

〔**汪**〕此承上文而申言之。上言伤寒系在太阴，要之既转而系于阳明，其人外证，不但小便利，当濈然微汗出，盖热蒸于内，汗润于外，汗虽微而腑实之证的矣。

阳明中风，口苦咽干，腹满微喘，发热恶寒，脉浮而紧。若下之，则腹满小便难也。

〔**知**〕此言阳明兼有太阳少阳表邪，即不可攻也。阳明中风，热邪也。腹满而喘，热入里矣，然喘而微，则未全入里也。发热恶寒，脉浮而紧，皆太阳未除之证，口苦咽干，为有少阳之半表半里。若误下之，表邪乘虚内陷，而腹益满矣。兼以重亡津液，故小便难也。

按：下条云阳明病能食者，为中风。《金鉴》则云：阳明谓阳明里证，中风谓太阳表证，非也。

按：此条常器之云：可桂枝麻黄各半汤。又小柴胡汤，汪氏云以葛根汤为主，加黄芩等凉药以治之。

《金鉴》云：太阳阳明病多，则以桂枝加大黄汤两解之。少阳阳明病多，则以大柴胡汤，和而下之。若惟从里治，而遽下之，则表邪乘虚复陷，故腹更满也。里热愈竭其液，故小便难也。

阳明病，若能食名中风，不能食名中寒。二"名"字，《玉函》《千金翼》作"为"。

〔**程**〕本因有热，则阳邪应之，阳化谷，故能食，就能食者，名之曰中风，其实乃瘀热在里证也。本因有寒，则阴邪应之，阴不化谷，故不能食，就不能食者，名之曰中寒，其实乃胃中虚冷证也。

〔柯〕此不特以能食不能食别风寒，更以能食不能食，审胃家虚实也。要知风寒本一体，随人胃气而别。

〔方〕名，犹言为也。中寒，即伤寒之互词。

按：程氏云论中总无"中寒"字，独此处见之，犹云风与寒，自内得也，此解恐未允。

阳明病若中寒者，不能食，小便不利，手足濈然汗出，此欲作固瘕，必大便初硬后溏，所以然者，以胃中冷，水谷不别故也。成本"寒"下，无"者"字。《玉函》《千金翼》无"若"字。"食"下，有"而"字。"固"，作"坚"。

〔周〕此条，阳明中之变证，着眼只在中寒不能食句，此系胃弱素有积饮之人，兼膀胱之气不化，故邪热虽入，未能实结，况小便不利，则水并大肠，故第手足汗出，不若潮热之遍身有汗，此欲作固瘕也。其大便始虽硬，后必溏者，岂非以胃中阳气向衰，不能蒸腐水谷！

尔时，急以理中温胃，尚恐不胜，况可误以寒下之药乎！仲景惧人于阳明证中，但知有下法，及有结未定，俟日而下之法，全不知有不可下反用温之法，故特揭此以为戒。

〔程〕此之手足濈然汗出者，小便不利所致，水溢非胃蒸也。固瘕者，固而成癖，水气所结，其腹必有响声，特以结在胸，为水结胸，结在腹为固瘕，阴阳冷热攸别。

〔钱〕注家，以前人坚固积聚为谬，而大便初硬后溏，因成瘕泄。瘕泄，即溏泄也。久而不止，则为固瘕。按：此喻注，后柯氏、张氏、志聪、《金鉴》，并宗其说。愚以"固瘕"二字推之，其为坚凝固结之寒积可知，岂可但以溏泄久而不止为解，况初硬后溏，乃欲作固瘕之征，非谓已作固瘕，然后初硬后溏也。观"欲作"二字，及"必"字之义，皆逆料之词，未可竟以为然也。

阳明病，初欲食，小便反不利，大便自调，其人骨节疼，翕翕如有热状，奄然发狂，濈然汗出，而解者，此水不胜谷气，与汗共并，脉紧则愈。成本无"初"字。"不利"，《玉函》作"不数"。"并"，成本《玉函》作"併"。"脉紧"，《千金翼》作"坚"一字。喻本、程本，有"初"字。

〔成〕阳病客热，初传入胃，胃热则消谷而欲食。阳明病热为实者，则小便反数大便反硬，今小便反不利，大便自调者，热气散漫，不为实也。欲食则胃中谷多，谷多则阳气胜，热消津液则水少，水少则阴血弱。《金匮要略》曰：阴气不通即骨疼。其人骨节疼者，阴气不足也。热甚于表者，翕翕发热，热甚于里者，蒸蒸发热，此热气散漫，不专着于表里，故翕翕如有热状。奄，忽也。忽然发狂者，阴不胜阳也。阳明蕴热为实者，须下之愈。热气散漫，不为实者，必待汗出而愈，故云濈然而汗出解也。水谷之等者，阴阳气平也。水不胜谷气，是阴不胜阳也。汗出则阳气衰，脉紧则阴气生，阴阳气平，两无偏胜则愈，故曰：与汗共并，脉紧则愈。

汪氏云：脉紧则愈。《补亡论》阙疑。常器之云：一本作脉去则愈。郭白云云：千金"作坚者则愈"，无"脉"字，是误以脉紧为去为坚者，或漏"脉"字，或漏"者"字，当云"脉紧者则愈"。愚今校正，当云"脉紧去则愈"。喻氏云：脉紧则愈，言不迟也。脉紧疾，则胃气强盛，周氏、柯氏并同。程氏云：脉紧则愈者，言脉紧者得此则愈也。张氏《宗印》云：此直中之寒邪，不能胜谷精之正气，与汗共并而出，故其脉亦如蛇之纡回而欲出也。魏氏云：紧者，缓之对言，脉紧者，言不若病脉之缓而已，非必如伤寒之紧也。钱氏云：紧则浮去，而里气充实也。○按：以上数说，未审孰是，姑从成注。

阳明病，欲解时，从申至戌上。

〔成〕四月为阳，土旺于申酉戌，向旺时，是为欲解。
〔柯〕申酉为阳明主时，即日晡也。

阳明病，不能食，攻其热必哕，所以然者，胃中虚冷故也。以其人本虚，攻其热必哕。

〔魏〕阳明病不能食，即使有手足濈然汗出等证之假热，见于肤表面目之间，一考验之于不能食，自不可妄言攻下。若以为胃实之热而攻之，则胃阳愈陷而脱，寒邪愈盛而冲，必作哕证，谷气将绝矣，再明其所以然，确为胃中虚冷之故，以其人本属胃冷而虚，并非胃热之实，误加攻下，下陷上逆，则医不辨寒热虚实，而概为阳明病，必当下之之过也。

〔志〕高子曰：遍阅诸经，止有哕而无呃，则哕之为呃也。确乎不易，《诗》云：銮声哕哕，谓呃之发声有序，如车銮声之有节奏也。凡经论之言哕者，俱作呃解无疑。

〔钱〕胃阳败绝，而成呃逆，难治之证也。

〔汪〕愚谓宜用附子理中汤。

阳明病脉迟，食难用饱，饱则微烦头眩，必小便难，此欲作谷瘅。虽下之，腹满如故，所以然者，脉迟故也。"瘅"，成本作"疸"。"微"，《玉函》作"发"。柯本，"脉迟"下，补"腹满"二字。《金匮》，"迟""食"间有"者"字。"微"，作"发"。"必小便难"，作"小便必难"。

〔程〕脉迟为寒，寒则不能宣行胃气，故非不能饱，特难用饱耳。饥时气尚流通，饱则填滞，以故上焦不行，而有微烦头眩证。下脘不通，而有小便难证。小便难中，包有腹满证在内，欲作谷疸者，中焦升降失职，则水谷之气不行，郁黩而成黄也。曰谷疸者，明非邪热也。下之，兼前后部言，茵陈蒿汤、五苓散之类也。曰腹满如故，则小便仍难，而疸不得除可知，再出脉迟，欲人从脉上悟出胃中冷来，热蓄成黄之腹满，下之可去，此则谷气不得宣泄，属胃气虚寒使然，下之益虚其虚矣，故腹满如故。

〔印〕按：《金匮》，谷疸有二证，此则虚寒而冷黩者也。

〔钱〕谓之欲作，盖将作未作之时也。《阴阳应象论》云：寒气生浊，热气生清。又云：浊气在上，则生膹胀，若不温中散寒，徒下无益也。

按：汪氏云《补亡论》常器之云宜猪苓汤、五苓散，愚以上二方，未成谷疸时，加减出入，可随证选用。郭白云云：已发黄者，茵陈蒿汤，此为不可易之剂。张氏云：脉迟胃虚，下之无益，则发汗利小便之法，用之无益，惟当用和法，如甘草干姜汤，先温其中，然后少与调胃，微和胃气是也。以上二说，似未妥帖，当考。

阳明病，法多汗，反无汗，其身如虫行皮中状者，此以久虚故也。
《玉函》《千金翼》作"阳明病久久而坚者，阳明当多汗而反无汗"云云。

〔成〕胃为津液之本，气虚津液少，病则反无汗，胃候身之肌肉，其身如虫行皮中者，知胃气久虚也。

〔程〕阳明病，阳气充盛之候也。故法多汗，今反无汗，胃阳不足，其人不能食可知。盖汗生于谷精，阳气所宣发也。胃阳既虚，不能透出肌表，故怫郁皮中，如虫行状，"虚字"指胃言，兼有寒，"久"字指未病时言。

〔柯〕此又当益津液和营卫，使阴阳自和，而汗出也。

按：汪氏云：常器之云可桂枝加黄芪汤。郭白云云：桂枝麻黄各半汤。

愚以还当用葛根汤主之。《金鉴》云：宜葛根汤小剂，微汗和其肌表，自可愈也。魏氏云：补虚清热，人参白虎汤之类。并似与经旨相畔矣。

阳明病，反无汗，而小便利，二三日呕而咳，手足厥者，必苦头痛。若不咳不呕，手足不厥者，头不痛。【原注】一云：冬阳明。○《玉函》作"各阳明病"，《千金翼》作"冬阳明病"。

〔**成**〕阳明病法多汗，反无汗，而小便利者，阳明伤寒，而寒气内攻也。至二三日，呕咳而支厥者，寒邪发于外也，必苦头痛。若不咳不呕，手足不厥者，是寒邪但攻里，而不外发，其头亦不痛也。

按：此条难解，录数说于下。方氏云：此亦寒胜，故小便利，呕，手足厥。

喻氏云：得之寒因，而邪热深也。然小便利，则邪热不在内而在外，不在下而在上，故苦头痛也。程氏云：胃中独治之寒，厥逆上攻，故头痛者标，咳呕手足厥者本，张璐注与喻同，云仍宜小青龙主之。汪氏云：此阳明经伤寒，热气上攻，必苦头痛，当用葛根汤，《类要》用小建中汤，常氏用小柴胡汤，并非也。钱氏云：其所以无汗者，寒在阳明之经，而小便不利者，里无热邪也。柯氏云：此胃阳不敷布于四肢故厥，不上升于额颅故痛，缘邪中于膺，结在胸中，致呕咳而伤阳也。当用瓜蒂散吐之，呕咳止，厥痛自除矣。两"者"字，作时看更醒。

阳明病，但头眩不恶寒，故能食而咳，其人咽必痛，若不咳者，咽不痛。【原注】一云：冬阳明。○《玉函》作各阳明病，《千金翼》作冬阳明病。

〔**钱**〕但头眩者，热在上也。不恶寒，即《阳明篇》首，所谓不恶寒反恶热之义也。能食，阳明中风也。咳者，热在上焦，而肺气受伤也。中风之阳邪，壅于上焦，故咽门必痛也。若不咳者，上焦之邪热不甚，故咽亦不痛。此条纯是热邪，当与前条之不咳不呕，手足不厥头不痛一条，两相对待，示人以风寒之辨也。

〔**程**〕夫咽痛，惟少阴有之，今此以咳伤致痛。若不咳则咽不痛，况更有头眩不恶寒，以证之，不难辨其为阳明之郁热也。

按：此条证常器之张璐并云茯苓桂枝白术甘草汤。常氏又云咽痛者，桔梗汤。柯氏云：此邪结胸中，而胃家未实也，当从小柴胡加减法。

阳明病，无汗，小便不利，心中懊憹者，身必发黄。

〔成〕阳明病无汗，而小便不利者，热蕴于内，而不得越，心中懊憹者，热气郁蒸，欲发于外而为黄也。

〔志〕阳明之气，不行于表里上下，则内逆于心中，而为懊憹，阳热之气留中，入胃之饮不布，则湿热窒黩，而身必发黄。

〔柯〕口不渴，腹不满，非茵陈汤所宜，与栀子柏皮汤，黄自解矣。

按：《金鉴》云心中懊憹，湿瘀热郁于里也，宜麻黄连轺赤小豆汤。若经汗吐下后，或小便利，而心中懊憹者，热郁也。便硬者，宜调胃承气汤，便软者，宜栀子豉汤，视之柯注，却似于经旨不切矣。

阳明病，被火，额上微汗出，而小便不利者，必发黄。成本无"而"字，《玉函》同。

〔喻〕阳明病，湿停热郁，而烦渴有加，势必发黄，濈然汗出，热从外越，则黄可免，小便多，热从下泄，则黄可免。若误攻之，其热邪愈陷，清液愈伤，而汗与小便，愈不可得矣。误火之，则热邪愈炽，津液上奔，额虽微汗，而周身之汗与小便，愈不可得矣。发黄之变，安能免乎？

〔柯〕非栀子柏皮汤，何以挽津液于涸竭之余耶！

按：常氏云可与茵陈蒿汤。汪氏云五苓散，去桂枝加葛根，白术当改用苍术。《金鉴》云：若小便利，则从燥化，必烦渴，宜白虎汤，小便不利，则从湿化，必发黄，茵陈蒿汤。并于经旨未妥。

阳明病，脉浮而紧者，必潮热发作有时，但浮者，必盗汗出。《玉函》《千金翼》作"其热必潮"。

〔钱〕邪在太阳，以浮紧为寒，浮缓为风。在阳明，则紧为在里，浮为在表，脉浮而紧者，言浮而且紧也。谓邪虽在经，太半已入于里也。邪入于里，必发潮热，其发作有时者，阳明气旺于申酉，故日晡时潮热也，潮热则已成可下之证矣。若但脉浮者，风邪全未入里，其在经之邪未解，必盗汗出，犹未可下也。阳明本多汗多眠，故有盗汗，然不必阳明始有盗汗，如太阳上编，脉浮而动数，因自汗出之中风，即有盗汗，盖由目瞑则卫气内入，皮肤不阖，则盗汗出矣。此示人当以脉证辨认表里，未可因潮热而轻用下法也。

〔锡〕睡中汗出，如盗贼乘人之不觉而窃去也。

按：《补亡论》与柴胡桂枝汤，汪氏及《金鉴》云桂枝加葛根汤，《补亡论》为是。

按：程氏云脉浮而紧者，缘里伏阴寒，系阳于外故也。阴盛阳不敢争，仅乘旺时而一争，故潮热发作有时也。但浮者，胃阳虚，而中气失守也。睡则阴气盛，阳益不能入，而盗汗出也。夫潮热汗出，皆阳明里实证，而今属之虚寒，则于其脉辨之，更可互参及能食不能食之内法也。此亦一说，故表而出。又《集注》金氏曰：无病之人，则日有潮而不觉，病则随潮外现矣。此说太奇，故附于此。

《金鉴》曰：自汗，是阳明证。盗汗，是少阳证。盗汗当是自汗，文义始属。○按：此说太误。

阳明病，口燥，但欲漱水，不欲咽者，此必衄。 "嗽"，《千金翼》作"咽"。

〔喻〕口中干燥与渴异，漱水不欲咽，知不渴也。阳明气血俱多，以漱水不欲咽，知邪入血分。阳明之脉，起于鼻，故知血得热而妄行，必由鼻而出也。

魏氏云：漱水，非渴也，口中黏也。

周氏云：使此时以葛根汤汗之，不亦可以夺汗而无血乎，此必衄者，仲景正欲人之早为治，不致衄后更问成流与否也。

汪氏云：常器之曰可黄芩芍药地黄汤，一云当作黄芩芍药甘草汤。愚以此二汤，乃衄后之药，于未衄时，还宜用葛根等汤加减主之，柯氏云宜桃仁承气、犀角地黄辈。○按：本条，下一"必"字，宜衄前防衄，犀角地黄之类，盖为的对矣。

阳明病，本自汗出，医更重发汗，病已瘥，尚微烦不了了者，此必大便硬故也。以亡津液胃中干燥，故令大便硬，当问其小便日几行，若本小便日三四行，今日再行，故知大便不久出，今为小便数少，以津液当还入胃中，故知不久必大便也。 "此必大便硬"，成本作"此大便必硬"。"津液"，《玉函》作"精液"。汪氏云："当还"二字，作"还当"，其义乃顺，非也。○按：据柯注，数，如字。

〔柯〕胃者，津液之本也。汗与溲，皆本于津液，本自出汗，本小便利，其人胃家之津液本多，仲景揭出亡津液句，为世之不惜津液者告也。病瘥，指身热汗出言。烦即恶热之谓，烦而微，知恶热将自罢，以尚不了，故大便硬耳。数少，即再行之谓，大便硬，小便少，皆因胃亡津液所致，不是阳盛于里也。因胃中干燥，则饮入于胃，不能上输于肺，通调水道，下输膀胱，故小便反少，而游溢之气，尚能输精于脾，津液相成，还归于胃，胃气因和，则大便自出，更无用导法矣。以此见津液素盛者，虽亡津液，而津液终自还，正以见胃家实者，每踌躇顾虑，示人以勿妄下与妄汗也。历举治法，脉迟不可攻，心下满不可攻，呕多不可攻，小便自利，与小便数少，不可攻，总见胃家实不是可攻证。

〔方〕盖水谷入胃，其清者为津液，粗者成渣滓，津液之渗而外出者，则为汗，潆而下行者，为小便，故汗与小便出多，皆能令人亡津液，所以渣滓之为大便者，干燥结硬而难出也。然二便者，水谷分行之道路，此通则彼塞，此塞则彼通，小便出少，则津液还停胃中，胃中津液足，则大便软滑，此其所以必出可知也。

〔汪〕病家如欲用药，宜少与麻仁丸。

伤寒呕多，虽有阳明证，不可攻之。

〔沈〕呕多则气已上逆，邪气偏侵上脘，或带少阳，故虽有阳明证，慎不可攻也。

〔方〕"虽"字当玩味。

〔柯〕呕多，是水气在上焦，虽有胃实证，只宜小柴胡以通液，攻之恐有利遂不止之祸。要知阳明病，津液未亡者，慎不可攻。盖腹满呕吐，是太阴阳明相关证。胃实胃虚，是阳明太阴分别处。胃家实，虽变证百出，不失为生阳，下利不止，参附不能挽回，便是死阴矣。

常氏云宜小柴胡汤。汪氏云兼有阳明证，宜用葛根加半夏汤。按：汪以葛根为阳明药，不可从。

喻氏云：呕多，诸病不可攻下，不特伤寒也。

阳明病，心下硬满者，不可攻之，攻之利遂不止者死，利止者愈。
《玉函》《千金翼》作"遂利"。

〔成〕阳明病腹满者，为邪气入腑，可下之。心下硬满，则邪气尚浅，未全入腑，不可便下之，得利止者，为邪气去正气安，正气安则愈。若因下利不止者，为正气脱而死。

〔魏〕言阳明病，则发热汗出之证具。若胃实者，硬满在中焦。今阳明病，而见心下硬满，非胃实可知矣。虽阳明亦可以痞论也。主治者，仍当察其虚实寒热，于泻心诸方中求治法。

〔汪〕结胸证，心下硬满而痛，此为胃中实，故可下。此证不痛，当是虚硬虚满，故云不可攻也。常器之云：未攻者，可与生姜泻心汤，利不止者，四逆汤，愚以须理中汤救之。程氏云：心下硬满者，邪聚阳明之膈，膈实者腹必虚，气从虚闭，亦见阳明假实证，攻之是为重逆。锡驹云：心下硬满者，胃中水谷空虚，胃无所仰，虚气上逆，反硬满也。故《太阳篇》曰：此非结热，但以胃中空虚，客气上逆，故使硬也。○按：以上二说，以心下硬满，为虚满假证，此证世多有之，然今考经文，唯云心下硬满，并不拈出虚候，故难信据焉。

阳明病，面合色赤，不可攻之，必发热色黄者，小便不利也。《玉函》、成本"色赤"，作"赤色"。"黄下"，无"者"字，《玉函》"必"上，更有"攻之"二字。按：无"者"字，为是。

〔成〕合，通也。阳明病面色通赤者，热在经也。不可下之，下之虚其胃气，耗其津液，经中之热，乘虚入胃，必发热色黄，小便不利也。

185

〔柯〕面色正赤者，阳气怫郁在表，当以汗解，而反下之，热不得越，故复发热，而赤转为黄也。总因津液枯涸，不能通调水道而然，须栀子柏皮，滋化源而致津液，非渗泄之剂所宜矣。

汪氏云：郭白云曰既不可攻，但茵陈蒿汤，调五苓散服之，太谬之极。此与二阳并病，面色缘缘正赤相同，可小发汗，宜桂枝加葛根汤以微汗之。

按：张璐云下虚之人，才感外邪，则挟虚火，而面色通红，总由真阳素虚，无根之火，随表药之性上升云云，世素有此证，然与本条之义，不相干焉。

阳明病，不吐不下，心烦者，可与调胃承气汤。《玉函》《千金翼》作"不吐下而烦"，《脉经》同，无"调胃"二字。

〔柯〕言阳明病，则身热汗出，不恶寒反恶热矣。若吐下后而烦，为虚邪，宜栀子豉汤。

〔汪〕不吐不下者，热邪上不得越，下不得泄，郁胃腑之中，其气必上熏于膈则心烦。烦，闷而热也。

〔钱〕但心烦，不若潮热便硬之胃实，所以不必攻下，而可与调胃承气汤也。

〔张〕可与者，欲人临病裁酌，不可竟行攻击也。

〔舒〕按心烦一证，阴阳互关，宜加细察，而后用药，调胃承气，不可轻试。

阳明病脉迟，虽汗出，不恶寒者，其身必重，短气腹满而喘，有潮热者，此外欲解，可攻里也。手足濈然汗出者，此大便已硬也。大承气汤主之。若汗多，微发热恶寒者，外未解也。【原注】一法，与桂枝汤。**其热不潮，未可与承气汤，若腹大满，不通者，可与小承气汤，微和胃气，勿令至大泄下。**"攻""里"间，《玉函》《脉经》有"其"字。"然"下，成本有"而"字。"汗""多"间，《玉函》有"出"字。"外未解也"下，《千金》《外台》有"桂枝汤主之"五字。"不通"，《脉经》千金作"不大便"。"勿令下"，成本无"至"字，《外台》"至"，作"致"。

〔魏〕汗出，太阳所有，而不恶寒，则太阳所无也。身疼体痛，太阳所有，而身重则太阳所无也。兼以短气腹满，喘而潮热，纯见里证，而不见表证，知此外之太阳病，欲解而非解也。乃转属阳明，而阳明之胃实将成也。考验于此八者，乃可攻里，无疑矣。但攻里又非一途，更必于汗于热辨之，如手足濈然而汗出者，胃热盛而逼汗于四末，津液知其内亡矣，大便必已干硬，胃实之成，确乎不易，大承气汤，荡积通幽，何容缓乎？若汗虽多，而发热反微，且带恶寒，仍存于表可知矣，再谛之于热，汗出虽多，热却不潮，则阳明之病未尽全，仍当从太阳表治可也。或病人患腹大满不通者，则胃家已有闷塞之征，小承气调和胃气，下而非下，勿令大泄下，以伤正气也。

〔张〕仲景既言脉迟尚未可攻，而此证首言脉迟，复言可攻者，何也？夫所谓脉迟，尚未可攻者，以腹中热尚未甚，燥结未定，故尚未宜攻下，攻之必胀满不食，而变结胸痞满等证，须俟脉实结定，后方可攻之，此条虽云脉迟，而按之必实，且其证一一尽显胃实，故当攻下无疑。若以脉迟，妨碍一切下证，则大陷胸之下证最急者，亦将因循缩手待毙乎。

〔程〕身重者，经脉有所阻也。表里邪盛，皆能令经脉阻，邪气在表而喘者，满或在胸，而不在腹，此则腹满而喘，知外欲解，可攻里也。

按：程氏以脉迟，为尚未可攻之迟脉。柯氏、钱氏为中寒无阳之迟脉，并与经旨左矣。

钱氏云：热邪归胃，邪气依附于宿食粕滓，而郁蒸煎迫，致胃中之津液枯竭，故发潮热，而大便硬也。若不以大承气汤下之，必至热邪败胃，谵语狂乱，循衣摸床等变而至不救。

锡驹云：四肢皆禀气于胃，手足汗出者，阳明胃气盛也。

舒氏云：吾家有时宗者，三月病热，予与仲远同往视之。身壮热而谵语，苔刺满口，秽气逼人，少腹硬满，大便闭，小便短，脉实大而迟，仲远谓热结在里。其人发狂，小腹硬满，胃实而兼蓄血也，法以救胃为急，但此人年已六旬，证兼蓄血，下药中宜重加生地黄，一以保护元阴，一以破瘀行血。予然其言，主大承气汤，硝黄各用八钱加生地一两，捣如泥，先数十沸，乃纳诸药同煎，连进五剂。得大下数次，人事贴然，少进米饮，一二口辄不食，呼之不应，欲言不言，但见舌苔干燥异常，口内喷热如火，则知里燥尚未衰减，复用犀角地黄汤加大黄，三剂又下胶滞二次。色如败酱，臭恶无状，于是口臭乃除，里燥仍盛，三四日无小便，忽自取夜壶，小便一回，予令其子取出视之，半壶鲜血，观者骇然。《经》言血自下，下者愈，亦生地之功也。复诊之，脉转浮矣，此溃邪有向表之机，合以柴胡汤，迎其机而导之，但此时表里俱还热极，阴津所存无几，柴胡亦非所宜，惟宜白虎汤加生地、黄芩以救里，倍用石膏之质重气轻专达肌表而兼解外也。如是二剂，得微汗，而脉静身凉，舌苔退，而人事清矣。再用清燥养荣汤，二十剂而痊愈。

大承气汤方

厚朴半斤，炙，去皮　枳实五枚，炙　芒硝三合　大黄四两，酒洗○《外台》无"酒洗"字

上四味，以水一斗，先煮二物，取五升，去滓，纳大黄，更煮取二升，去滓，纳芒硝，更上微火一两沸，分温再服，得下余勿服。成本"煮"上，无"更"字，"微火"，作"火微"，非也。

〔鉴〕诸积热结于里，而成满痞燥实者，均以大承气汤下之也。满者，腹胁满急胀，故用厚朴，以消气壅。痞者，心下痞塞硬坚，故用枳实，以破气结。燥者，肠中燥屎干结，故用芒硝，润燥软坚。实者，腹痛大便不通，故用大黄，攻积泻热。然必审四证之轻重，四药之多少适其宜，始可与也。若邪重剂轻，则邪气不服，邪轻剂重，则正气转伤，不可不慎也。

〔柯〕诸病皆因于气，秽物之不去，由气之不顺也。故攻积之剂，必用

气分之药，故以承气名汤，煎法更有妙义。

大承气用水一斗，煮朴枳取五升，去滓，纳大黄，再煮取二升，纳芒硝，何哉？盖生者气锐而先行，熟者气纯而和缓，仲景欲使芒硝先化燥屎，大黄继通地道，而后枳朴除其痞满。若小承气，以三味同煎，不分次第，同一大黄，而煎法不同，此可见仲景微和之意也。

〔知〕调胃承气，大黄用酒浸；大承气，大黄用酒洗，皆为芒硝之咸寒，而以酒制之。若小承气，不用芒硝，则亦不事酒浸洗矣。

《明理论》曰：承，顺也。伤寒邪气入胃者，谓之入腑。腑之为言，聚也。胃为水谷之海，营卫之源，水谷会聚于胃，变化而为营卫，邪气入于胃也。胃中气郁滞，糟粕秘结，壅而为实，是正气不得舒顺也。《本草》曰：通可去滞，泄可去邪。塞而不利，闭而不通，以汤荡涤，使塞者利而闭者通，正气得以舒顺，是以承气名之。

《总病论》凡脉沉细数，为热在里，又兼腹满咽干，或口燥舌干而渴者，或六七日不大便，小便自如，或目中瞳子不明，无外证者，或汗后脉沉实者，或下利三部脉皆平，心下坚者，或连发汗已，不恶寒者，或已经下，其脉浮沉按之有力者，宜大承气汤。

《医垒元戎》曰：大承气汤，治大实大满，满则胸腹胀满，状若合瓦，大实，则不大便也。痞满燥实，四证具备则用之，杂病则进退用之。○按：王叔和《伤寒例》云，若表已解，而内不消，大满大实坚有燥屎，自可除下之，虽四五日，不能为祸也。好古之说，盖原于此。

《内台方议》曰：仲景所用大承气者，二十五证，虽曰各异，然即下泄之法也。其法虽多，不出大满大热大实，其脉沉实滑者之所当用也。

《伤寒蕴要》曰：大抵下药，必切脉沉实，或沉滑沉疾有力者，可下也。再以手按脐腹，硬者，或叫痛不可按者，则下之无疑也。凡下后不解者，再按脐腹，有无硬处，如有手不可按，下未尽也。复再下之，若下后腹中虚软，脉无力者，此为虚也。

《外台》崔氏承气丸，疗十余日不大便者，于本方去厚朴加杏仁二两，蜜和丸如弹子，以生姜汤六合，研一丸，服之，须臾即通。

《卫生宝鉴》，治发狂因触冒寒邪，失于解利，因转属阳明证，胃实谵语，本方加黄连。

《理伤续断方》大成汤，一名大承气汤，治伤损瘀血不散，腹肚膨胀，大小便不通，上攻心腹，闷乱至死者，急将此药，通下瘀血，后方可服损药。于大承气汤加甘草、陈皮、红花、当归、苏木、木通。〇损药，乃本方小承气汤。

《医经会解》加味承气汤，治痢疾邪毒在里，于本方加黄连、木香、皂角刺。

《本草汇言》《嘉方》治伤寒热实结胸，铁锈磨水，入承气汤，服之极验。

《医学正传》治一人，六月投渊取鱼，至深秋雨凉，半夜小腹痛甚，大汗，脉沉弦细实，重取如循刀责责然。夫腹痛脉沉弦细实，如循刀责责然，阴邪固结之象，便不当有汗，今大汗出，此必瘀血留结，营气不能内守，而渗泄于外也。且弦脉亦肝血受伤之候，与大承气加桂，二服微利痛减，连日于未申时，复坚硬不可近，与前药加桃仁泥，下紫血升余。痛止，脉虽稍减，而责责然犹在，又以前药加川附子，下大便四五行，有紫黑血如破絮者，二升而愈。

吴勉学《汇聚单方》，余治一少年，腹痛目不见人，阴茎缩入，喊声彻天，医方灸脐愈痛，欲得附子理中汤，余偶过其门，诸亲友邀入。余曰：非阴症也。主人曰：晚于他处有失，已审侍儿矣。余曰：阴症声低少，止呻吟耳。今高厉有力，非也。脉之伏而数且弦，肝为甚，外肾为筋之会，肝主筋，肝火盛也。肝脉绕阴茎，肝开窍于目，故目不明。用承气汤，一服立止，知有结粪在下故也。凡痛须审察寒热虚实，诸症皆然，久腹痛，多有积，宜消之。

《医方集解》曰：古人有治恶寒战栗，用大承气，下燥屎而愈者，此阳邪入里，热结于里，表虚无阳，故恶寒战栗，此阳盛格阴，乃热病非寒证，误投热药，则死矣。朱丹溪曰：初下利腹痛，不可用参术，然气虚胃虚者，可用。初得之，亦可用大承气调胃承气下之，看其气病血病，然后加减用药。尝治叶先生患滞下，后甚逼迫，正合承气症，但气口虚，形虽实而面黄白，此必平昔过食伤胃，宁忍二三日辛苦，遂与参术陈芍药，十余帖，至三日后，胃气稍完，与承气二帖而安。苟不先补完胃气之伤，而遽行承气，宁免后患乎，此先补后下，例之变也。

《伤寒直格》曰：《活人书》大承气最紧，小承气次之，调胃承气又次之。而缓下急下，善开发而难郁结，可通用者，大承气汤最为妙也。故今加甘草，名曰三一承气汤，通治三承气汤，于效甚速，而无加害也。

《儒门事亲》曰：大承气汤，刘河间加甘草以为三·承气，以甘和其中。

余尝以大承气，改作调中汤，加以姜枣煎，俗见姜枣，以为补脾胃而喜服。

《卫生宝鉴》曰：若大承气证，反用调胃承气治之，则邪气不散，小承气汤证，反以大承气汤下之，则过伤正气，此仲景所以分而治之。后之学人，以此三药，合而为一，且云通治三药之证，及伤寒杂病内外一切所伤。与仲景之方，甚相违背，失轩岐缓急之旨，使病人暗受其弊，将谁咎哉！

小承气汤方

大黄四两　厚朴二两，炙，去皮　枳实三枚，大者，炙

上三味，以水四升，煮取一升二合，去滓，分温二服，初服汤当更衣，不尔者尽饮之，若更衣者，勿服之。《千金翼》作"初服谵语即止，服汤当更衣，不尔尽服之"，《外台》作"若一服得利谵语止，勿服之"。

〔钱〕小承气者即大承气而小其制也。大邪大热之实于胃者，以大承气汤下之，邪热轻者，及无大热，但胃中津液干燥，而大便难者，以小承气微利之，以和其胃气，胃和则止，非大攻大下之剂也。以无大坚实，故于大承气中去芒硝，又以邪气未大结满，故减厚朴、枳实也。创法立方，惟量其缓急轻重而增损之，使无太过不及，适中病情耳。

按：钱氏云大黄四两，既名之曰小，当是二两，汉之二两，即宋之五钱外，分二次服耳，此说无明证。唯《外台》崔氏承气汤，即本方，用厚朴、大黄各三两，枳实六片，庞氏用大黄二两，而减厚朴一两，枳实一枚。

吴有性《瘟疫论》曰：按三承气汤，功用仿佛，热邪传里，但上焦痞满者，宜小承气汤。中有坚结者，加芒硝，软坚而润燥。病久失下，虽无结粪，然多黏腻结臭恶物，得芒硝则大黄有荡涤之能，设无痞满，惟存宿结，而有瘀热者，调胃承气宜之。三承气，功效俱在大黄，余皆治标之品也。不耐药汤者，或呕或畏，当为细末蜜丸汤下。

《医垒元戎》小承气汤，治痞实而微满，状若饥人，食饱腹中无转失气，即大承气只去芒硝。心下痞大便或通，热甚，宜此方。

《金匮要略》：治腹满痛而闭者，厚朴三物汤。即本方，用厚朴八两，枳实五枚。

又治支饮胸满，厚朴大黄汤。即本方，用厚朴一尺，大黄六两，枳实四枚。

《直指方》枳壳锉散，治热证胀满，于本方加桔梗、甘草、乌梅、姜、枣。

《保命集》顺气散，治中热在胃而能食，小便赤黄微利，至不欲食为效，不可多利。即本方。

又三化汤，治中风邪气作实，二便不通，于本方，加羌活。

《拔萃方》顺气散，消中者，热在胃，而能饮食，小便赤黄，以此下之，不可多利，微微利，至不欲食而愈。即本方。

阳明病，潮热，大便微硬者，可与大承气汤，不硬者，不可与之。若不大便，六七日，恐有燥屎，欲知之法，少与小承气汤。汤入腹中，转失气者，此有燥屎也，乃可攻之。若不转失气者，此但初头硬，后必溏，不可攻之，攻之必胀满，不能食也。欲饮水者，与水则哕，其后发热者，必大便复硬而少也。以小承气汤和之，不转失气者，慎不可攻也。"不可与之"，成本脱"可"字，《玉函》作"勿与之"。"此有燥屎也"，成本无"也"字，"转失气"，《玉函》并作"转矢气"，"其后发热"，《玉函》作"其后发潮热"。周本、钱本，"失"作"矢"，《千金》下二"转矢气"作"转气"。

〔成〕潮热者实，得大便微硬者，便可攻之。若不硬者，则热未成实，虽有潮热，亦未可攻。若不大便六七日，恐有燥屎，当先与小承气赜《正脉》《全书》作"渍"，汪校作"探"。之。如有燥屎，小承气汤，药势缓，不能宣泄，必转气下失。若不转失气，是胃中无燥屎，但肠间少硬尔，止初头硬，后必溏，攻之则虚其胃气，致腹胀满不能食也。胃中干燥，则欲饮水，水入胃中，虚寒相搏，气逆则哕，其后却发热者，则热气乘虚，还复聚于胃中，胃燥得热，必大便复硬，而少与小承气汤微利与《全书》作"以"。和之，故以重云不转失气，不可攻内，慎之至也。

〔知〕上条曰外欲解可攻里，曰外未解未可与承气，曰可与小承气微和胃气，勿令大泄下。此条曰可与，曰不可与，曰乃可攻之，不可攻之，曰少与小承气，曰以小承气和之，慎不可攻，多少商量，慎重之意。故惟手足濈然汗出，大便燥硬者，始主之以大承气。若小承气，犹是微和胃气之法也。

〔汪〕转失气则知其人大便已硬，肠胃中燥热亢甚，故其气不外宣，时转而下，不转失气，则肠胃中虽有热，而渗孔未至于燥，此但初头硬，后必溏也。

黄仲理曰：作五段看之。

钱氏云：其后发热句，当从不转矢气句落下为是，观末句复云不转矢气者，慎不可攻，则前后照应显然矣。而注家谓攻后重复发热，胃热至此方炽，此必无之事，下笔详慎，智虑周密者，当不应若是。

魏氏曰：欲饮水者以下，细玩原文，明系另起一头脑，而注家含混，故文离愈甚。○按：虚变为实，寒转为热，岂是必无之事，发热即言潮热，《玉函》可证，成氏顺文注释，却觉允当。

舒氏云：按此条原文，止在攻之必胀满不能食也。文意已毕，其下数句，凭空插入，亦后人之误。

按：转失气，《伤寒直格》谓动转失泄之气也，为是。

《条辨》曰：黄氏曰矢，《汉书》作屎，古屎矢通，失传写误。

《续医说》《医学全书》曰：是下焦泄气，俗云去屁也。考之《篇韵》屎矢通用，窃恐传写之误，矢为失耳，宜从转矢气为是，且文理颇顺，若以"失"字，则于义为难训矣。舒氏云按："矢气"二字，从前书中，皆云"失气"，此误也，缘"矢"字误写出头耳。盖矢与屎同，矢气者屁，乃矢之气也。且"失"字之上，无"转"字之理，"转"乃"转运"也，以其气由转运而出。若果失下，夫何转之有，确为矢字无疑。然考《内经》，有失气语，咳而失气，气与咳俱失之类是也。乃改作矢者，却釜矣。张兼善曰：或问《伤寒论》中，所言转失气者，未审其气何如？若非腹中雷鸣滚动，转失气也。予曰：不然。凡泄泻之人，不能泄气，惟腹中雷鸣波动而已，然滚动者，水势奔流则声响。泄气者，失气下趋，而为鼓泻，空虚则声响，充实则气泄，故腹滚与泄气，为不同耳。其转失气，先硬后溏者而气犹不能转也，况大便不实者乎？

夫实则谵语，虚则郑声。郑声者，重语也。直视谵语，喘满者死，下利者亦死。"也"上，《玉函》有"是"字。《外台》以郑声者重语也为细注。直视以下，成氏以降，分为别条，只志聪、锡驹为一条。

〔锡〕此章统论谵语有虚实之不同，生死之各异也。实则谵语者，阳明燥热甚，而神昏气乱，故不避亲疏，妄言骂詈也。虚则郑声者，神气虚而不能自主，故声音不正，而语言重复，即《素问》所谓，言而微，终日乃复言者是也。直视者，精不灌目，目系急而不转。夫谵语当无死证，若喘满者，脾肺不交，而气脱于上，故死。下利者，脾液不收，而气陷于下，亦死。郑声者，即谵语之声，聆其声有不正之声，轻微重复之语，即是郑声，非谵语之中，别有一种郑声。故止首提郑声，而后无郑声之证。

〔张〕喘满者，邪乘阳位而上争，气从上脱，故主死。下利者，邪聚阴位而下夺，气从下脱，亦死也。设谵语内结，下旁流清水者，又不可误认死证也。

〔钱〕喘则膻中迫促而气不接，满则传化不通，而胃气绝，故死。

《证治要诀》曰：谵语者，颠倒错乱，言出无伦，常对空独语，如见鬼状，郑声者，郑重频繁，语虽谬而谆谆重复不自已，年老之人，遇事则诨语不休，以阳气虚也。二者本不难辨，须以他证别之，大便秘小便赤，身热烦渴，而妄言者，乃里实之谵语也。小便如常，大便洞下，或发躁，或反发热，而妄言者，乃阴隔阳之谵语也。此谵语郑声，虚实所以不同也。

《医学纲目》曰：谵语者，谓乱语无次第，数数更端也。郑声者，谓郑重频繁也。只将一句旧言，重叠频言之，终日殷勤，不换他声也。盖神有余，则能机变而乱语，数数更端，神不足则无机变，而只守一声也。成无己谓郑声为郑卫之声，非是。

《伤寒选录》曰：郑声，说过又说也。

舒氏云：李肇夫曰"重"字读平声，"重语"当是絮絮叨叨，说了又说，纲语呢喃，声低息短，身重恶寒，与谵语之声雄气粗，身轻恶热者迥别。

发汗多，若重发汗者，亡其阳，谵语，脉短者死，脉自和者不死。
《玉函》"重发汗"下，无"者"字，有"若已下复发其汗"七字句。"多"下，无"若"字。

〔汪〕此系太阳病转属阳明谵语之证。本太阳经得病时，发汗多，转属阳明，重发其汗，汗多亡阳。汗本血之液，阳亡则阴亦亏，津血耗竭，胃中燥实而谵语。谵语者，脉当弦实，或洪滑，为自和。自和者，言脉与病不相背也。是病虽甚不死，若谵语脉短者，为邪热盛正气衰，乃阳证见阴脉也，以故主死。或以阳亡为脱阳，脱阳者见鬼，故谵语，拟欲以四逆汤，急回其阳，大误之极。

〔柯〕亡阳，即津液越出之互辞。

按： 方氏以此条，为太阳经错简，喻氏辨其误是也。程氏、锡驹并以此条证为脱阳，亦非是。

伤寒若吐若下后不解，不大便五六日，上至十余日，日晡所发潮热，不恶寒，独语如见鬼状，若剧者，发则不识人，循衣摸床，惕而不安，【原注】一云：顺衣妄撮，怵惕不安。**微喘直视。脉弦者生，涩者死。微者，但发热谵语者，大承气汤主之。若一服利，则止后服。** 成本"止"上，脱"则"字。"晡"下"所"字，《玉函》作"时"。"摸床"，《玉函》作"撮空"，《脉经》作"妄撮"，庞氏亦作"妄撮"，注云：常见有此撮空候，故改之。"惕而"，《玉函》《脉经》作"怵惕"。《脉经》"谵语"下无"者"字，是。"五六日"下，无"上"字。

〔汪〕此条举谵语之势重者而言。伤寒若吐若下后，津液亡而邪未尽去，是为不解。邪热内结，不大便五六日，上至十余日，此为可下之时。日晡所发潮热者，腑实燥甚，故当其王时，发潮热也。不恶寒者，表证罢也。独语者，即谵语也，乃阳明腑实，而妄见妄闻，病剧则不识人。剧者，甚也。热气甚大，昏冒正气，故不识人，循衣摸床者，阳热偏胜而躁动于手也。惕而不安者，胃热冲膈，心神为之不宁也。又胃热甚，而气上逆则喘，今者喘虽微，而直视，直视则邪干脏矣，故其死生之际，须于脉候决之。《后条辨》云以上见证，莫非阳亢阴绝，孤阳无依，而扰乱之象，弦涩皆阴脉，脉弦者为阴未绝，犹带长养故可生。脉涩者为阴绝，已成涸竭，以故云死。其热邪微，而未至于剧者，但发潮热谵语，宜以大承气汤，下胃中实热，肠中燥结，一服利止后服者，盖大承气，虽能抑阳通阴，若利而再服，恐下多反亡其阴，必至危殆，可不禁之。

〔钱〕伤寒法当先汗，此但曰若吐若下后不解，明是当汗不汗，而误吐误下，以致外邪内陷，而不解也。

〔柯〕如见鬼状独语，与郑声谵语不同。潮热不恶寒，不大便，是可下证。目直视不识人，循衣摸床等症，是日晡发热时事，不发热自安，故勿竟断为死症。凡直视谵语，喘满者死。此微喘而不满也。

《伤寒准绳》赵嗣真云：此段当分作三截看。自伤寒云云，止如见鬼状，为上一截，是将潮热谵语，不恶寒不大便，对为现证。下文又分作一截，以辨剧者微者之殊，微者但发热谵语，"但"字为义，以发热谵语之外，别无他证。又云：弦者，阳也。涩者，阴也。阳病见阴脉者生，在仲景法中，弦涩者属阴，不属阳，得无疑乎？

《金鉴》曰：今观本文内，脉弦者生之"弦"字，当是"滑"字。若是"弦"字，弦为阴负之脉，岂有必生之理！惟滑脉为阳，始有生理。滑者通，涩者塞。凡物理皆以通为生，塞为死。玩后条脉滑而疾者，小承气主之，脉微涩者，里虚为难治，益见其误。○按：辨脉，以弦为阴脉，故《金鉴》依赵氏之言有此说。然而弦与滑，字形音韵迥别，决无相误之理，汪注原于成氏为允当，不复容他议也。弦义，详予所著《脉学辑要》。

《本事方》曰：有人病伤寒，大便不利，日晡发潮热，手循衣缝，两手撮空，直视喘急，更数医矣，见之皆走，此诚恶候，得之者十中九死。仲景虽有证而无法，但云脉弦者生，涩者死，已经吐下，难以下药，谩且救之。若大便得通，而脉弦者，庶可治也。与小承气汤一服，而大便利，诸疾渐退，脉且微弦，半月愈。予尝观钱仲阳《小儿直诀》云：手寻衣领及捻物者，肝热也。此证在《玉函》列于阳明部，盖阳明者胃也，肝有热邪，淫于胃经，故以承气泻之。且得弦脉，则肝平而胃不受克，此所谓有生之理。读仲景论，不能博通诸医书，以发明其隐奥，吾未之见也。

张氏《直解》曰：丁巳秋，予治一妇人，伤寒九日，发狂面白，谵语不识人，循衣摸床，口目动，肌肉抽搐，遍身手足尽冷，六脉皆脱，死证悉具，诸医皆辞不治。予因审视良久，闻其声重而且长，句句有力，乃曰：此阳明内实，热郁于内，故令脉道不通，非脱也。若真元败绝而脉脱，必气息奄奄，不久即死，安得有如许气力，大呼疾声，久而不绝乎！遂用大承气汤，启齿而下。夜间解黑粪满床，脉出身热神清，舌燥而黑，更服小陷胸汤，二剂而愈。因思此症大类四逆，若误投之立死，硝黄固不可以误投，参附又岂可以轻试也哉！

《金鉴》曰：循衣摸床，危恶之候也。大抵此证，多生于汗吐下后，阳气大虚，精神失守。《经》曰：四肢，诸阳之本也。阳虚，故四肢扰乱，失所倚也，以独参汤救之。汗多者以参汤，厥冷者以参附汤治之，愈者不少，不可概谓阳极阴竭也。

阳明病，其人多汗，以津液外出，胃中燥，大便必硬，硬则谵语，小承气汤主之。若一服谵语止者，更莫复服。成本"止"下，无"者"字。

〔程〕阳明病法多汗，其人又属汗家，则不必发其汗，而津液外出，自致胃燥便硬而谵语，证在虚实之间，故虽小承气汤，亦只一服为率。谵语止，更莫后服者，虽燥硬未全除，辄于实处防虚也。

〔柯〕多汗，是胃燥之因。便硬，是谵语之根。一服谵语止，大便虽未利，而胃濡可知矣。

〔周〕经云：少阳不可发汗，发汗则谵语者，今自汗亦如是耶。

〔汪〕武陵陈氏亮斯云：大承气证，必如前条不大便五六日，或至十余日之久，渐渐搏实，而后用之。今则汗多燥硬而谵语，其机甚速，此亡津液之故，而非渐渐搏实，虽坚而不大满，故止当用小承气主之。且津液不足，非大承气所宜。服药后谵语虽止，即未大便，亦莫尽剂，恐过伤元气耳。

阳明病，谵语发潮热，脉滑而疾者，小承气汤主之。因与承气汤一升，腹中转气者，更服一升。若不转气者，勿更与之。明日又不大便，脉反微涩者，里虚也，为难治，不可更与承气汤也。"转气"，成本并作"转失气"，《玉函》作"转矢气"。成本脱"勿"上"者"字，及"又"字。《千金翼》"谵语"下，有"妄言"二字。《脉经》《千金翼》无"小承气汤"之"小"字。

〔成〕阳明病，谵语发潮热，若脉沉实者，内实者也，则可下。若脉滑疾，为里热未实，则未可下，先与小承气汤和之。汤入腹中，得失气者，中有燥屎，可更与小承气汤一升以除之。若不转失气者，是无燥屎，不可更与小承气汤。至明日邪气传时，脉得沉实紧牢之类，是里实也。反得微涩者，里气大虚也。若大便利后，脉微涩者，止为里虚而犹可，此不曾大便，脉反微涩，是正气内衰，为邪气所胜，故云难治。

〔魏〕滑虽热盛于里之兆，而疾则热未成实之征，热之初传入腑，脉又变沉大，而兼带迟滞之象，迟乃疾之对，向之滑疾，今乃沉大而迟滞，斯见胃以成实矣。今脉见滑疾，是犹带数，热变而传入，尚未坚凝结聚，小承气汤主之，消熟调津，足以已病矣。

〔柯〕虚甚者，与四逆汤，阴得阳则解矣。

汪氏云：按《后条辨》云谵语潮热，脉反微涩，为里气大虚。并前此之脉滑疾，亦属虚阳泛上之假象，其言似是而非。愚以谵语潮热，脉滑疾者，乃阳证见阳脉，其人邪气盛，而正气未衰也，故云可与承气汤。脉反微涩者，是阳证见阴脉，其人邪气盛，正气衰，故云不可更与承气汤也。不转失气，并不大便，非肠中空虚而无物，乃胃家正气既衰，虽得汤药，内助其恶浊之物，仍然不能下泄，故云难治。后之人议用补虚回阳之法，是与仲景初时用承气之意相反，《补亡论》常器之云：可用黄芪人参建中汤，亦与论不合。大抵此条病，但云难治，其非不治之证明矣。如欲用药，还宜补泻兼施之剂。

按：白虎证脉滑，方氏以降，多以宿食解之，盖原于《脉诀》，不可从也。

阳明病，谵语有潮热，反不能食者，胃中必有燥屎五六枚也。若不

能食者，但硬耳，宜大承气汤下之。"耳"，成本作"尔"。"反"上，《玉函》《脉经》有"而"字。《玉函》无"宜"字。《脉经》无"大承气"之"大"。"宜大承气汤主之"七字，柯本移在"若能食者"上，张本同，周氏义同，《金鉴》以为错误，非也。

〔张〕此以能食不能食，辨燥结之微甚也。详仲景言，病人潮热谵语，皆胃中热盛所致。胃热则能消谷，今反不能食，此必热伤胃中津液，气化不能下行，燥屎逆攻于胃之故，宜大承气汤，急祛亢极之阳，以救垂绝之阴。若能食者，胃中气化自行，热邪原不为盛，津液不致大伤，大便虽硬，而不久自行，不必用药反伤其气也。若以能食便硬而用承气，殊失仲景平昔顾虑津液之旨。

〔汪〕《补亡论》宜大承气汤下之句，在若能食者之前，盖能食既异，治法必不相同，仲景法，宜另以调胃承气汤主之也。

〔周〕按大承气汤，宜单承燥屎五六枚来，何者至于不能食？为患已深，故宜大下。若能食但硬，未必燥屎五六枚口气，原是带说，只宜小承气汤可耳。

《此事难知》曰：胃实者，非有物也。地道塞而不通也。《难经》云：胃上口为贲门，胃下口为幽门，幽门接小肠上口，小肠下口即大肠上口也。大小二肠相会为阑门，水渗泄入于膀胱，粗滓入于大肠，结广肠。广肠者，地道也。地道不通，土壅塞也。则火逆上行至胃，名曰胃实。所以言阳明当下者，言上下阳明经不通也。言胃中有燥屎五六枚者，非在胃中也。言胃是连及大肠也。○按：魏氏云胃中必有燥屎五六枚，阻塞于胃底肠间，此言得之。

徐灵胎云：按燥屎当在肠中，今云胃中，何也？盖邪气结成糟粕，未下则在胃中，欲下则在肠中，已续者即谓之燥屎。言胃，则肠已该矣。

又云：不能食者，客热不能消谷。能食，非真欲食，不过粥饮犹入口耳。不能食，则谷气全不近肠胃，实极故也。

按：阳明病，谵语潮热，燥结甚者，皆不能食，而今下一"反"字，为可疑矣。注家消谷之说，乃是热中消瘅证，邪热不杀谷，伤寒家之常，何言之反，顺文解释，往往有如是者。又按：程氏、钱氏、志聪、锡驹，不论不能食与能食，并以大承气汤为主，非也。

阳明病，下血谵语者，此为热入血室。但头汗出者，刺期门，随其实

而写之，漐然汗出则愈。"写"，成本，作"泻"。《玉函》《千金翼》"刺"上有"当"字，"则"上有"者"字，《脉经》同。《金匮要略》妇人杂病篇有此条，"刺"上有"当"字，"则"作"者"。

〔汪〕按此条，当亦是妇人病，邪热郁于阳明之经，迫血从下而行，血下则经脉空虚，热得乘虚而入其室，亦作谵语。《后条辨》云：血室，虽冲脉所属，而心君实血室之主，室被热扰，其主必昏故也。但头汗出者，血下夺则无汗，热上扰则汗蒸也。刺期门以泻经中之实，则邪热得除，而津液回复，遂漐然汗出而解矣。或问此条病，仲景不言是妇人，所以《尚论》诸家，直指为男子，今子偏以妇人论之，何也？余答云：仲景于《太阳篇》中，一则曰妇人中风云云，经水适来，此为热入血室。再则曰妇人中风云云，经水适断，此为热入血室。三则曰妇人伤寒云云，经水适来，此为热入血室。则是热入血室，明系妇人之证，至此实不待言而可知矣。且也此条，言下血，当是经水及期，而交错妄行，以故血室有亏，而邪热得乘之，故成热入血室之证，考之《灵枢·海论》云：冲脉为十二经之海。注云：此即血海也，冲脉起于胞中。又考《素问·天真论》云：女子二七而天癸至，任脉通，太冲脉盛，月事以时下。夫任也，冲也，其经脉皆行于腹，故其血必由前阴而下，斯血室有亏，邪热方得而入，则是仲景云下血，乃经水交错妄行，又不问而自明矣。

《金鉴》曰：血已止，其热不去，蓄于阳明，不得外越而上蒸，故但头汗出也。

钱氏云：肝为藏血之脏，邪既入血，则热邪实满于经脉，故刺之以泄其实邪，然不以桃仁承气及抵当等汤治之者。

仲景原云：毋犯胃气及上二焦，盖以此也。

按：此条证喻氏断为男子病，方氏、三阳、志聪、锡驹、柯氏、周氏皆为男女俱有之证，《金鉴》则与喻同，特汪氏以妇人论之，可谓超卓之见矣。然不知血室即是胞，殊可惜耳。程氏、魏氏、钱氏并无男女之说，疑是疑而不决欤！

汗出【原注】"汗"，一作"卧"。**谵语者，以有燥屎在胃中，此为风也，须下者，过经乃可下之。下之若早，语言必乱，以表虚里实故也。下之愈，宜大承气汤。**【原注】一云：大柴胡汤。○成本、《玉函》"下者"，作"下之"。"愈"上有"则"字。

〔成〕胃中有燥屎则谵语，以汗出为表未罢，故云风也。燥屎在胃则当下，以表未和，则未可下，须过太阳经无表证，乃可下之。

〔三〕阳明多汗，况有谵语，故又当下。但风家有汗，恐汗出则表未罢，故头过经可下。若早燥屎虽除，表邪乘虚复陷，又将为表虚里实矣。下之则愈二句，又申明乃可下之一句耳。

钱氏云：若下早，则胃气一虚，外邪内陷，必至热盛神昏，语言必乱，盖以表间之邪气，皆陷入于里，表空无邪，邪皆在里，故谓之表虚里实也。

汪氏云：《补亡论》以末二句，移之过经乃可下之句下，误矣。○按：《补亡论》移原文者，固误矣，然而经旨必当如此耳。

又按：魏氏以此条证，为《内经》所谓胃风肠风，汪氏则为风燥症，并非也。

伤寒四五日，脉沉而喘满，沉为在里，而反发其汗，津液越出，大便为难，表虚里实，久则谵语。

〔张〕伤寒四五日，正热邪传里之时，况见脉沉喘满，里证已具，而反汗之，必致燥结谵语矣。盖燥结谵语，颇似大承气证，此以过汗伤津，而不致大实大满腹痛，止宜小承气，为允当耳。

〔舒〕脉沉而喘满，则知为阳明宿燥阻滞，浊气上干而然也。故曰：沉为在里，明非表也，而反发其汗，则津越便难，而成实矣。至久则谵语者，自宜大承气汤，此因夺液而成燥者，原非大热入胃者比，故仲景不出方，尚有微甚之斟酌耳。

〔方〕越出，谓枉道而出也。

三阳合病，腹满身重，难以转侧，口不仁面垢，【原注】又作枯，一云向经。**谵语遗尿，发汗则谵语，下之则额上生汗，手足逆冷。若自汗出者，白虎汤主之。**"口"下，《脉经》有"中"字。成本《玉函》"面"上，有"而"字。"面垢"二字，《千金翼》作"言语向经"四字。"则谵语"，《玉函》作"则谵语甚"。"逆冷"，作"厥冷"，《千金翼》同。

〔鉴〕三阳合病者，必太阳之头痛发热，阳明之恶热不眠，少阳之耳聋寒热等证，皆具也。太阳主背，阳明主腹，少阳主侧，今一身尽为三阳热邪所困，故身重难以转侧也。胃之窍出于口，热邪上攻，故口不仁也。阳明主面，热邪蒸越，故面垢也。热结于里则腹满，热盛于胃故谵语也。热迫膀胱，则遗尿，热蒸肌腠，故自汗也。证虽属于三阳，而热皆聚胃中，故当从阳明热证主治也。若从太阳之表发汗，则津液愈竭，而胃热愈深，必更增谵语。若从阳明之里下之，则阴益伤，而阳无依则散，故额汗肢冷也。要当审其未经汗下，而身热自汗出者，始为阳明的证，宜主以白虎汤，大清胃热，急救津液，以存其阴可也。

〔柯〕里热而非里实，故当用白虎，而不当用承气。若妄汗则津竭而谵语，误下则亡阳而额汗出，手足厥也。此自汗出，为内热甚者言耳，接遗尿句来。若自汗，而无大烦大渴证，无洪大浮滑脉，当从虚治，不得妄用白虎。若额上汗出，手足冷者，见烦渴谵语等证，与洪滑之脉，亦可用白虎汤。

〔方〕口不仁，谓不正而饮食不利便，无口之知觉也。

钱云：《灵枢》曰：胃和则口能知五味矣，此所云口不仁，是亦阳明胃家之病也。

方云：生汗，生不流也。

按：手足逆冷，成氏、程氏、魏氏、汪氏《宗印》，皆为热厥，误矣。周氏以此条，移于温病热病篇，亦非也。○又按：《玉函》则谵语下有"甚"字，文意尤明矣。

三阳并病，太阳证罢，但发潮热，手足漐漐汗出，大便难而谵语者，下之则愈，宜大承气汤。

〔成〕本太阳病，并于阳明，名曰并病。太阳证罢，是无表证。但发潮热，是热并阳明。一身汗出为热越，今手足漐漐汗出，是热聚于胃也，必大便难而谵语。《经》曰：手足濈然而汗出者，必大便已硬也，与大承气汤，以下胃中实热。

〔柯〕太阳症罢，是全属阳明矣，先揭二阳并病者，见未罢时便有可下之症，今太阳一罢，则种种皆下症。

阳明病，脉浮而紧，咽燥口苦，腹满而喘，发热汗出，不恶寒反恶热，身重。若发汗则躁，心愦愦反谵语。若加温针，必怵惕烦躁不得眠。若下之则胃中空虚，客气动膈，心中懊憹，舌上胎者，栀子豉汤主之。若渴欲饮水，口干舌燥者，白虎加人参汤主之。若脉浮，发热，渴欲饮水，小便不利者，猪苓汤主之。 "反恶热"，《脉经》《千金翼》作"反偏恶热"。

"心"下,《千金翼》有"中"字。"温针",成本作"烧针"。"舌上胎",《总病论》作"苔生舌上"。《玉函》《千金翼》无"加人参"三字。

〔鉴〕此条表里混淆,脉证错杂,不但不可误下,亦不可误汗也。若以脉浮而紧,误发其汗,则夺液伤阴,或加烧针,必益助阳邪,故谵语烦躁,怵惕愦乱不眠也。或以证之腹满恶热,而误下之,则胃中空虚,客气邪热,扰动胸膈,心中懊侬,舌上生苔,是皆误下之过,宜以栀子豉汤,一涌而可安也。若脉浮不紧,证无懊侬,惟发热,渴欲饮水,口干舌燥者,为太阳表邪已衰,阳明燥热正甚,宜白虎加人参汤,滋液以生津。若发热,渴欲饮水,小便不利者,是阳明饮热并盛,宜猪苓汤,利水以滋干。

〔成〕舌上苔黄者,热气客于胃中,舌上苔白,知热气客于胸中,与栀子豉汤,以吐胸中之邪。

〔柯〕连用五"若"字,见仲景设法御病之详。栀豉汤所不及者,白虎汤继之;白虎汤不及者,猪苓汤继之。此阳明起手之三法,所以然者,总为胃家惜津液,既不肯令胃燥,亦不肯令水渍入胃耳。

〔程〕热在上焦,故用栀子豉汤;热在中焦,故用白虎加人参汤;热在下焦,故用猪苓汤。

〔汪〕陈亮斯云:按本文,汗下烧针,独详言误下治法者,以阳明一篇,所重在下,故辨之独深悉焉。喻云:汗出,不恶寒,反恶热,身重,四端,则皆阳明之见症。钱云:舌上苔,当是邪初入里,胃邪未实,其色犹未至于黄黑焦紫,必是白中微黄耳。

按:若脉浮之浮,其义未详。魏氏、钱氏、锡驹并云:表邪未尽,果然,则与五苓散证何别?汪氏云:非风邪在表之脉浮,乃热邪伤气之脉浮也。此亦未见经中有其说,张氏乃以此条,编入《温热病篇》,云伤寒小便不利,以脉浮者属气分,五苓散。脉沉者,属血分,猪苓汤。而温热病之小便不利,脉浮者属表证,猪苓汤。脉沉者,属里证,承气汤。此说亦是臆造,经无明文,不可从也。特《活人书》,若伤寒引饮,下焦有热,小便不通,脉浮者,五苓散。脉沉者,猪苓汤。王氏则云:此条"浮"字,误也。若"脉"字下,脱一"不"字矣,成氏直以脉浮释之,而朱氏却以脉沉言之,胥失之矣。若曰脉浮者五苓散,不浮者,猪苓汤,则得仲景之意矣。盖其作沉,作不浮,未知本经旧文果然否?然推之于处方之理,极觉明确,故姑从其说焉。○汪昂云:改脉浮,为不浮,方书中,无此文法。

按：喻氏云四段，总顶首段，《医学纲目》引本条云：阳明病脉浮紧，咽燥口苦，腹满发热，汗出不恶寒，若下后，脉浮发热，渴欲饮水，小便不利者，猪苓汤主之，正与喻意符矣。

汪氏云：白虎汤证，即或有小便不利者，但病人汗出多，水气得以外泄。今观下条云：汗出多，不可与猪苓汤，乃知此证，其汗亦少，汗与溺俱无，则所饮之水，安得不停，故用猪苓汤，上以润燥渴，下以利湿热也。又云：今人病热，大渴引饮，饮愈多则渴愈甚，所饮之水既多，一时小便岂能尽去，况人既病热，则气必偏胜，水自趋下，火自炎上，此即是水湿停而燥渴之征，故猪苓汤，润燥渴而利湿热也。

猪苓汤方

猪苓去皮　滑石碎，各一两○《外台》有"绵裹"二字。茯苓　阿胶○《外台》有"炙"字　泽泻

上五味，以水四升，先煮四味，取二升，去滓，纳阿胶烊消，温服七合，日三服。成本"纳"下，有"下"字。"烊消"，《玉函》作"消尽"。

〔鉴〕赵羽皇曰：仲景制猪苓汤，以行阳明少阴二经水热，然其旨全在益阴，不专利水，盖伤寒表虚，最忌亡阳，而里虚又患亡阴。亡阴者，亡肾中之阴与胃家之津液也。故阴虚之人，不但大便不可轻动，即小水亦忌下通，倘阴虚过于渗利，则津液反致竭。方中阿胶质膏，养阴而滋燥；滑石性滑，去热而利水；佐以二苓之渗泻，既疏浊热，而不留其壅瘀，亦润真阴，而不苦其枯燥，是利水而不伤阴之善剂也。故利水之法，于太阳用五苓，加桂者，温之以行水也。于阳明少阴用猪苓，加阿胶、滑石者，润之以滋养无形，以行有形也。利水虽同，寒温迥别，惟明者知之。

《医方考》曰：四物皆渗利，则又有下多亡阴之惧，故用阿胶佐之，以存津液于决渎尔。

阳明病，汗出多而渴者，不可与猪苓汤，以汗多胃中燥，猪苓汤复利其小便故也。

〔成〕《针经》曰：水谷入于口，输于肠胃，其液别为五，天寒衣薄则为溺，天热衣浓则为汗，是汗溺一液也。汗多为津液外泄，胃中干燥，故不可与猪苓汤利小便也。按：《针经》文，出《五癃津液别论》。

〔柯〕汗多而渴，当白虎汤。胃中燥，当承气汤。具在言外。

按：魏氏云，若见虚则炙甘草之证，实则调胃承气之证。炙甘草盖为不对矣。

脉浮而迟，表热里寒，下利清谷者，四逆汤主之。

〔钱〕此与少阴厥阴，里寒外热，同义。若风脉浮而表热，则浮脉必数，今表虽热而脉迟，则知阴寒在里。阴盛格阳于外，而表热也。虚阳在外故脉浮，阴寒在里故脉迟，所以下利清谷，此为真寒假热，故以四逆汤，祛除寒气，恢复真阳也。若以为表邪，而汗之则殆矣。

〔魏〕此虽有表证，且不治表而治里，则虽有阳明假热之证，宁容不治真寒，而治假热乎，是皆学人所宜明辨，而慎出之者也。

按：此其实少阴病，而假现汗出恶热等，阳明外证者，故特揭出斯篇。方氏云：此疑三阴篇错简，恐不然也。

若胃中虚冷，不能食者，饮水则哕。《玉函》"冷"下，有"其人"二字。《千金翼》无"若"字。《脉经》"若"上，有"阳明病"三字。"冷"下，有"其人"二字，是。

〔锡〕此论阳明中焦虚冷也。若者，承上文而言也。言不特下焦生阳不启，而为虚寒，即中焦火土衰微，而亦虚冷也。夫胃气壮，则谷消而水化。若胃中虚冷，则谷不消，而不能食。夫既不能食，则水必不化，两寒相得，是以发哕。

〔汪〕武陵陈氏云：法当大温。上节已用四逆，故不更言治法。愚按：常器之云宜温中汤，然不若用茯苓四逆汤，即四逆汤中加人参以补虚、茯苓以利水也。

〔鉴〕宜理中汤，加丁香、吴茱萸，温而降之可也。

脉浮发热，口干鼻燥，能食者，则衄。王肯堂校《千金翼》"鼻"，作"舌"。

〔魏〕脉浮发热，太阳病尚有存者，而口干鼻燥能食，虽阳明里证未全成，阳明内热已太盛，热盛则上逆，上逆则引血，血上则衄，此又气足阳亢之故，热邪亦随之而泄。

〔锡〕能食者则衄，言病不在胃，非因能食而致衄也。

〔汪〕常器之云：可与黄芩汤。愚云：宜犀角地黄汤。

按：舒氏云，热病得衄则解。能食者，胃气强，邪当自解，故曰能食者则衄，俗谓红衣伤寒，不治之证，何其陋也！太阳发衄者，曰衄乃解，曰自衄者愈，以火劫致变者，亦云邪从衄解，即以阴邪，激动营血者，尚有四逆汤可救，安见衄证，皆为不可治乎？大抵俗医见衄，概以寒凉，冰凝生变，酿成不治，故创此名色，以欺世而逃其责耳。

阳明病下之，其外有热，手足温不结胸，心中懊侬，饥不能食，但头汗出者，栀子豉汤主之。《脉经》《千金翼》"饥"上，有"若"字。

〔汪〕此亦阳明病误下之变证。阳明误下，邪热虽应内陷，不比太阳病误下之深，故其身外犹有余热，手足温，不结胸。手足温者，征其表和而无大邪。不结胸者，征其里和而无大邪。表里已无大邪，其邪但在胸膈之间，以故心中懊侬，饥不能食者，言懊侬之甚，则似饥非饥，嘈杂不能食也。但头汗出者，成注云：热自胸中，熏蒸于上，故但头汗出，而身无汗也。

〔志〕栀豉汤，解心中之虚热，以下交则上下调和，而在外之热，亦清矣。

阳明病，发潮热，大便溏，小便自可，胸胁满不去者，与小柴胡汤。成本无"与"字，"汤"下，有"主之"二字，《玉函》同。"胸"上，有"而"字，《千金翼》同。

〔王〕阳明为病，胃实是也。今便溏而言阳明病者，谓阳明外证，身热汗出，不恶寒，反恶热之病也。

〔成〕阳明病潮热为胃实，大便硬而小便数。今大便溏，小便自可，则胃热未实，而水谷不别也。大便溏者，应气降而胸胁满去，今反不去者，邪气犹在半表半里之间，与小柴胡汤，以去表里之邪。

〔钱〕盖阳明虽属主病，而仲景已云伤寒中风，有柴胡证，但见一证便是，不必悉具。故凡见少阳一证，便不可汗下，惟宜以小柴胡汤和解之也。

阳明病，胁下硬满，不大便而呕，舌上白苔者，可与小柴胡汤。上焦得通，津液得下，胃气因和，身濈然汗出而解。成本"解"下，有"也"字。

〔成〕阳明病，腹满不大便，舌上苔黄者，为邪热入腑，可下。若胁下硬满，虽不大便而呕，舌上白苔者，为邪未入腑，在表里之间，与小柴胡汤，以和解之。上焦得通则呕止，津液得下，则胃气因和，汗出而解。

〔钱〕不大便，为阳明里热，然呕则又少阳证也。若热邪实于胃，则舌苔非黄即黑，或干硬，或芒刺矣。舌上白苔，为舌苔之初现。若夫邪初在表，舌尚无苔，既有白苔，邪虽未必全在于表，然犹未尽入于里，故仍为半表半里之证。

〔**方**〕津液下，大便行也。

〔**程**〕胁下硬痛，不大便而呕，自是大柴胡汤证，其用小柴胡汤者，以舌上白苔，犹带表寒故也。若苔不滑而涩，则所谓舌上干燥而烦，欲饮水数升之谓，热已耗及津液，此汤不可主矣。

〔**锡**〕不大便者，下焦不通，津液不得下也。呕者，中焦不治，胃气不和也。舌上白苔者，上焦不通，火郁于上也。可与小柴胡汤，调和三焦之气，上焦得通，而白苔去，津液得下，而大便利，胃气因和而呕止，三焦通畅，气机旋转，身濈然汗出而解也。

阳明中风，脉弦浮大而短气，腹都满，胁下及心痛，久按之气不通，鼻干不得汗，嗜卧，一身及目悉黄，小便难，有潮热，时时哕，耳前后肿，刺之小瘥。外不解，病过十日，脉续浮者，与小柴胡汤。脉但浮，无余证者，与麻黄汤。若不尿，腹满加哕者，不治。 成本、《玉函》“目”上，有“面”字。《脉经》注云：“按之气不通”，一作“按之不痛”。《正脉》“腹”都作“腹部”。

〔**方**〕弦，少阳。浮，太阳。大，阳明。胁下痛，少阳也。小便难，太阳之膀胱不利也。腹满，鼻干，嗜卧，一身及面目悉黄，潮热，阳明也。时时哕，三阳具见，而气逆甚也。耳前后肿，阳明之脉，出大迎，循颊车，上耳前。太阳之脉，其支者，从巅至耳。少阳之脉，下耳后，其支者，从耳后，入耳中，出走耳前也。然则三阳俱见证，而曰阳明者，以阳明居多，而任重也。

〔**钱**〕久按之，气不通者，言不按已自短气。若久按之，则气愈不通，盖言其邪气充斥也。嗜卧，阳明里邪也。小便难者，邪热闭塞，三焦气化不行也。若小便利，则不能发黄矣。

〔**程**〕此条证以“不得汗”三字为主。盖风热两壅，阳气重矣。怫郁不得越，欲出不得出，欲入不得入，经缠被扰，无所不至，究竟无宣泄处，故见证如此。刺法，从经脉中，泄其热耳。其风邪被缠者固未去也，故纡而缓之，乃酌量于柴胡麻黄二汤间，以通其久闭，总是要得汗耳。不尿腹满加哕，胃气已竭，而三焦不复流通，邪永无出路矣。

〔**柯**〕本条不言发热，看“中风”二字，便藏表热在内。外不解，即指表热而言，即暗伏内已解句。病过十日，是内已解之互文也，当作外不解句上，无余证句，接外不解句来。刺之，是刺足阳明，随其实而泻之。少瘥句，言内能俱减，但外证未解耳，非刺耳前后，其肿少瘥之谓也。脉弦浮者，向之浮大减小，而弦尚存，是阳明之证已罢，惟少阳之表邪尚存，故可用小柴胡以解外。若脉但浮，而不弦大，则非阳明少阳脉。无余证，则上文诸证悉罢，是无阳明少阳证。惟太阳之表邪未散，故可与麻黄汤以解外。若不尿腹满加哕，是接耳前后肿来，此是内不解，故小便难者竟不尿，腹部满者竟不减，时时哕者，更加哕矣，非刺后所致，亦非用柴胡麻黄后变证也。

〔志〕耳前后肿，即伤寒中风之发颐证。但发颐之证，有死有生，阴阳并逆者死，气机旋转者生。朱氏曰：此与《太阳篇》中，十日以去，胸满胸痛者，与小柴胡汤，脉但浮者，与麻黄汤，同一义也。按：出第三十七条中篇。

《金鉴》云：此等阴阳错杂，表里混淆之证，但教人俟其病势所向，乘机而施治也。故用刺法，待其小瘥。

按：《金鉴》云续浮之"浮"字，当是"弦"字，始与文义相属，则可与小柴胡汤。若俱是"浮"字，则上之"浮"，既宜用小柴胡汤，下之"浮"，又如何用麻黄汤耶？此说近是。

阳明病，自汗出，若发汗，小便自利者，此为津液内竭，虽硬不可攻之，当须自欲大便，宜蜜煎导而通之。若土瓜根及大猪胆汁，皆可为导。 成本"及"下，有"与"字。《玉函》《脉经》"猪"上，无"大"字。

〔成〕津液内竭，肠胃干燥，大便因硬，此非结热，故不可攻，宜以药外治，而导引之。

〔鉴〕阳明病自汗出，或发汗，小便自利者，此为津液内竭。虽大便硬，而无满痛之苦，不可攻之。当待津液还胃，自欲大便，燥屎已至直肠，难出肛门之时，则用蜜煎，润窍滋燥，导而利之；或土瓜根，宣气通燥；或猪胆汁，清热润燥，皆可为引导法，择而用之可也。

〔柯〕连用三"自"字，见胃实而无变证者，当任其自然，而不可妄治。更当探苦欲之情，于欲大便时，因其势而利导之。不欲便者，宜静以俟之矣。

按：方氏云虽上或下，当有"大便"二字，可谓拘矣。

汪氏云：或问，小便自利大便硬，何以不用麻仁丸？余答云：麻仁丸治胃热尿结于回肠以内，兹者，胃无热证，屎已近肛门之上直肠之中，故云因其势而导之也。

蜜煎方成本作"蜜煎导"。

食蜜七合○成本、《玉函》《千金翼》无"食"字。

上一味，于铜器内，微火煎，当须凝如饴状，搅之勿令焦着，欲可丸，并手捻作挺，令头锐，大如指，长二寸许，当热时急作，冷则硬，以纳谷道中，以手急抱，欲大便时乃去之。疑非仲景意，已试甚良。○又大猪胆一枚，泻汁，和少许法醋，以灌谷道内，如一食顷，当大便出宿食恶物，**甚效**。成本、《玉函》"于铜器内"，作"纳铜器中"。"当须"，作"之稍"。"如"，作"似"。无"疑"以下九字，"和少许法醋"，作"和醋少许"。"谷道内"，作"谷道中"，无"宿以下"六字。《正脉》，"搅"，作"扰"。《玉函》"欲可丸"，作"俟可丸"。成本"大猪胆"上，无"又"字。方本，"挺"下，有"子"字。王本，"并手"，作"以手"。"抱"字，作"捺住"二字。

〔汪〕《内台方》用蜜五合，煎凝时，加皂角末五钱，蘸捻作挺，以猪胆汁或油，润谷道纳之。猪胆汁方，不用醋，以小竹管，插入胆口留一头，用油润，纳入谷道中，以手将胆捻之，其汁自入内。此法，用之甚便。

土瓜根方缺。《肘后方》治大便不通，土瓜根，采根捣汁，筒吹入肛门内，取通，此与上猪胆方同义。《内台方》用土瓜根，削如挺，纳入谷道中，误矣。盖蜜挺，入谷道，能烊化而润大便。土瓜根，不能烊化，如削挺用之，恐失仲景制方之义。

志聪本，蜜煎后，有"或用土瓜根捣汁，竹管灌入谷道"十三字，盖据《肘后》补添者，钱本，蜜煎及猪胆汁法，与原文异，今录下。蜜煎导法，白蜜七合，一味，入铜铫中，微火煎老，试其冷则硬，勿令焦，入猪牙皂角末少许，热时手捻作挺，令头锐根凹，长寸半者三枚，待冷硬，蘸油少许，纳谷道中，其次以锐头顶凹，而入三枚尽，以布着手指抵定。若即欲大便，勿轻去，俟先入者已化，大便急甚，有旁流者出，方去手，随大便出。猪胆导法，极大猪胆一枚，用芦管长三寸余通之，磨光一头，以便插入谷道，用尖锋刀，刺开胆口，以管插入胆中，用线扎定管口，抹油，捻入谷道，插尽芦管，外以布衬手，用力捻之，则胆汁尽入，方去之，少顷大便即出。

《伤寒准绳》曰：凡多汗伤津，或屡汗不解，或尺中脉迟弱，元气素虚人，便欲下而不能出者，并宜导法。但须分津液枯者，用蜜导。邪热盛者，用胆导。湿热痰饮固结，姜汁麻油浸栝楼根导。惟下旁流水者，导之无益，非诸承气汤攻之不效，以实结在内，而不在下也。至于阴结便闭者，宜于蜜煎中，加姜汁、生附子末，或削陈酱姜导之。凡此皆善于推展仲景之法者也。

《外台秘要》崔氏，胃中有燥粪，令人错语。正热盛，令人错语。宜服承气汤，亦应外用生姜兑。读作锐，下同。使必去燥粪。姜兑法，削生姜，如小指长二寸，盐涂之，纳下部中立通。

《三因方》蜜兑法。蜜三合，盐少许，煎如饧，出冷水中，捏如指大，长三寸许，纳下部，立通。

《得效方》蜜兑法。蜜三合，入猪胆汁两枚在内，煎如饴，以井水出冷，候凝捻如指大，长三寸许，纳下部，立通。

《活人书》单用蜜。一法，入皂角末，在人斟酌用。一法，入薄荷末，代皂角用，尤好。又或偶无蜜，只嚼薄荷，以津液调，作挺用之，亦妙。

《丹溪心法》，凡诸服药不通，或兼他证，又或老弱虚极，不可用药者，用蜜熬入皂角末少许，作兑以导之。冷，生姜兑亦可。《丹溪纂要》蜜导方，以纸捻为骨，便。

《医学入门》，白蜜半盏，于铜杓内，微火熬，令滴水不散，入皂角末二钱搅匀，捻成小枣大，长寸，两头锐，蘸香油，推入谷道中，大便即急而去。如不通，再易一条，外以布掩肛门，须忍住蜜，待粪至，方放开布。

吴仪洛《方论》，海藏法用蜜煎盐相合，或草乌头末相合，亦可。盖盐，能软坚润燥；草乌，能化寒消结，可随证阴阳所宜而用之。

阳明病，脉迟，汗出多，微恶寒者，表未解也。可发汗，宜桂枝汤。《玉函》《千金翼》"脉"上，有"其"字。"多"下，有"而"字。

〔汪〕此条言阳明病，非胃家实之证。乃太阳病，初传阳明，经中有风邪也。脉迟者，太阳中风缓脉之所变，传至阳明，邪将入里，故脉变迟。汗出多者，阳明热而肌腠疏也。微恶寒者，太阳在表之风邪，未尽解也。治宜桂枝汤，以解肌发汗，以其病从太阳经来，故仍从太阳经例治之。

《金鉴》曰：汗出多之下，当有"发热"二字。若无此二字，脉迟汗出多微恶寒，乃是表阳虚，桂枝附子汤证也。岂有用桂枝汤，发汗之理乎！必是传写之遗。○按：揭以"阳明病"三字，其发热，可不须言而知也。《金

《鉴》之说，却非是也。

阳明病脉浮，无汗而喘者，发汗则愈，宜麻黄汤。"而"字，《玉函》《千金翼》作"其人必"三字，无"者"字。

〔鉴〕是太阳之邪，未悉入阳明，犹在表也。当仍从太阳伤寒治之，发汗则愈。

〔钱〕此条脉证治法，皆寒伤营也。若无"阳明病"三字，不几列之《太阳篇》中，而仲景何故以阳明病冠之邪？盖以《太阳篇》曰：恶寒体痛，脉阴阳俱紧者，名曰伤寒。其次条又曰：恶风无汗而喘者，麻黄汤主之。此条虽亦无汗而喘，然无恶风恶寒之证，即阳明所谓不恶寒，反恶热之意，是以谓之阳明病也。

阳明病，发热汗出者，此为热越，不能发黄也。但头汗出，身无汗，剂颈而还，小便不利，渴引水浆者，此为瘀热在里，身必发黄，茵陈蒿汤主之。"汗出"上，《玉函》有"而"字。"无汗出者"之"者"字，成本同。"身无汗"之"汗"，《千金翼》《外台》作"有"。"剂"，《玉函》《千金翼》作"齐"。《玉函》、成本、《千金翼》无"蒿"字。程本，"剂"作"跻"，《金鉴》同。方本，"引"作"饮"，喻程诸本，并同。

〔成〕但头汗出，身无汗，剂颈而还者，热不得越也。小便不利，渴饮水浆者，热甚于胃，津液内竭也。胃为土而色黄，胃为热蒸，则色夺于外，必发黄也。与茵陈汤，逐热退黄。

〔程〕无汗而小便利者属寒，无汗而小便不利者属湿热，两邪交郁，不能宣泄，故而发黄，解热除郁，何黄之不散也！

〔柯〕身无汗，小便不利，不得用白虎。瘀热发黄，内无津液，不得用五苓。故制茵陈汤，以佐栀子承气之所不及也。

汪昂云：热外越而表不郁，湿下渗而里不停，今小便既不利，身又无汗，故郁而为黄。

茵陈蒿汤方

茵陈蒿六两　大黄二两，去皮　栀子十四枚，擘〇《千金》作四十枚

上三味，以水一斗二升，先煮茵陈，减六升，纳二味，煮取三升，去滓，分三服，小便反利，尿如皂荚汁状，色正赤，一宿腹减，黄从小便去也。"一斗二升"，《金匮》及《玉函》、成本作"一斗"。"六升"下，《肘后》《千金》《外台》有"去

滓"二字。"分"下，《金匮》及《玉函》、成本有"温"字。"汁"，《千金》并《翼》，作"沫"。"一宿"二字，《千金》作"当"一字。《千金翼》无"腹减"二字。

〔钱〕茵陈，性虽微寒，而能治湿热黄疸，及伤寒滞热，通身发黄，小便不利。栀子苦寒，泻三焦火，除胃热时疾黄病，通小便，解消渴心烦懊憹，郁热结气，更入血分。大黄苦寒下泄，逐邪热通肠胃。三者皆能蠲湿热，去郁滞，故为阳明发黄之首剂云。

《金匮要略》：谷疸之为病，寒热不食，食即头眩，心胸不安，久久发黄为谷疸，茵陈蒿汤主之。

《千金方》注，范汪疗谷疸，《小品方》用石膏一斤。

阳明证，其人喜忘者，必有蓄血。所以然者，本有久瘀血，故令喜忘，屎虽硬，大便反易，其色必黑者，宜抵当汤下之。"喜忘"，《外台》作"善忘"。成本"黑"下，无"者"字。《玉函》"下"，作"主"。

〔钱〕喜忘者，语言动静，随过随忘也。言所以喜忘者，以平日本有积久之瘀血在里故也。前太阳证中，因郁热之表邪不解，故随经之瘀热，内结膀胱，所以有如狂发狂之证，此无瘀热，故但喜忘耳。《素问·调经论》云：血气未并，五脏安定，血并于下，气并于上，乱而喜忘者是也。

〔锡〕喜忘，犹善忘也。

〔程〕血蓄于下，则心窍易塞，而识智昏，故应酬问答，必失常也，病属阳明，故屎硬。血与粪并，故易而黑。

《伤寒准绳》曰：按邪热燥结，色未尝不黑，但瘀血则溏，而黑黏如漆，燥结则硬，而黑晦如煤，此为明辨也。

又海藏云：初便褐色者重，再硬深褐色者愈重，三便黑色者为尤重。色变者，以其火燥也。如羊血在日色中，须臾变褐色，久则渐变而为黑色，即此意也。

阳明病下之，心中懊憹而烦，胃中有燥屎者，可攻。腹微满，初头硬，后必溏，不可攻之。若有燥屎者，宜大承气汤。《玉函》《脉经》《千金翼》"腹"上，有"其人"二字。"初头硬后必溏"，作"头坚后溏"。

〔成〕下后心中懊憹，而烦者，虚烦也，当与栀子豉汤。若胃中有燥屎者，非虚烦也。可与大承气汤下之，其腹微满，初硬后溏，是无燥屎，此热不在胃而在上也，故不可攻。

〔鉴〕阳明病，下之后，心中懊憹而烦者。若腹大满，不大便，小便数，知胃中未尽之燥屎复硬也，乃可攻之。

〔程〕末句乃申可攻句，以决治法。

〔柯〕腹微满，犹是栀子厚朴汤证。

病人不大便五六日，绕脐痛，烦躁，发作有时者，此有燥屎，故使不大便也。

〔钱〕不大便五六日而绕脐痛者，燥屎在肠胃也。烦躁，实热郁闷之所致也。发作有时者，日晡潮热之类也。阳明胃实之里证悉备，是以知其有燥屎，故使不大便也。

〔程〕绕脐痛，则知肠胃干屎无去路，故滞涩在一处而作痛。

〔志〕不言大承气汤者，省文也。上文云若有燥屎者，宜大承气汤，此接上文而言，此有燥屎，则亦宜大承气汤明矣。

〔汪〕仲景用大承气汤，证必辨其有燥屎，则是前言潮热谵语，手足汗出，转失气，其法可谓备矣。此条复云绕脐痛，可见证候多端，医者所当通变而延医之也。

病人烦热，汗出则解，又如疟状，日晡所发热者，属阳明也。脉实者宜下之，脉浮虚者宜发汗。下之与大承气汤，发汗宜桂枝汤。《玉函》"又"，作"复"。上二"宜"字，并作"当"字。"与"作"宜"。

〔鉴〕病人，谓病太阳经中风伤寒之人也。

〔钱〕言病人烦热，至汗出而后解者，又或如疟状，必至日晡时发热者，即潮热也。如此则邪气已属阳明矣，然表里之分，当以脉辨之。若按其脉，而实大有力者，为邪在阳明之里而胃实，宜攻下之。若脉浮虚者，即浮缓之义，为风邪犹在太阳之表而未解，宜汗解之。谓之浮虚者，言浮脉按之本空，非虚弱之虚也。若虚弱则不宜于发汗矣，宜详审之。脉实者下之，以其胃热，故宜与大承气汤。浮虚者汗之，以其风邪未解，故宜与桂枝汤。

〔印〕此章，与太阳并病章。伤寒不大便六七日，头痛有热者，与承气汤。《太阳中篇》五十六条大意相同。

大下后，六七日不大便，烦不解，腹满痛者，此有燥屎也。所以然

者，本有宿食故也，宜大承气汤。

〔程〕烦不解，指大下后之证。腹满痛，指六七日不大便后之证。从前宿食，经大下而栖泊于回肠曲折之处，胃中尚有此，故烦不解。久则宿食结成燥屎，挡住去路，新食之浊秽，总蓄于腹，故满痛。下后亡津液，亦能令不大便。然烦有解时，腹满不痛可验。

〔锡〕此证着眼，全在六七日上。以六七日不大便，则六七日内所食之物又为宿食，所以用得大承气。然今人本虚质弱，大下后得此者，亦什不得一耳。

舒氏云：此证虽经大下，而宿燥隐匿未去，是以大便复闭，热邪复集，则烦不解，而腹为满为痛也。所言有宿食者，即胃家实之互辞，乃正阳阳明之根因也。若其人本有宿食，下后隐匿不去者，固有此证，且三阴寒证，胃中隐匿宿燥，温散之后，而传实者，乃为转属阳明也。予内弟以采者，患腹痛作泄，逾月不愈，姜附药服过无数，其人禀素盛善啖肉，因自恃强壮，病中不节饮食，而酿胃实之变，则大便转闭，自汗出，昏愦不省人事，谵语狂乱，心腹胀满，舌苔焦黄，干燥开裂，反通身冰冷，脉微如丝，寸脉更微，殊为可疑。予细察之，见其声音烈烈，扬手掷足，渴欲饮冷，而且夜不寐，参诸腹满舌苔等证，则胃实确无疑矣。于是更察其通身冰冷者，厥热亢极，隔阴于外也。脉微者，结热阻截中焦，营气不达于四末也。正所谓阳极似阴之候，宜急下之。作大承气汤一剂投之，无效，再投一剂，又无效，服至四剂，竟无效矣。予因忖道，此证原从三阴而来，想有阴邪未尽，观其寸脉，其事着矣，竟于大承气汤中加附子三钱，以破其阴，使各行其用，而共成其功，服一剂，得大下，寸脉即出，狂反大发，予知其阴已去矣。附子可以不用，乃单投承气一剂，病势略杀，复连进四剂，其前计十剂矣，硝黄各服过半斤，诸证以渐而愈。可见三阴寒证，因有宿食，转属阳明，而反结燥者，有如是之可畏也。

病人小便不利，大便乍难乍易，时有微热，喘冒【原注】一作息。不能卧者，有燥屎也，宜大承气汤。

〔钱〕凡小便不利，皆由三焦不运，气化不行所致。惟此条小便不利，则又不然。因肠胃壅塞，大气不行，热邪内瘀，津液枯燥，故清道皆涸也。乍难，大便燥结也。乍易，旁流时出也。时有微热，潮热之余也。喘者，中满而气急也。冒者，热邪不得下泄，气蒸而郁冒也。胃邪实满，喘冒不宁，故不得卧，《经》所谓胃不和则卧不安也。若验其舌苔黄黑，按之痛，而脉实大者，有燥屎在内故也，宜大承气汤。

〔**程**〕易者，新屎得润而流利。难者，燥屎不动而阻留。

〔**王**〕此证不宜妄动，必以手按之，大便有硬块，喘冒不能卧，方可下之，何也？乍难乍易故也。

食谷欲呕，属阳明也，吴茱萸汤主之。得汤反剧者，属上焦也。《玉函》、成本"呕"下有"者"字。

〔**程**〕食谷欲呕者，纳不能纳之象，属胃气虚寒，不能消谷使下行也。曰属阳明者，别其少阳喜呕之兼半表，太阳干呕不呕食之属表者不同，温中降逆为主。

〔**汪**〕得汤反剧者，成注云以治上焦法治之，而无其方。

《准绳》云：葛根半夏汤，误矣，《尚论篇》云：仍属太阳热邪，而非胃寒。《条辨》云：上焦以膈言，戒下之意，此又泥于伤寒呕多，虽有阳明证，不可攻之，皆大谬之极。穷思先贤用药，岂如今医之鲁莽！误以胃家虚寒，为实热证，但虚寒在膈以上，不与胃腑之中溷同一治，上条证治以吴茱萸汤，寒热虚实，原无误也。其有得汤反剧者，《补亡论》常器之云宜橘皮汤。注云：《类要方》用橘皮二两，甘草一两，生姜四两，人参三两，水煎服，斯言庶得之矣。

魏氏云：何以得汤反剧耶？不知者，以为胃热而非胃寒矣。仲师示之曰：此固有热也。而热不在胃脘之中焦，乃在胸膈之上焦，惟其中焦有寒，所以上焦有热，吴茱萸人参之辛温，本宜于中焦之寒者，先乖于上焦之热，此吴茱萸之所以宜用而未全宜耳。主治者，见兹上热下寒之证，则固有黄连炒吴茱萸，生姜易干姜一法，似为温中而不僭上。一得之愚，不知当否？喻谓得汤转剧属太阳，谬矣。程谓仍与吴茱萸，亦胶柱之见也。热因寒用，以猪胆为引，如用于理中汤之法，或亦有当乎。○按：柯氏云服汤反剧者，以痰饮在上焦为患，呕尽自愈，非谓不宜服也。

钱氏云：得汤反剧者，邪犹在胸，当以栀子豉汤涌之，庶几近似，二氏并失经旨矣。

吴茱萸汤方

人参三两○《肘后方》作一两　　**生姜**六两，切　　**吴茱萸**一升洗○《肘后》，作半斤。《外上四味，以水七升，煮取二升，去滓，温服七合，日三服。《金匮》"七升"作"五升"，"二升"作"三升"。《外台》亦作"五升"。

〔汪〕呕为气逆，气逆者必散之。吴茱萸辛苦，味重下泄，治呕为最。兼以生姜，又治呕圣药，非若四逆中之干姜，守而不走也。武陵陈氏云：其所以致呕之故，因胃中虚生寒，使温而不补，呕终不愈，故用人参补中，合大枣以为和脾之剂焉。

钱氏云：吴茱萸一升，当是一合，即今之二勺半。人参三两，当是一两，即宋之二钱七分。生姜六两，当是二两，即宋之五钱余。大枣当是四五枚。水七升，亦当是三升。观小承气汤，止用水四升，调胃承气，只用水三升，此方以辛热补剂，而用之于表里疑似之间，岂反过之？大约出之后人之手，非仲景本来升合分两，学人当因时酌用。○按：此说未知然否，姑举于此。

《金匮要略》呕而胸满者，茱萸汤主之。

《肘后方》治人食毕噫醋，及醋心。即本方。

《医方集解》曰：服汤反剧者，宜葛根加半夏汤、小柴胡汤、栀子豉汤、黄芩汤。又云：吴茱萸为厥阴本药，故又治肝气上逆，呕涎头痛。本方加附子名吴茱萸加附子汤，治寒疝腰痛，牵引睾丸，尺脉沉迟。

太阳病，寸缓关浮尺弱，其人发热汗出，复恶寒，不呕，但心下痞者，此以医下之也。如其不下者，病人不恶寒而渴者，此转属阳明也。小便数者，大便必硬，不更衣十日，无所苦也。渴欲饮水，少少与之，但以法救之。渴者，宜五苓散。《玉函》"关"下有"小"字。"如其"以下十三字，作"若不下其人复不恶寒而渴"十二字。

〔成〕太阳病，脉阳浮阴弱，为邪在表，今寸缓关浮尺弱，邪气渐传里，则发热汗出，复恶寒者，表未解也。传经之邪入里，里不和者，必呕。此不呕，但心下痞者，医下之早，邪气留于心下也。如其不下者，必渐不恶寒而渴，太阳之邪，转属阳明也。若吐若下若发汗后，小便数，大便硬者，当与小承气汤和之。此不因吐下发汗后，小便数，大便硬，若是无满实，虽不更衣十日，无所苦也。候津液还入胃中，小便数少，大便必自出也。渴欲饮水者，少少与之，以润胃气，但审邪气所在以法攻之。如渴不止，与五苓散是也。

〔吴〕寸缓，风伤卫也。关浮，邪犹在经，未入腑也。尺弱，其人阴精素亏也。

王三阳云：此处五苓散难用，不然，经文"渴"字上，当有缺文也。

《金鉴》云："但以法救之"五字，当是若小便不利，方与上文小便数，下文渴者之义相合，此条病势不急，救之之文，殊觉无谓，必有遗误。

汪氏云："渴欲饮水，至救之"十三字，当在小便数者之前，不恶寒而渴者，"者"字可删，吴仪洛删"渴欲"以下十九字，注云：旧本多衍文，今删之。

按：此条难解，以上四家，各有所见，未知何是，姑存而举于此。

脉阳微而汗出少者，为自和【原注】一作如。**也。汗出多者为太过，阳脉实，因发其汗，出多者，亦为太过。太过者，为阳绝于里，亡津液，大便因硬也。** 成本"太过"下，无"者"字。"阳脉实"以下，为别条。方本、周本、钱本、汪本、魏本并同。

〔鉴〕脉阳微，谓脉浮无力而微也。阳脉实，谓脉浮有力而盛也。凡中风伤寒，脉阳微则热微，微热蒸表作汗。若汗出少者，为自和欲解，汗出多者，为太过不解也。阳脉实则热盛，因热盛而发其汗出多者，亦为太过，则阳极于里，亡津液，大便因硬，而成内实之证矣。

〔汪〕阳明病，阳脉不微而实，实者，按之搏指而有力也。

〔魏〕经文阳绝之义，似是阻绝，盖谓阳盛阻阴也，非断绝之绝。《内经》言绝，多如此。

〔程〕阳绝于里者，燥从中起，阳气闭绝于内而不下通也。下条其阳则绝，同此。

汪氏云：总于后条，用麻仁丸以主之，《补亡论》议用小柴胡汤，又柴胡桂枝汤，以通津液，如大便益坚，议用承气等汤，大误之极。

脉浮而芤，浮为阳，芤为阴，浮芤相搏，胃气生热，其阳则绝。 二 "为"字下，《玉函》有"则"字。

〔钱〕浮为阳邪盛，芤为阴血虚，阳邪盛则胃气生热，阴血虚则津液内竭，故其阳则绝。绝者，非断绝败绝之绝，言阳邪独治，阴气虚竭，阴阳不相为用，故阴阳阻绝，而不相流通也。即《生气通天论》所谓，阴阳离决，精气乃绝之义也。注家俱谓阳绝，乃无阳之互词，恐失之矣。

〔沈〕此辨阳明津竭之脉也。若见此脉，当养津液，不可便攻也。

趺阳脉浮而涩，浮则胃气强，涩则小便数，浮涩相搏，大便则硬，其脾为约，麻子仁丸主之。成本无"子"字，"仁"作"人"。柯本，无此条及麻仁丸方。

〔成〕趺阳者，脾胃之脉。诊浮为阳，知胃气强。涩为阴，知脾为约。约者，俭约之约，又约束之约。《内经》曰：饮入于胃，游溢精气，上输于脾，脾气散精，上归于肺，通调水道，下输于膀胱，水精四布，五经并行，是脾主为胃行其津液者也。今胃强脾弱，约束津液，不得四布，但输膀胱，致小便数大便难，与脾约丸，通肠润燥。

〔汪〕趺阳者，胃脉也。在足跗上五寸骨间，去陷谷三寸，即足阳明经，冲阳二穴，按之其脉应手而起。按成注，以胃强脾弱，为脾约作解，推其意，以胃中之邪热盛为阳强，故见脉浮，脾家之津液少为阴弱，故见脉涩。

〔程〕脾约者，脾阴外渗，无液以滋，脾家先自干槁了，何能以余阴荫及肠胃？所以胃火盛而肠枯，大便坚而粪粒小也。麻仁丸，宽肠润燥，以软其坚，欲使脾阴从内转耳。

按：喻氏讥成氏脾弱之说，云脾弱，即当补矣，何为麻仁丸中，反用大黄枳实厚朴乎？汪氏则暗为成注解纷，大是。又按：胃强脾弱，究竟是中焦阳盛而阴弱之义，不必拘拘脾与胃也。

《伤寒选录》曰：愚按趺阳脉，一名会元，又名冲阳，在足背上去陷谷三寸，脉动处，是也。此阳明胃脉之用由出。夫胃者，水谷之海，五脏六腑之长也。若胃气以惫，水谷不进，谷神以去，脏腑无所禀受，其脉不动而死也。故诊趺阳脉，以察胃气之有无，仲景又谓趺阳脉，不惟伤寒，虽杂病危急，亦当诊此以察其吉凶。

麻子仁丸方

麻子仁二升　芍药半斤　枳实半斤，炙○《千金翼》芍药、枳实各八两　大黄一斤，去皮　厚朴一尺，去皮○《玉函》作一　杏仁一升，去皮、尖，熬别作脂○《玉函》作一

上六味，蜜和丸如梧桐子大，饮服十丸，日三服，渐加，以知为度。"六味"下，成本、《玉函》有"为末炼"三字。"和"，作"为"。成本无"梧"字。《证类本草》"饮服十丸"，作"以浆水饮下十丸"。

〔徐〕即小承气，加芍药二仁也。

〔**方**〕麻子、杏仁能润干燥之坚，枳实、厚朴能导固结之滞，芍药敛液以辅润，大黄推陈以致新。脾虽为约，此之疏矣。

吴仪洛《方论》曰：此治素惯脾约之人，复感外邪，预防燥结之法。方中用麻杏二仁以润肠燥，芍药以养阴血，枳实、大黄以泄实热，厚朴以破滞气也。然必因客邪加热者，用之为合辙，后世以此，概治老人津枯血燥之闭结，但取一时之通利，罔顾愈伤其真气，得不速其咎耶！

按：《明理论》即名脾约丸。

张氏缵论曰：云丸者，如理中陷胸抵当，皆大弹丸，煮化而和滓服之也。云丸者，和麻仁、乌梅皆用小丸，取达下焦也。盖丸圆后世互用，今据张说考论中，其言不诬，然论中"丸"字，《千金》《外台》多作圆，不知其义如何，拈而存疑。

按：《本草》序例，厚朴一尺无考。《医心方》引《小品方》云：厚朴一尺，及数寸者，浓三分，广一寸半为准。

太阳病，三日发汗不解，蒸蒸发热者，属胃也，调胃承气汤主之。
《外台》作"发其汗病不解"。《玉函》作"蒸蒸然"。《脉经》无"调胃"二字。

〔**程**〕何以发汗不解便属胃，盖以胃燥素盛，故他表证虽罢，而汗与热不解也。第征其热，如炊笼蒸蒸而盛，则知其汗必连绵而来，此即大便已硬之征，故曰属胃也。热虽聚于胃，而未见潮热谵语等证，主以调胃承气汤者，于下法内，从乎中治，以其为日未深故也。表热未除，而里热已待，病势久蕴于前矣，只从发汗后，一交替耳。凡本篇中云太阳病，云伤寒，而无"阳明病"字者，皆同此病机也。要之脉已不浮而大，可必。

〔**钱**〕蒸蒸发热，犹釜甑之蒸物，热气蒸腾，从内达外，气蒸湿润之状，非若翕翕发热之在皮肤也。

伤寒吐后，腹胀满者，与调胃承气汤。

〔**程**〕吐法为膈邪而设，吐后无虚烦等证，必吐其所当吐者，只因胃家素实，吐亡津液，燥气不能下达，遂成土郁，是以腹胀，其实无大秽浊之在肠也。调胃承气汤，一夺其郁可耳。

太阳病，若吐若下若发汗后，微烦小便数，大便因硬者，与小承气汤和之愈。 成木、《玉函》无"后"字。

〔鉴〕太阳病，若吐若下，若发汗后不解，入里微烦者，乃栀子豉汤证也。今小便数，大便因硬，是津液下夺也。当与小承气汤和之，以其结热未甚，入里未深也。

得病二三日，脉弱，无太阳柴胡证，烦躁心下硬，至四五日，虽能食，以小承气汤，少少与微和之，令小安。至六日，与承气汤一升，若不大便，六七日，小便少者，虽不受食，【原注】一云：不大便。但初头硬，后必溏，未定成硬，攻之必溏，须小便利屎定硬，乃可攻之，宜大承气汤。"受"，成本《玉函》作"能"《千金翼》"不受食"，作"不大便"，无"大承气汤"之"大"字。

〔汪〕得病二三日，不言伤寒与中风者，乃风寒之邪皆有，不须分辨之病也。脉弱者，谓无浮紧等在表之脉也。无太阳柴胡证，谓无恶寒发热，或往来寒热在表，及半表半里之证也。烦躁心下硬者，全是阳明腑热邪实。经云：肠实则胃虚，故能食。能食者，其人不痞不满，结在肠间，而胃火自盛，止须以小承气汤，少少与微和之，因其人烦躁必不大便，令其小安也。至六日，仍烦躁不安，而不大便者，前用小承气汤，可加至一升，使得大便而止，此言小承气汤，不可多用之意，若不大便句，承上文烦躁心下硬而言，至六七日不大便，为可下之时，但小便少，乃小水不利，此系胃中之水谷不厘清，故不能食，非谵语潮热有燥屎之不能食也。故云虽不能食，但初头硬后必溏，未定成硬，而攻之，并硬者，必化而为溏矣。须待小便利，屎定成硬，乃可用大承气汤攻之，此言大承气亦不可骤用之意。

〔方〕太阳不言药，以有桂枝麻黄之不同也。柴胡不言证，以专少阳也。凡似此为文者，皆互发也。以无大小，故知诸证属阳明。以脉弱，故宜微和。至六日已下，历叙可攻不可攻之节度。

〔喻〕此段之虽能食，虽不能食，全与辨风寒无涉，另有二义。见虽能食者，不可以为胃强而轻下也。虽不能食者，不可以为胃中有燥屎而轻下也。前条云谵语有潮热，反不能食者，胃中必有燥屎五六枚，与此互发。

按：脉弱，非微弱虚弱之弱，盖谓不浮盛实大也。钱氏云：虚寒之候，柯氏云无阳之征，并误矣。

伤寒六七日，目中不了了，睛不和，无表里证，大便难，身微热者，此为实也。急下之，宜大承气汤。

〔钱〕六七日，邪气在里之时也。外既无发热恶寒之表证，内又无谵语腹满等里邪，且非不大便，而曰大便难，又非发大热，而身仅微热，势非甚亟也。然目中不了了，是邪热伏于里，而耗竭其津液也。经云：五脏六腑之精，皆上注于目，热邪内烁，津液枯燥，则精神不得上注于目，故目中不了了，睛不和也。

〔汪〕不了了者，病人之目，视物不明了也。睛不和者，乃医者视病人之睛光，或昏暗，或散乱，是为不和。

〔鉴〕目中不了了，而睛和者，阴证也。睛不和者，阳证也。此结热神昏之渐，危恶之候，急以大承气汤下之，泻阳救阴，以全未竭之水可也。睛不和者，谓睛不活动也。

〔方〕了了，犹也。《活人指掌》曰：目中不了了，了了谓明了也。或谓之病瘥。按：汪氏云无表里证，"里"字，当是传写错误，宜从删，此说大误。

《伤寒选录》删"里"字云：无表里证，则无病，何以用承气汤下之，里实者病可见矣。○按：此说却非是。

阳明病，发热汗多者，急下之，宜大承气汤。【原注】一云：大柴胡汤。○成本脱"病"字，张本，"汗"下，补"出"字。

〔钱〕潮热自汗，阳明胃实之本证也。此曰汗多，非复阳明自汗可比矣，里热炽盛之极，津液泄尽，故当急下，然必以脉症参之。若邪气在经，而发热汗多，胃邪未实，舌苔未干浓而黄黑者，未可下也。

〔程〕发热而复汗多，阳气大蒸于外，虑阴液暴亡于中，虽无内实之兼证，宜急下之，以大承气汤矣，此等之下，皆为救阴而设，不在夺实，夺实之下可缓，救阴之下，不可缓，不急下，防成五实。《经》曰：五实者死。

发汗不解，腹满痛者，急下之，宜大承气汤。

〔成〕发汗不解，邪热传入腑，而成腹满痛者，传之迅也，是须急下之。

〔程〕发汗不解，津液已经外夺。腹满痛者，胃热遂尔迅攻，邪阳盛实而弥漫，不急下之，热毒熏蒸，糜烂速及肠胃矣，阴虚不任阳填也。

柯氏云：表虽不解，邪甚于里，急当救里，里和而表自解矣。

按:《太阳中篇》八十九条云：本先下之，而反汗之，为逆。若先下之，治不为逆。柯氏盖据此条为解，然而考经文，不解，邪气不解也，非谓表不解也。故其说难凭。

腹满不减，减不足言，当下之，宜大承气汤。

〔成〕腹满不减，邪气实也。《经》曰：大满大实，自可除下之，大承气汤，下其满实。若腹满时减，非内实也，则不可下。《金匮要略》曰：腹满时减，复如故，此为寒，当与温药，是减不足言也。

〔喻〕"减不足言"四字，形容腹满如绘，见满至十分，即减去一二分，不足杀其势也。

〔钱〕然有下之而脉症不为少减者，死症也。

舒氏云：按以上二条，俱未言其病之来由，又未明其所以当急之理，令人不无余憾。

按:《玉函经》，此下有一条，云伤寒腹满，按之不痛者为虚，痛者为实，当下之，舌黄未下者，下之黄自去，宜大承气汤。《金匮要略》：亦载此条，恐此经遗脱之。

阳明少阳合病，必下利，其脉不负者，为顺也。负者，失也。互相克贼，名为负也。脉滑而数者，有宿食也，当下之，宜大承气汤。 成本"顺"上，无"为"字。"负也"，之"也"，《玉函》作"若"。《脉经》"当下之"以下，作"属大柴胡承气汤证"。柯本，删此条。

〔成〕阳明土，少阳木，二经合病，气不相和，则必下利，少阳脉不胜，阳明不负，是不相克，为顺也。若少阳脉胜，阳明脉负者，是鬼贼相克，为正气失也。《脉经》曰：脉滑者，为病食也。又曰：滑数则胃气实，下利者脉当微厥冷，脉滑数，知胃有宿食，与大承气汤以下之。

〔程〕见滑数之脉，为不负为顺。见弦直之脉，为负为失。

按:《金匮要略》曰脉数而滑者，实也。此有宿食也，当下之，宜大承气汤。乃知脉滑以下，正是别条，与阳明少阳合病不相干。

病人无表里证，发热七八日，虽脉浮数者，可下之。假令已下，脉数不解，合热则消谷喜饥，至六七日，不大便者，有瘀血，宜抵当汤。若脉数不解，而下不止，必协热便脓血也。《玉函》"虽脉"，作"脉虽"。"协"，作"挟"。若脉以下，原本为别条，今依《玉函》《千金翼》合而为一条。喻本、魏本、周本、柯本、程本并同《玉函》。

〔鉴〕病人无表里证，是无太阳表，阳明里证也。但发热而无恶寒，七八日虽脉浮数，不可汗也。若屎硬，可下之。假令已下，脉不浮，而数不解，是表热去，里热未去也。至六七日，又不大便，若不能消谷善饥，是胃实热也，以大承气汤下之。今既能消谷善饥，是胃和合热，非胃邪合热，故屎虽硬，色必黑，乃有瘀血热结之不大便也，宜用抵当汤下之。若脉数不解，不大便硬，而下利不止，必有久瘀，协热腐化，而便脓血也，则不宜用抵当汤下之矣。

〔周〕伤寒一书，凡太阳表证未尽者，仲景戒不可攻。今发热七八日，太阳表证也。脉浮数，太阳表证也。此仲景自言者也。七八日中，未尝更衣，阳明腑证也。此仲景言外者也。何云病人无表里证，乃至自为矛盾耶？必始先发热，至七八日，则热势已杀，且热不潮，七八日虽不更衣，未尝实满，则里不为急，故曰无表里证。然脉尚浮数，仲景以为可下者，正以浮虽在外，而数且属腑，不一两解，恐内外之邪，相持而不去也。尔时以大柴胡议下，不亦可乎。

〔柯〕七八日下，当有不大便句，故脉虽浮数，有可下之理，热利不止，必太阳瘀血，宜黄连阿胶汤。

〔汪〕成注云：可下之，与大承气汤，以为清涤阳明里热也。《尚论编》云：可下之，如大柴胡汤之类，误矣。便脓血者，仲景无治法，《补亡论》常器之云：可白头翁汤。程氏云：今之医者，不论病人表罢不罢，里全未全，但见发热七八日，虽脉浮数者，以为可下之，不知发热脉浮，邪浑在表，岂可计日妄下，故一下而变证各出。○按：依程说，下则为误治，然观文脉殊不尔，第此条亦是不明核，姑举数说俟后考。

伤寒发汗已，身目为黄，所以然者，以寒湿【原注】一作温。**在里不解故也，以为不可下也。于寒湿中求之。**《玉函》"寒湿"下，有"相搏"二字。"以为"下，有"非瘀热而"四字。"也""于"间，有"当"字。

〔汪〕伤寒发汗已，热气外越，何由发黄？今者发汗已，身目为黄，所以然者，以其人在里素有寒湿，在表又中寒邪，发汗已，在表之寒邪虽去，在里之寒湿未除，故云不解也。且汗为阳液，乃中焦阳气所化，汗后中气愈虚，寒湿愈滞，脾胃受寒湿所伤，而色见于外，此与湿热发黄不同，故云不可下。或问云：湿挟热则郁蒸，故发黄。今挟寒，何以发黄？余答云：寒湿发黄，譬之秋冬阴雨，草木不应黄者亦黄，此冷黄也。

王海藏云：阴黄，其证身冷汗出，脉沉，身如熏黄色黯，终不如阳黄之明如橘子色，治法，小便利者，术附汤，小便不利，大便反快者，五苓散。

伤寒七八日，身黄如橘子色，小便不利，腹微满者，茵陈蒿汤主之。
《玉函》"腹"上，有"少"字。《千金方》，"身"上，有"内实瘀结"五字。"微"下，有"胀"字。

〔钱〕此言阳明发黄之色状，与阴黄如烟熏之不同也。伤寒至七八日，邪气入里已深，身黄如橘子色者，湿热之邪在胃，独伤阳分，故发阳黄也。小便不利，则水湿内蓄，邪食壅滞，而腹微满也。以湿热实于胃，故以茵陈蒿汤主之。

伤寒身黄发热，栀子柏皮汤主之。"热"下，成本有"者"字。

〔成〕伤寒身黄，胃有瘀热，须当下去之，此以发热，为热未实，与栀子柏皮汤解之。

〔汪〕武林陈氏曰：发热身黄者，乃黄证中之发热，而非麻黄桂枝证之发热也。热既郁而为黄，虽表而非纯乎表证，但当清其郁以退其黄，则发热自愈。

〔鉴〕伤寒身黄发热者，设有无汗之表，宜用麻黄连翘赤小豆汗之可也。若有成实之里，宜用茵陈蒿汤下之亦可也。今外无可汗之表证，内无可下之里证，故惟宜以栀子柏皮汤清之也。

栀子柏皮汤方

肥栀子十五个，擘○成本无"肥"字，《玉函》同，作十四枚　　**甘草一两**，炙　　**黄柏二两**

上三味，以水四升，煮取一升半，去滓，分温再服。"一升半"，《千金翼》作"二升"。

〔钱〕栀子苦寒，泻三焦火，除胃热时疾黄病，通小便，治心烦懊恼，郁热结气。柏皮苦寒，治五脏肠胃中结热黄疸，故用之以泻热邪，又恐苦寒伤胃。故以甘草，和胃保脾，而为调剂之妙也。

按:《金鉴》云此方之甘草，当是茵陈蒿，必传写之误也。此说太谬，不可从焉。

伤寒瘀热在里，身必黄，麻黄连轺赤小豆汤主之。"必"下，成本有"发"字。《千金》并《翼》，"轺"作"翘"。

〔钱〕瘀，留蓄壅滞也。言伤寒郁热，与胃中之湿气，互结湿蒸，如淖泽中之淤泥，水土黏泞而不分也。

经云：湿热相交，民多病瘅，盖以湿热胶固，壅积于胃，故曰瘀热在里，身必发黄也。麻黄连轺赤小豆汤，治表利小便，解郁热，故以此主之。

〔澜〕此证虽曰在里，必因邪气在表之时，有失解散，今虽发黄，犹宜兼汗解以治之。

麻黄连轺赤小豆汤方

麻黄二两，去节　连轺二两，连翘根是○《千金》并《翼》，"轺"作"翘"，程柯同　杏仁四十个，去皮、尖　赤小豆一升　大枣十二枚，擘　生姜二两，切　甘草二两，炙○成本作一两　生梓白皮一升，切

上八味，以潦水一斗，先煮麻黄再沸，去上沫，纳诸药，煮取三升，去滓，分温三服，半日服尽。"上"字，成本作"已上"二字。"再沸"，《玉函》作"一二沸"。成本脱"去滓"二字。"潦"，《千金》作"劳"，盖此"潦"字之讹。

〔钱〕麻黄汤，麻黄桂枝杏仁甘草也。皆开鬼门而泄汗，汗泄则肌肉腠理之郁热湿邪皆去，减桂枝而不用者，恐助瘀热也。赤小豆除湿散热，下水肿而利小便。梓白皮，性苦寒，能散温热之邪，其治黄，无所考据。连翘根，陶弘景云：方药不用，人无识者。王好古云：能下热气，故仲景治伤寒瘀热用之。李时珍云：潦水，乃雨水所积。韩退之诗云：潢潦无根源，朝灌夕已除。盖谓其无根而易涸，故成氏谓其味薄，不助湿气，而利热也。

〔方〕轺，本草作翘，翘本鸟尾，以草子拆开，其间片片相比如翘得名。轺，本使者小车乘马者，无义，疑误。以上四条，疑《太阳中篇》错简，当移。

《伤寒类方》曰：连轺，即连翘根，气味相近，今人不采，即以连翘代可也。

按:《内台方议》曰潦水。又曰：甘澜水，误也。《医学正传》曰：潦水，又名无根水，山谷中无人迹去处，新上科臼中之水也。取其性不动摇，而有土气内存，乃与时珍有少异，当考。

辨少阳病脉证并治

少阳之为病，口苦咽干目眩也。 成本无"为"字。

〔**成**〕足少阳，胆经也。《内经》曰：有病口苦者，名曰胆瘅。《甲乙经》曰：胆者，中精之腑，五脏取决于胆，咽为之使。少阳之脉，起于目锐，少阳受邪，故口苦咽干目眩。

〔**鉴**〕口苦者，热蒸胆气上溢也。咽干者，热耗其津液也。目眩者，热熏眼发黑也。此揭中风伤寒，邪传少阳之总纲，凡篇中称少阳中风伤寒者，即具此证之谓也。

〔**柯**〕太阳主表，头项强痛为提纲，阳明主里，胃家实为提纲，少阳居半表半里之位，仲景特揭口苦咽干目眩为提纲，盖口咽目三者，不可谓之表，又不可谓之里，是表之入里，里之出表处，所谓半表半里也。苦干眩者，人所不知，惟病人独知，诊家所以不可无问法。

〔**程**〕少阳在六经中，典开阖之枢机，出则阳，入则阴，凡客邪侵到其界，里气辄从而中起，故云半表半里之邪。半表者，指经中所到之风寒而言，所云往来寒热，胸胁苦满等，是也。半里者，指胆腑而言，所云口苦咽干目眩，是也。表为寒，里为热，寒热互拒，所以有和解一法，观其首条所揭口苦咽干目眩之证，终篇总不一露，要知终篇无一条不具有此条之证也。有此条之证，而兼一二表证，小柴胡汤方可用，无此条之证，而只据往来寒热等，及或有之证，用及小柴胡，腑热未具，而里气预被寒侵，是为开门揖盗矣。余目击世人之以小柴胡汤杀人者不少，非其认证不真，盖亦得半而止耳。入里不解，则成骨蒸痨疟，入阴渐深，则为厥逆亡阳。

少阳中风，两耳无所闻，目赤，胸中满而烦者，不可吐下，吐下则悸而惊。

〔**鉴**〕少阳，即首条口苦咽干目眩之谓也。中风，谓此少阳病，是从中风之邪传来也。少阳之脉，起目锐，从耳后，入耳中，其支者，会缺盆，下胸中循胁，表邪传其经，故耳聋目赤，胸中满而烦也。然此少阳半表半里之胸满而烦，非太阳证具之邪陷，胸满而烦者比，故不可吐下。若吐下，则虚其中，神志虚怯，则悸而惊也。

〔汪〕《补亡论》庞安时云可小柴胡汤。吐下悸而惊者，郭白云云当服柴胡加龙骨牡蛎汤。

伤寒脉弦细，头痛发热者，属少阳。少阳不可发汗，发汗则谵语，此属胃，胃和则愈，胃不和，烦而悸。【原注】一云躁○"烦"上，成本、《玉函》有"则"字。

〔鉴〕脉弦细，少阳之脉也。上条不言脉，此言脉者，补言之也。头痛发热无汗，伤寒之证也。又兼见口苦咽干目眩，少阳之证，故曰属少阳也。盖少阳之病，已属半里，故不可发汗。若发汗，则益伤其津，而助其热，必发谵语，既发谵语，则是转属胃矣。若其人津液素充，胃能自和，则或可愈，否则津干热结，胃不能和，不但谵语，且更烦而悸矣。

〔王〕凡头痛发热，俱为在表，惟此头痛发热，为少阳者，何也？以其脉弦细，故知邪入少阳之界也。

〔钱〕以小承气和胃，令大便微溏，胃和则愈也。胃不和者，以阳气虚损之胃，邪热陷入，而胃虚邪实，所以烦闷而筑筑然悸动，此少阳误汗之变证也。可不慎哉！

按：不可发汗，盖此属柴胡桂枝汤证。程氏云：烦而悸，当是小建中汤。汪氏云：和胃之药。成注云：与调胃承气汤，愚以须用大柴胡汤，未知的当否！

《伤寒选录》曰：少阳，小柴胡加姜桂。阳明，调胃承气汤。

本太阳病不解，转入少阳者，胁下硬满，干呕不能食，往来寒热，尚未吐下，脉沉紧者，与小柴胡汤。若已吐下发汗温针谵语，柴胡汤证罢，此为坏病，知犯何逆，以法治之。"若已吐下"以下，原本，别为二条，今据《玉函》及《千金翼》合为一条。喻本、张本、柯本、钱本、魏本并以两条，合为一条。《玉函》《千金翼》无"本"字。"食"下，有"饮"字。巢源，无"谵语"二字。

〔鉴〕脉沉紧，当是脉沉弦。若是沉紧，是寒实在胸，当吐之诊也。惟脉沉弦，始与上文之义相属，故可与小柴胡汤。

〔沈〕太阳不解，而传少阳，当与小柴胡和解，乃为定法，反以吐下发汗温针，以犯少阳之戒，而邪热陷入阳明，故发谵语，已为坏证。要知谵语，乃阳明受病，即当知犯阳明之逆而治之。若无谵语，而见他经坏证，须证书凭脉，另以活法治之也。

〔程〕此条云：知犯何逆，以法治之，桂枝坏病条亦云观其脉证，知犯何逆，随证治之，只此一"观"字，一"知"字，已是仲景见病知源地位。

三阳合病，脉浮大上关上，但欲眠睡，目合则汗。"眠睡"，《玉函》《千金翼》作"寐"一字。吴本，与《阳明篇》第四十一条三"阳合病腹满身重"云云白虎汤条，合为一条。

〔钱〕关上者，指关脉而言也。仲景辨脉篇中，称尺脉曰尺中，关脉曰关上，寸脉曰寸口。

〔程〕大为阳明主脉，太阳以其脉合，故浮大上关上，从关部连上寸口也。少阳以其证合，故但欲眠睡，目合则汗，但欲眠，为胆热，盗汗为半表里也。当是有汗则主白虎汤，无汗则主小柴胡汤也。

〔吴〕上关上，热势弥漫之象也。

〔鉴〕但欲眠睡，非少阴也。乃阳盛神昏之睡也。

汪氏云：常器之云可柴胡桂枝汤，庞安时云脉不言弦者，隐于浮大也。

按：此说未知是否，姑附存于斯。

伤寒六七日，无大热，其人躁烦者，此为阳去入阴故也。《玉函》无"故"字。

〔成〕表为阳，里为阴，邪在表则外有热，六七日，邪气入里之时，外无大热，内有躁烦者，表邪传里也。故曰阳去入阴。

〔印〕无大热者，邪不在表矣，其人躁烦者，邪入于里阴矣，此为去表之阳而入于里之阴也。

〔张〕邪气传里则躁烦，不传里则安静也。

方氏云：去，往也。言表邪往而入于里。○按：此说未稳。又按：汪氏《金鉴》，以阳去入阴，为三阳传经之热邪，入于三阴之义，恐不然也。表邪入于里阴，而躁烦者，盖此阳明胃家实而已，钱氏注与汪氏同。

伤寒三日，三阳为尽，三阴当受邪，其人反能食而不呕，此为三阴不受邪也。

〔汪〕伤寒三日者，即《素问》相传日数，上条言六七日，此止言三日，可见日数不可拘也。邪在少阳，原呕而不能食，今反能食而不呕，可征里气之和，而少阳之邪自解也。既里和，而少阳邪解，则其不传三阴，断断可必，故云三阴不受邪也。此注，本武陵陈亮斯语。

〔印〕以上二章，与《太阳篇》之第三章同义。

伤寒三日，少阳脉小者，欲已也。《玉函》此条无。

〔成〕《内经》曰：大则邪至，小则平。伤寒三日，邪传少阳，脉当弦紧，今脉小者，邪气微而欲已也。

按：此语，《内经》中无所考，《脉要精微》云：大则病进。

少阳病欲解时，从寅至辰上。

〔成〕《内经》曰：阳中之少阳，通于春气，寅卯辰，少阳木王之时。

〔柯〕辰上者，卯之尽，辰之始也。

卷 五

辨太阴病脉证并治

太阴之为病，腹满而吐，食不下，自利益甚，时腹自痛。若下之，必胸下结硬。"结硬"，《玉函》作"痞坚"。《脉经》《千金翼》"不下"下，有"下之"二字，无"自利"二字，及"若下之必"四字。

〔程〕腹满而吐，食不下，则满为寒胀，吐与食不下，总为寒格也。阳邪亦有下利，然乍微乍甚，而痛随利减，今下利益甚，时腹自痛，则肠虚而寒益留中也。虽曰邪之在脏，实由胃中阳乏，以致阴邪用事，升降失职，故有此下之则胸中结硬，不顶上文吐利来，直接上太阴之为病句，如后条设当行大黄芍药者亦是也。曰胸下，阴邪结于阴分，异于结胸之在胸，而且按痛矣。曰结硬，无阳以化气，则为坚阴，异于痞之濡而软矣。彼皆阳从上陷而阻留，此独阴从下逆而不归，寒热大别。

〔鉴〕吴人驹曰："自利益甚"四字，当在必胸下结硬句之下，其说甚是。若在"吐，食不下"句之下，则是"已吐食不下，而自利益甚"矣。仲景复曰若下之，无所谓也。

黄仲理曰：宜理中汤，阴经少有用桂枝者，如此证，若脉浮，即用桂枝汤微汗之，若恶寒甚不已者，非理中四逆不可。

按：黄"自利益甚"四字，不允当，故姑从吴人驹之说，且《脉经》《千金翼》文有异同，可知此条固有差错也。

《伤寒蕴要》曰：凡自利者，不因攻下而自泻利，俗言漏底伤寒者也。大抵泻利，小便清白不涩，完谷不化，其色不变，有如溏，或吐利腥秽，小便澄澈清冷，口无燥渴，其脉多沉，或细，或迟，或微，而无力，或身虽发热，手足逆冷，或恶寒蜷卧，此皆属寒也。凡热症，则口中燥渴，小便或赤，或黄，或涩，而不利，且所下之物，皆如垢腻之状，或黄，或赤，所去皆热臭气，其脉多数，或浮或滑，或弦或大，或洪也。亦有邪热不杀谷，其物不消化者，但脉数而热，口燥渴，小便赤黄，以此别之矣。

太阴中风，四肢烦疼，阳微阴涩而长者，为欲愈。

〔锡〕太阴中风者，风邪直中于太阴也。

〔魏〕太阴病，而类于太阳之中风，四肢烦疼，阳脉微而热发，阴脉涩而汗出，纯乎太阳中风矣，然腹自满，有时痛，下利益甚，吐而不能食，是非太阳之中风，宜表散也。

〔钱〕四肢烦疼者，言四肢酸疼，而烦扰无措也。盖脾为太阴之脏，而主四肢故也。脾病四肢不得禀水谷气，见《素问·阳明脉解》。阳微阴涩者，言轻取之而微，重取之而涩也。脉者，气血伏流之动处也。因邪入太阴，脾气不能散精，肺气不得流经，营阴不利于流行，故阴脉涩也。阳微阴涩，正四肢烦疼之病脉也。长脉者，阳脉也。以微涩两阴脉之中，而其脉来云皆长，为阴中见阳长，则阳将回，故为阴病欲愈也。

太阴病，欲解时，从亥至丑上。

〔成〕脾为阴主，王于丑亥子，向王，故为解时。

〔柯〕《经》曰：夜半后而阴隆为重阴，又曰：合夜至鸡鸣，天之阴，阴中之阴也。脾为阴中之至阴，故主亥子丑时。

太阴病，脉浮者，可发汗，宜桂枝汤。

〔汪〕夫曰太阴病，当见腹满等候，诊其脉不沉细，而浮，则知太阳经风邪，犹未解也。故宜桂枝汤，以汗解之。

〔鉴〕即有吐利不食腹满时痛一二证，其脉不沉而浮，便可以桂枝发汗，先解其外，俟外解已，再调其内可也。于此又可知论中身痛腹满下利，急先救里者，脉必不浮矣。

〔程〕条中有桂枝汤，而无麻黄汤，桂枝胎建中之体，无碍于温也。

按：舒氏云此言太阳病，是必腹满而吐，腹痛自利矣。证属里阴，脉虽浮亦不可发汗，即令外兼太阳表证，当以理中为主，内加桂枝，两经合治，此一定之法也。今但言太阴病，未见太阳外证，其据脉浮，即用桂枝，专治太阳，罔顾太阴，大不合法，恐亦后人有错，此说有理。

自利不渴者，属太阴，以其脏有寒故也。当温之，宜服四逆辈。《玉函》《千金翼》无"服"字。"辈"，《脉经》作"汤"。

〔鉴〕凡自利而渴者，里有热，属阳也。若自利不渴，则为里有寒，属阴也。今自利不渴，知为太阴本脏有寒也，故当温之。四逆辈者，指四逆理中附子等汤而言也。

〔魏〕以其人脾脏之阳，平素不足，寒湿凝滞，则斡运之令不行，所以胃肠水谷不分，而下泄益甚，"自利"二字，乃未经误下误汗吐而成者，故知其脏本有寒也。

〔舒〕口渴一证，有为实热，亦有虚寒。若为热邪伤津，而作渴者，必小便短大便硬，若自利而渴者，乃为火衰不能熏腾津液，故口渴。法主附子，助阳温经，正所谓釜底加薪，津液上腾，而渴自止。若寒在太阴，于肾阳无干，故不作渴。

伤寒脉浮而缓，手足自温者，系在太阴，太阴当发身黄。若小便自利者，不能发黄，至七八日，虽暴烦，下利日十余行，必自止，以脾家实，腐秽当去故也。"以"一字，《玉函》作"所以然者"四字。"暴烦下利"，《千金翼》作"烦暴利"。

〔钱〕缓，为脾之本脉也。手足温者，脾主四肢也。以手足而言自温，则知不发热矣。邪在太阴，所以手足自温，不至如少阴厥阴之四肢厥冷，故曰系在太阴。然太阴湿土之邪郁蒸，当发身黄。若小便自利者，其湿热之气，已从下泄，故不能发黄也。如此而至七八日，虽发暴烦，乃阳气流动，肠胃通行之征也。下利虽一日十余行，必下尽而自止，脾家之正气实，故肠胃中有形之秽腐去，秽腐去，则脾家无形之湿热亦去故也。此条当与《阳明篇》中，伤寒脉浮而缓云云，至八九日，大便硬者，此为转属阳明条互看。

〔喻〕暴烦下利，日十余行，其证又与少阴无别，而利尽秽腐当自止，则不似少阴之烦躁有加，下利漫无止期也。

〔汪〕成注云：下利烦躁者死，此为先利而后烦，是正气脱，而邪气扰也。兹则先烦后利，是脾家之正气实，故不受邪，而与之争，因暴发烦热也。下利日十余行者，邪气随腐秽而去，利必自止，而病亦愈。

本太阳病，医反下之，因尔腹满时痛者，属太阴也，桂枝加芍药汤主之。**大实痛者，桂枝加大黄汤主之。**《玉函》无"本"字。"尔"，《全书》程本作"而"，《脉经》《千金翼》无"尔"字。《千金翼》作"加大黄汤主之"，无"桂枝"二字。"大实痛"以下，成氏及诸本为别条，非也。

〔钱〕本太阳中风，医不汗解，而反下之，致里虚邪陷，遂入太阴，因尔腹满时痛，故曰属太阴也。然终是太阳之邪未解，故仍以桂枝汤解之。加芍药者，因误下伤脾，故多用之，以收敛阴气也。

〔汪〕如腹满痛甚者，其人胃家本实，虽因太阳病误下，热邪传入太阴。然太阴之邪，已归阳明，而入于腑，此非里虚痛，乃里实痛也。

成注云：大实大满，自可下除之，故加大黄，以下里实。其仍用桂枝汤者，以太阳之邪，犹未尽故也。

〔程〕"因而"二字，宜玩，太阴为太阳累及耳，非传邪也。

《内台方议》曰：表邪未罢，若便下之，则虚其中，邪气反入里，若脉虚弱，因而腹满时痛者，乃脾虚也，不可再下，与桂枝加芍药汤，以止其痛。若脉沉实，大实满痛，以手按之不止者，乃胃实也，宜再下，与桂枝汤，以和表，加芍药大黄，以攻其里。

桂枝加芍药汤方○《玉函》"加"上，有"倍"字

桂枝三两去皮　芍药六两　甘草二两，炙　大枣十二枚，擘　生姜二两，切

上五味，以水七升，煮取三升，去滓，温分三服。本云桂枝汤，今加芍药。"温分"，《千金翼》作"分温"。

桂枝加大黄汤方

桂枝三两，去皮　大黄二两○《玉函》作三两，成本作一两　芍药六两　生姜三两，切　甘草二两，炙　大枣十二枚，擘

上六味，以水七升，煮取三升，去滓，温服一升，日三服，

〔柯〕腹满，为太阴阳明俱有之证，然位同而职异，太阴主出，太阴病，则腐秽气凝不利，故满而时痛。阳明主内，阳明病，则腐秽燥结不行，故大实而痛，是知大实痛，是阳明病，而非太阴病矣。仲景因表证未解，阳邪已陷入太阴，故倍芍药，以益脾调中，而除腹满之时痛，此用阴和阳法也。若表邪未解，而阳邪陷入阳明，则加大黄，以润胃通结，而除其大实之痛，此双解表里也。凡妄下，必伤胃之气液，胃气虚，则阳邪袭阴，故转属太阴。胃液涸则两阳相搏，故转属阳明。属太阴，则腹满时痛，而不实，阴道虚

也。属阳明，则腹满大实，而痛，阳道实也。满而时痛，是下利之兆，大实而痛，是燥屎之征，故倍加芍药，小变建中之剂，少加大黄，微示调胃之方也。

〔汪〕按：桂枝加大黄汤，仲景虽入太阴例，实则治太阳阳明之药也。与大柴胡汤，治少阳阳明证义同。

〔钱〕考汉之一两，即宋之二钱七分也。以水七升，而煮至三升，分作三次服之，止温服一升。按：李时珍云古之一升，今之二合半，约即今之一饭瓯也。大黄不满一钱，亦可谓用之缓，而下之微矣。

按：方氏云曰桂枝加，则以本方加也。而用芍药六两，水七升，不合数，皆后人之苟用者，此说非也。

《总病论》曰小建中汤，不用饴，芍药为君，止痛复利邪故也。

《圣济总录》芍药汤，治产后血气攻心腹痛，即桂枝加芍药汤，无生姜、大枣。

《圣惠方》赤芍药散，治小儿初生，及一年内儿，多惊啼不休，或不得眠卧，时时肚胀，有似鬼神所为，即桂枝加大黄汤，去姜枣，加白术、五味。

太阴为病，脉弱，其人续自便利，设当行大黄芍药者，宜减之，以其人胃气弱易动故也。【原注】下利者，先煎芍药三沸○成本无"下利"云云九字注文。

〔程〕前条之行大黄芍药者，以其病为太阳误下之病，自有浮脉验之，非太阴为病也。若太阴自家为病，则脉不浮而弱矣。纵有腹满大实痛等证，其来路自是不同，中气虚寒，必无阳结之虑，目前虽不便利，续自便利，只好静以俟之。大黄芍药之宜行者减之，况其不宜行者乎？诚恐胃阳伤动，则洞泄不止，而心下痞硬之证成，虽复从事于温，所失良多矣。胃气弱，对脉弱言，易动，对续自便利言。太阴者，至阴也。全凭胃气鼓动，为之生化，胃阳不衰，脾阴自无邪入，故从太阴为病，指出胃气弱来。

〔锡〕曰便利，其非大实痛可知也。曰设当行，其不当行可知也。总之伤寒无分六经，一切皆以胃气为本。

〔印〕按：本经凡下后，皆去芍药，盖以芍药为苦泄也。

按：锡驹云续者，大便陆续，而利出也。

汪氏云：大便必接续自利而通，盖续者，谓虽今不便利，而续必便利之义，非自利陆续频并之谓，程注为得。

辨少阴病脉证并治

少阴之为病，脉微细，但欲寐也。

〔**鉴**〕少阴肾经，阴盛之脏也。少阴受邪，则阳气微，故脉微细也。卫气行阳则寤，行阴则寐，少阴受邪，则阴盛而行阴者多，故但欲寐也。此少阴病之提纲，后凡称少阴病者，皆指此脉证而言也。

〔**程**〕前太阴，后厥阴，俱不出脉象，以少阴一经，可以该之也。少阴病六七日前，多与人以不觉，但起病喜浓衣近火，善瞌睡。凡后面亡阳发躁，诸剧证，便伏于此处矣，最要提防。

按：《太阳中篇》三十七条云：太阳病，十日以去，脉浮细而嗜卧者，外已解也。此当以脉浮沉，而别阴阳也。

少阴病，欲吐不吐，心烦但欲寐，五六日，自利而渴者，属少阴也。虚故引水自救，若小便色白者，少阴病形悉具。小便白者，以下焦虚有寒不能制水，故令色白也。 "具"下，"小便白"，《玉函》作"所以然"三字。"水"，《玉函》作"溲"。

〔**程**〕人身阴阳中分，下半身属阴，上半身属阳，阴盛于下，则阳扰于上，欲吐不吐，心烦证尚模糊，以但欲寐征之，则知下焦寒而胸中之阳被壅，治之不急，延至五六日，下寒甚，而闭藏彻矣，故下利，上热甚而津液亡矣，故渴。虚故引水自救，非徒释"渴"字，指出一"虚"字来，明其别于三阳证之实邪作渴也，然则此证也。自利为本病，溺白，正以征其寒，故不但烦与渴以寒断，即从烦渴，而悉及少阴之热证，非戴阳即格阳，无不可以寒断，而从温治。肾水欠温，则不能纳气，气不归元，逆于膈上，故欲吐不吐，肾气动膈，故心烦也。

〔**汪**〕此与热邪之但欲寐不同，其寐必不昏浊，其呼吸必促而细也。常器之云：可四逆汤，又甘草干姜汤，愚以五六日之前，宜四逆汤，加生姜二两，五六日后，宜茯苓四逆汤。

〔**魏**〕引水自救，以理论之，虽渴未必能多饮水，或多饮多尿，尿色淡白，则少阴肾脏为真寒，附子汤主之。少阴肾脏为病，内素虚寒者，十之六七，外寒乘入者，十之三四，无内寒，则不能召外寒，君子平日，宁可不以命门之火为宝，而用蒿道乎！

〔舒〕《经络考》云：舌下有二隐窍，名曰廉泉，运动开张，津液涌出，然必藉肾中真阳，为之熏腾，乃是以上供。若寒邪侵到少阴，则真阳受困，津液不得上潮，故口渴。与三阳经之邪热，烁干津液者，大相反也。

病人脉阴阳俱紧，反汗出者，亡阳也。此属少阴，法当咽痛而复吐利。 "亡"，《脉经》作"无"。

〔方〕阴阳俱紧，伤寒也。伤寒不当有汗，故谓汗为反出。

〔周〕按：脉至阴阳俱紧，阴寒极矣，寒邪入里，岂能有汗？乃反汗出者，则是真阳素亏，无阳以固其外，遂致腠理疏泄，不发热而汗自出也。此属少阴，正用四逆急温之，时庶几真阳骤回，里证不作，否则阴邪上逆，则为咽痛，为吐，阴寒下泄，而复为利，种种危候，不一而足也。

〔魏〕利者，少阴本证，吐而咽痛，则孤阳飞越，欲自上脱也。可不急回其阳，镇奠其肾脏阴寒，以救欲亡之阳乎，真武四逆附子等汤，斟酌用之可也。

按："亡阳"之"亡"，程氏、魏氏为"出亡"之"亡"，以讥"无阳"之解。然太阳上编，桂枝二越婢一汤条，有"无阳"字，此条"亡"字，《脉经》作"无"字，则必不"出亡"之义也。

柯氏云：上焦从火化，而咽痛呕吐，下焦从阴虚，而下利不止也，宜八味肾气丸主之。○按：柯氏所论，于杂病往往有如此者，此条证，决非肾气丸所主也。

少阴病，咳而下利谵语者，被火气劫故也。小便必难，以强责少阴汗也。 "以"，《玉函》作"为"。

〔锡〕此三节，俱论少阴不可发汗。《平脉篇》云：肾气微，少精血，奔气促迫，上入胸膈，是咳者，少阴精血少，奔气上逆也。下利者，少阴肾气微，津液下注也。复以火劫其汗，则少阴精气妄泄，神气浮越，水不胜火，则发谵语。故曰：谵语者，被火气劫故也。然不特谵语，小便必难，以强责少阴肾脏之精而为汗，竭其津液之源故也。蒋宾侯曰：少阴下利极多，何曾皆是被火，且被火，未必下利，惟谵语，乃是被火。经云：被火者必谵语，故咳而下利谵语者，当分看为是。

〔程〕少阴病咳而下利，真武中有此证。

〔方〕强责，谓过求也。

按：汪引《补亡论》云：常器之用救逆汤、猪苓汤、五苓散以通小便。《金鉴》曰：白虎猪苓二汤，择而用之可耳，并误也。盖因喻氏热邪挟火力之解，而袭其弊耳，当是茯苓四逆证矣。

少阴病，脉细沉数，病为在里，不可发汗。

〔程〕何谓之里，少阴病脉沉是也。毋论沉细沉数，俱是脏阴受邪，与表阳是无相干，法当固密肾根为主，其不可发汗，从脉上断，非从证上断，麻黄附子细辛汤，不可恃为常法也。薛慎庵曰：人知数为热，不知沉细中见数为寒甚，真阴寒证，脉常有一息七八至者，尽概此一数字中，但按之无力而散耳，宜深察也。

按：此条方喻诸家，以热邪入里为解，乃与经旨乖矣。

少阴病，脉微，不可发汗，亡阳故也。阳已虚，尺脉弱涩者，复不可下之。 "亡"，《脉经》《千金翼》作"无"。钱云："亡"音"无"。

〔钱〕微者，细小软弱，似有若无之称也。脉微则阳气大虚，卫阳衰弱，故不可发汗以更竭其阳，以汗虽阴液，为阳气所蒸而为汗，汗泄而阳气亦泄矣。今阳气已虚，故曰亡阳故也。若阳已虚，而其尺脉又弱涩者，如命门之真火衰微，肾家之津液不足，不惟不可发汗，复不可下之又竭其阴精阳气也。此条本为少阴禁汗禁下而设，故不言治，然温经补阳之附子汤之类，即其治也。

〔程〕拈出"尺脉弱涩"字，则少阴之有大承气汤证，其尺脉必强而滑，已伏见于此处矣。

汪云：《补亡论》并宜附子汤，以补阳气，散阴邪，助营血也。周云：不可汗，用四逆加人参汤，不可下者，用蜜煎导。

少阴病，脉紧，至七八日，自下利，脉暴微，手足反温，脉紧反去者，为欲解也。虽烦下利，必自愈。

〔钱〕脉紧，见于太阳，则恶热恶寒，而为寒邪在表。见于少阴，则无热恶寒，而为寒邪在里。至七八日，则阴阳相持已久，而始下利，则阳气耐久，足以自守矣，虽至下利而以绞索之紧，忽变而为轻细软弱之微，脉微则恐又为上文不可发汗之亡阳脉矣。为之如何？不知少阴病，其脉自微，方可谓之无阳。若以寒邪极盛之紧脉，忽见暴微，则紧峭化，而为宽缓矣，乃寒邪弛解之兆也。曰手足反温，则知脉紧下利之时，手足已寒。若寒邪不解，则手足不当温，脉紧不当去，因脉本不微，而忽见暴微，故手足得温，脉紧得去，是以谓之反也。反温反去，寒气已弛，故为欲解也。虽其人心烦，然烦属阳，而为暖气已回，故阴寒之利，必自愈也。

少阴病下利，若利自止，恶寒而蜷卧，手足温者可治。 柯本，删"下利"二字。"蜷"，方本作"倦"。

〔程〕少阴病下利，而利自止，则阴寒亦得下祛，而又不至于脱，虽有恶寒蜷卧不善之证，但使手足温者，阳气有挽回之机，虽前此失之于温，今可尚温而救失也。

〔钱〕大凡热者偃卧，而手足弛散，寒则蜷卧，而手足敛缩，下文恶寒蜷卧，而手足逆冷者，即为真阳败绝，而成不治矣。若手足温，则知阳气未败，尚能温暖四肢，故曰可治。

〔汪〕温经散寒，宜四逆汤主之。

《活人书》释音曰：蜷，具员切，蜷不伸也。

少阴病，恶寒而蜷，时自烦，欲去衣被者可治。《千金翼》作"不可治"。

〔钱〕但恶寒而不发热，为寒邪所中也。蜷卧者，蜷曲而卧，诸寒收引，恶寒之甚也。

〔程〕少阴病，不必尽下利也。只恶寒而蜷，已知入藏深矣。烦而去衣被，阳势尚肯力争也，而得之，时与欲，又非虚阳暴脱者比，虽前此失之于温，今尚可温而救失也。

〔喻〕后条云：不烦而躁者死，对看便知。

按：《总病论》《活人书》并云：宜大柴胡汤，可疑。

少阴中风，脉阳微阴浮者，为欲愈。

〔钱〕太阳中风，阳浮而阴弱，盖以浮候沉候，分阴阳也。此所谓阳微阴浮者，是以寸口尺中，分阴阳也。若以浮沉二候，分阴阳，则沉候岂有浮脉邪，此不辨自明也。夫少阴中风者，风邪中少阴之经也。脉法，浮则为风，风为阳邪，中则伤卫，卫受风邪，则寸口阳脉当浮，今阳脉已微，则知风邪欲解，邪入少阴，唯恐尺部脉沉，沉则邪气入里，今阴脉反浮，则邪不入里，故为欲愈也。

少阴病欲解时，从子至寅上。"至"，《玉函》作"尽"，无"上"字。

〔**成**〕阳生于子，子为一阳，丑为二阳，寅为三阳，少阴解于此者，阴得阳则解也。

〔**喻**〕各经，皆解于所王之时，而少阴独解于阳生之时，阳进则阴退，阳长则阴消，正所谓阴得阳则解也。即是推之，而少阴所重在真阳，不可识乎。

少阴病，吐利，手足不逆冷，反发热者，不死，脉不至者【原注】"至"，一作"足"。**灸少阴七壮。**《脉经》《千金翼》"吐"上，有"其人"二字。《千金翼》"至"，作"足"。

〔**程**〕少阴病，吐而且利，里阴胜矣，以胃阳不衰，故手足不逆冷。夫手足逆冷之发热，为肾阳外脱，手足不逆冷之发热，为卫阳外持。前不发热，今反发热，自非死候。人多以其脉之不至而委弃之，失仁人之心与术矣。不知脉之不至由吐利，而阴阳不相接续，非脉绝之比，灸少阴七壮，治从急也。嗣是而用药，自当从事于温。

〔**魏**〕灸其少阴本穴七壮者，就其经行之道路，扶其阳气使宣通，则吐利不止，自止。脉不至，亦必至矣。七壮必非一穴，凡少阴之经，起止循行之处，皆可灸也。仍须温中扶阳，又不待言。

汪云：常器之云是少阴太溪二穴，在内踝后，跟骨动脉陷中。庞安常云：发热，谓其身发热也。《经》曰：肾之原，出于太溪，药力尚缓，惟急灸其原，以温其脏，犹可挽其危也。○按：《活人书》亦云太溪穴。

少阴病，八九日，一身手足尽热者，以热在膀胱，必便血也。

〔**钱**〕大凡寒邪入少阴，必恶寒逆冷，故以反发热者，为阳回阴解，而不死，此因邪气入少阴，至八九日之久，一身手足尽热者，盖以足少阴肾邪，传归足太阳膀胱也。肾与膀胱，一表一里，乃脏邪传腑，为自阴还阳，以太阳主表，故一身手足尽热也。热邪在膀胱，迫血妄行，故必便血也。"必便血"三字，前注家，俱为必出一阴之窍。方、喻并同。恐热邪虽在膀胱，而血未必从小便出也。

按：汪引常器之云可桃仁承气汤、芍药地黄汤，愚以还宜芍药地黄汤。柯氏云：轻则猪苓汤，重则黄连阿胶汤，盖柯说为的对矣。

少阴病，但厥无汗，而强发之，必动其血，未知从何道出，或从口鼻，或从目出者，是名下厥上竭，为难治。成本无"者"字。

〔锡〕此论少阴生阳衰于下，而真阴竭于上也。少阴病，但厥无汗者，阳气微也。夫汗虽血液，皆由阳气之熏蒸宣发而出也。今少阴生阳衰微，不能蒸发，故无汗，强发之，不能作汗，反动其经隧之血，从空窍而出也。然未知从何道之窍而出，少阴之脉，循喉咙，挟舌本，系目系，故或从口鼻，或从目出，阳气厥于下，而阴血竭于上，少阴阴阳气血俱伤矣，故为难治。

〔程〕难治者，下厥非温不可，而上竭则不能用温，故为逆中之逆耳。

按：汪氏云，按此条仲景但云难治，其非必死之证明矣。《补亡论》常器之云：可芍药地黄汤，成氏、方氏、喻氏、魏氏《金鉴》并以此条证为热厥，盖袭常氏之谬耳。

按：喻氏云，后人随文读去，总置不讲，不知下厥者，阴气逆于下也。上竭者，阴血竭于上也。盖气与血两相维附，气不得血，则散而无统，血不得气，则凝而不流，故阴火动，而阴气不得不上奔，阴气上奔，而阴血不得不从之上溢而竭矣。血既上溢，其随血之气，散于胸中，不得复反于本位，则下厥矣。阴既逆于下，势必龙雷之火应之，血不尽竭不止也。仲景所以断为难治者，非直不治也。吾为大辟其扃，则以健脾中之阳气，为第一义。健脾之阳，一举有三善，一者脾中之阳气旺，而龙雷之火潜伏也。一者脾中之阳气旺，而胸中窒塞，如太空不留纤翳也。一者脾中之阳气旺，而饮食运化精微，复生其竭之血也。出《医门法律》。以此推之，下厥上竭，唯景岳六味回阳饮、滋阴回阳两全，以为合剂矣。

少阴病，恶寒身蜷而利，手足逆冷者，不治。

〔钱〕前恶寒而蜷，因有烦而欲去衣被之证，为阳气犹在，故为可治。又下利自止，恶寒而蜷，以手足温者，亦为阳气未败，而亦曰可治。此条恶寒身蜷而利，且手足逆冷，则四肢之阳气已败，故不温。又无烦与欲去衣被之阳气尚存，况下利又不能止，是为阳气已竭，故为不治。虽有附子汤及四逆白通等法，恐亦不能挽回既绝之阳矣。

〔舒〕按：此证尚未至汗出息高，犹可为治，急投四逆汤加人参，或者不死。

少阴病，吐利躁烦，四逆者死。

〔喻〕上吐下利，因至烦躁，则阴阳扰乱，而竭绝可虞，更加四肢逆冷，是中州之土先败，上下交征，中气立断，故主死也。使早用温中之法，宁至此乎。

〔张〕此条，与吴茱萸汤一条不殊，何彼可治，而此不可治耶！必是已用温中诸汤不愈，转加躁烦，故主死耳。

《总病论》曰与吴茱萸汤，宜细审其死生也。

舒氏云：按此条与后吴茱萸汤证无异。彼证未言死，此证胡为乎不主吴茱萸汤，而断之曰死，是何理也？于中疑有缺文。

少阴病，下利止，而头眩，时时自冒者死。

〔钱〕前条利自止，而手足温，则为可治。此则下利止，而头眩。头眩者，头目眩晕也。且时时自冒，冒者，蒙冒昏晕也。虚阳上冒于巅顶，则阳已离根而上脱，下利无因而自止，则阴寒凝闭而下竭，于此可见阳回之利止，则可治。阳脱之利止，则必死矣，正所谓有阳气则生，无阳气则死也。然既曰死证，则头眩自冒之外，或更有恶寒四逆等证，及可死之脉，未可知也。但未备言之耳。

少阴病，四逆恶寒而身蜷，脉不至，不烦而躁者死。【原注】一作吐利而躁逆者死。

〔钱〕恶寒身蜷而利，手足逆冷者，固为不治。此条但不利耳，上文吐利烦躁四逆者死，此虽不吐利，而已不见阳烦，但见阴躁，则有阴无阳矣。其为死证无疑，况又脉不至乎！前已有脉不至者，因反发热，故云不死。又有脉不出者，虽里寒，而犹有外热，身反不恶寒，而面赤，其阳气未绝，故有通脉四逆汤之治，此则皆现阴极无阳之证，且不烦而躁，并虚阳上逆之烦，亦不可得矣，宁有不死者乎！

少阴病，六七日，息高者死。

〔程〕夫肺主气，而肾为生气之源，盖呼吸之门也。关系人之生死者最巨。息高者，生气已绝于下，而不复纳，故游息仅呼于上而无所吸也。死虽成于六七日之后，而机自兆于六七日之前。既值少阴受病，何不预为固护，预为堤防，迨今真阳涣散，走而莫追，谁任杀人之咎！

少阴病，脉微细沉，但欲卧，汗出不烦，自欲吐，至五六日自利，复烦躁，不得卧寐者死。

〔程〕今时论治者，不至于恶寒蜷卧，四肢逆冷等证叠见，则不敢温，不知证已到此，温之何及！况诸证有至死不一见者，则盖于本论中之要旨，一一申详之，少阴病，脉必沉而微细，论中首揭此，盖已示人以可温之脉矣。少阴病但欲卧，论中又已示人，以可温之证矣。汗出，在阳经不可温，在少阴宜急温，论中又切示人以亡阳之故矣。况复有不烦自欲吐，阴邪上逆之证乎！则真武四逆，诚不啻三年之艾矣。乃不知预绸缪，延缓至五六日，前欲吐，今且利矣。前不烦，今烦且躁矣。前欲卧，今不得卧矣。阳虚扰乱，阴盛转加，焉有不死者乎！原文烦冗，今采《金鉴》所改。

〔柯〕六经中独少阴历言死证，他经无死证，甚者但曰难治耳。知少阴病是生死关。

按：他经亦有死证，但不如此经之多端也。

少阴病，始得之，反发热，脉沉者，麻黄细辛附子汤主之。《千金翼》"脉"下，更有"反"字。成本、《玉函》作"麻黄附子细辛汤"。

〔钱〕此言少阴之表证也。曰始得之者，言少阴初感之邪也。始得之，而即称少阴病，则知非阳经传邪，亦非直入中脏，乃本经之自感也。始得之而发热，在阳经则常事耳。然脉沉，则已属阴寒。篇首云：无热而恶寒者，发于阴也。发于阴，而又发热，是不当发之热，故云反也。察其发热，则寒邪在表，诊其脉沉，则阴寒在里，表者，足太阳膀胱也。里者，足少阴肾也。肾与膀胱，一表一里，而为一合，表里兼治。

〔程〕脉沉者，由其人肾经素寒，虽表中阳邪，而里阳不能协应，故沉而不能浮也。

〔周〕少阴与太阳，相为表里，故言少阴表证，即太阳也。

麻黄细辛附子汤方

麻黄二两，去节　细辛二两　附子一枚，炮，去皮，破八片上三味，以水一斗，先煮麻黄，减二升，去上沫，纳诸药，煮取三升，去滓，温服一升，日三服。《千金翼》"一斗"，作"二斗"，"二升"，作"一升"，成本脱"诸"字。

〔钱〕麻黄，发太阳之汗，以解其在表之寒邪。以附子，温少阴之里，以补其命门之真阳。又以细辛之气温味辛，专走少阴者，以助其辛温发散。三者合用，补散兼施，虽发微汗，无损于阳气矣。故为温经散寒之神剂云。

《伤寒琐言》曰：赵嗣真曰仲景《太阳篇》云，病发热头痛，脉反沉，身体疼痛，当救其里，宜四逆汤。《少阴篇》云：少阴病，始得之，反发热，脉沉者，麻黄附子细辛汤。均是发热脉沉，以其头痛，故属太阳。阳证脉当浮，而反不能浮者，以里久虚寒，正气衰微，又身体疼痛，故宜救里使正气内强，逼邪外出，而干姜、附子，亦能出汗而散，假令里不虚寒而脉浮，则正属太阳麻黄症矣。均是脉沉发热，以无头痛，故名少阴病，阴病当无热，今反热，寒邪在表，未全传里，但皮肤郁闭为热，故用麻黄细辛，以发表热，附子以温少阴之经，假使寒邪入里，外必无热，当见吐利厥逆等症，而正属少阴四逆汤症矣。由此观之，表邪浮浅，发热之反犹轻，正气衰微，脉沉之反为重，此四逆汤，不为不重于麻黄附子细辛矣。又可见熟附配麻黄，发中有补，生附配干姜，补中有发，仲景之旨微矣。

《十便良方》《指迷方》附子细辛汤，头痛者，谓痛连脑户，或但额阁与眉相引，如风所吹，如水所湿，遇风寒则极，常欲得热物熨，此由风寒客于足太阳之经，随经入脑，搏于正气，其脉微弦而紧，谓之风冷头痛，于本方加川芎、生姜。

《医贯》曰：有头痛连脑者，此系少阴伤寒，宜本方，不可不知。

《医经会解》曰：若少阴证，脉沉欲寐，始得之，发热肢厥，无汗，为表病里和，当用正方，缓以汗之。若见二便闭涩，或泻赤水，谓之有表复有里，宜去麻黄，名附子细辛汤，仍随各脏见证加药，房欲后伤寒者，多患前证。

《张氏医通》曰：暴哑声不出，咽痛异常，卒然而起，或欲咳而不能咳，或无痰，或清痰上溢，脉多弦紧，或数疾无伦，此大寒犯肾也。麻黄附子细辛汤温之，并以蜜制附子噙之，慎不可轻用寒凉之剂。又云：脚气，冷痹恶风者，非术附麻黄并用，必不能开，麻黄附子细辛汤加桂枝、白术。

少阴病，得之二三日，麻黄附子甘草汤，微发汗，以二三日无证，

故微发汗也。《玉函》《全书》"证"上，有"里"字。方本"以"下并同，盖原文系于遗脱，当补入焉。

〔周〕按：此条当与前条合看，补出"无里证"三字，知前条原无吐利躁渴里证也。前条已有"反发热"三字，而此条专言无里证，知此条亦有发热表证也。少阴证见，当用附子，太阳热见，可用麻黄，已为定法。但易细辛以甘草，其义安在？只因得之二三日，津液渐耗，比始得者不同，故去细辛之辛散，益以甘草之甘和，相机施治，分毫不爽耳。

〔程〕既云微发汗矣，仍用"以"字"故"字推原之，足见郑重之意。

〔柯〕要知此条是微恶寒微发热，故微发汗也。

〔鉴〕此二证皆未曰无汗，非仲景略之也。以阴不得有汗，不须言也。

麻黄附子甘草汤方

麻黄二两，去节　甘草二两，炙　附子一枚，炮，去皮，破八片

上三味，以水七升，先煮麻黄一两沸，去上沫，纳诸药，煮取三升，去滓，温服一升，日三服。《玉函》《千金翼》"三升"作"二升半"，"一升"作"八合"。

〔周〕但言无里证，则有反发热之表在，可知矣。易细辛以甘草者，因二三日其势缓，故甘草亦取其缓也。设兼见呕利一二里证，专主救里，在太阳已然，况少阴乎！

少阴病，得之二三日以上，心中烦不得卧，黄连阿胶汤主之。《千金翼》"卧"下有"者"字，《外台》同。

〔成〕《脉经》曰：风伤阳，寒伤阴，少阴受病，则得之于寒，二三日以上，寒极变热之时，热烦于内，心中烦不得卧也。与黄连阿胶汤，扶阴散热。

〔知〕二三日，邪在少阴，四五日，已转属阳明，故无呕利厥逆诸证，而心烦不得卧者，是阳明之热，内扰少阴，故不欲寐也。当以解热滋阴为主治也。

〔周〕气并于阴则寐，故少阴多寐。今反不得卧，明是热邪入里劫阴，故使心烦遂不卧也。二三日以上，该以后之日，而言之也。

〔舒〕外邪挟火而动者，心烦不眠，肌肤燥，神气衰减，小便短而咽中干，法主黄连阿胶汤，分解其热，润泽其枯，此条挈证未全，疑有缺文。

黄连阿胶汤方

黄连四两　黄芩二两○成本、《玉函》《千金翼》《外台》作一两　芍药二两　鸡子黄三枚　阿胶三两，一云三挺○《千金翼》作三挺，《外台》作三片。

上五味，以水六升，先煮三物，取二升，去滓，纳胶烊尽，小冷，纳鸡子黄，搅令相得，温服七合，日三服。水六升，成本、《玉函》作五升。

〔柯〕此少阴之泻心汤也。凡泻心，必藉连芩而导引，有阴阳之别。病在三阳，胃中不和，而心下痞硬者，虚则加参甘补之，实则加大黄下之。病在少阴，而心中烦不得卧者，既不得用参甘以助阳，亦不得用大黄以伤胃也，故用芩连以直折心火，用阿胶以补肾阴，鸡子黄佐芩连于泻心中补心血，芍药佐阿胶于补阴中敛阴气，斯则心肾交合，水升火降，是以扶阴泻阳之方，而变为滋阴和阳之剂也。

〔吴〕此汤，本治少阴温热之证，以其阳邪炎威，伤犯真阴，故二三日以上，便见心烦不得卧，所以始病之际，即用芩连大寒之药，兼芍药阿胶鸡子黄，以滋养阴血也。然伤寒六七日后，热传少阴，伤其阴血者，亦可取用，与阳明腑实，用承气汤法，虽虚实补泻悬殊，而祛热救阴之意，则一耳，

《肘后方》时气瘥后，虚烦不得眠，眼中疼疼，懊憹，黄连四两，芍药二两，黄芩一两，阿胶三小挺，水六升，煮取三升，分三服，亦可纳鸡子黄二枚。

少阴病，得之一二日，口中和，其背恶寒者，当灸之，附子汤主之。《脉经》无"附子汤主之"五字。

〔魏〕"少阴病"三字中，该脉沉细而微之诊，见但欲寐之证，却不发热，而单背恶寒，此少阴里证之确据也。

〔成〕少阴客热，则口燥舌干，而渴，口中和者，不苦不燥，是无热也。背为阳，背恶寒者，阳气弱，阴气胜也。《经》曰：无热恶寒者，发于阴也。灸之助阳消阴，与附子汤，温经散寒。

〔王〕背恶寒者，阴寒气盛，此条是也。又或阳气内陷，有背恶寒者，《经》所谓伤寒无大热，口燥渴，心烦背微恶寒，白虎加人参汤主之是也。一为阴寒气盛，一为阳气内陷，当于口中润燥辨之。

汪氏云：《补亡论》常器之云，当灸膈俞关元穴，背俞第三行。按第三

行者，当是膈关，非膈俞也。

《图经》云：膈关二穴，在第七椎下，两旁相去各三寸陷中，正坐取之，足太阳气脉所发，专治背恶寒，脊强俯仰难，可灸五壮，盖少阴中寒，必由太阳而入，故宜灸其穴也。又关元一穴，在腹部中行，脐下三寸，足三阴任脉之会，灸之者，是温其里，以助其元气也。

钱氏云：灸之，谓灸少阴之脉穴，如涌泉、然谷、太溪、复溜、阴谷等井荣输经合，即三部九候论之所谓。下部地，足少阴也。王注云：谓肾脉在足内踝后跟骨上陷中，太溪之分，动脉应手者是也。灸之者，所以温少阴之经也。

附子汤方

附子二枚，炮，去皮，破八片○成本、方本，诸本脱"炮"字，只志聪、锡驹本，有"炮"字　茯苓三两　人参二两　白术四两　芍药三两

上五味，以水八升，煮取三升，去滓，温服一升，日三服。

〔柯〕此大温大补之方，乃正治伤寒之药，为少阴固本御邪第一之剂也。与真武汤，似同而实异，倍术附，去姜加参，是温补以壮元阳。真武汤，还是温散，而利胃水也。

〔汪〕武陵陈氏曰：四逆诸方，皆有附子，于此独名附子汤，其义重在附子，他方皆附子一枚，此方两枚，可见也。附子之用不多，则其力岂能兼散表里之寒哉！邪之所凑，其气必虚，参术茯苓皆甘温，益气以补卫气之虚，辛热与温补相合，则气可益，而邪可散矣。既用附子之辛烈，而又用芍药者，以敛阴气，使卫中之邪，不遽全进于阴耳。

《千金方》附子汤，治湿痹缓风，身体疼痛，如欲折，肉如锥刺刀割，于本方加桂心、甘草。○按：此据下条证，转用者。

少阴病，身体痛，手足寒，骨节痛，脉沉者，附子汤主之。《玉函》注，"沉"，一作"微"。

〔钱〕身体骨节痛，乃太阳寒伤营之表证也。然在太阳，则脉紧，而无手足寒之证，故有麻黄汤发汗之治。此以脉沉，而手足寒，则知寒邪过盛，阳气不流，营阴滞涩，故身体骨节皆痛耳。且四肢为诸阳之本，阳虚不能充实于四肢，所以手足寒，此皆沉脉之见证也。故以附子汤主之，以温补其虚寒也。即此推之，《太阳篇》之发汗病不解，虚故也。以芍药甘草附子汤，

及发汗后，身疼痛，脉沉迟者，桂枝加芍药生姜人参新加汤主之者，皆汗多亡阳，阴盛阳虚之证，即此义也。

少阴病，下利便脓血者，桃花汤主之。方本，"利"作"痢"。注云：古"利"无"疒"，"疒"后人所加。

〔成〕阳病下利，便脓血者，协热也。少阴病，下利便脓血者，下焦不约，而里寒也。与桃花汤，固下散寒。

〔汪〕此条乃少阴中寒，即成下利之证。下利便脓血，协热者多，今言少阴病下利，必脉微细但欲寐，而复下利也。下利日久，至便脓血，乃里寒而滑脱也。

〔钱〕见少阴证，而下利，为阴寒之邪在里，湿滞下焦，大肠受伤，故皮拆血滞，变为脓血，滑利下脱，故以温中固脱之桃花汤主之。

按：此条证，喻氏、柯氏、魏氏、周氏《金鉴》，并为传经热邪之所致。大乖经旨，钱氏辨之详矣。见下条注。○柯氏以症治疏略删去。

桃花汤方

赤石脂一斤，一半全用一半筛末　干姜一两　粳米一升

上三味，以水七升，煮米令熟，去滓，温服七合，纳赤石脂末方寸匕，日三服。若一服愈，余勿服。金匮，《千金翼》"温"下，无"服"字。《千金翼》"去"上，有"汤成"二字。

〔成〕涩可去脱，赤石脂之涩，以固肠胃。辛以散之，干姜之辛，以散里寒。粳米之甘，以补正气。

〔印〕石脂，色如桃花，故名桃花汤，或曰即桃花石。

〔吴〕服时又必加末方寸匕，留滞以沾肠胃也。

按：柯氏云，名桃花者，春和之义，非徒以色言耳。王子接云：桃花汤，非名其色也。肾脏阳虚用之，一若寒谷有阳和之致故名，二说并凿矣。

《金匮要略》：下利便脓血者，桃花汤主之。

《医方集解》昂按：此症成氏以为寒，而吴鹤皋、王肯堂皆以为热，窃谓便脓血者，固多属热，然岂无下焦虚寒，肠胃不固，而亦便脓血者乎！若以此为传经热邪，仲景当用寒剂，以彻其热，而反用石脂固涩之药，使热闭于内，而不得泄，岂非关门养盗，自贻伊芳戚也耶！观仲景之治协热利，如甘草泻心、生姜泻心、白头翁等汤，皆用芩连黄柏，而治下焦虚寒下利者，

用赤石脂禹余粮汤，比类以观，斯可见矣。此症乃因虚以见寒，非大寒者，故不必用热药，惟用甘辛温之剂，以镇固之耳。《本草》言石脂性温，能益气调中固下，未闻寒能损胃也。

《肘后方》疗伤寒若下脓血者，赤石脂汤方。赤石脂二两、碎，干姜二两、切，附子一两、炮破。上三味，以水五升，煮取三升，去滓，温分三服。脐下痛者，加当归一两，芍药二两，用水六升。

《千金方》桃花丸，治下冷脐下搅痛，干姜、赤石脂各十两，上二味，蜜丸如豌豆，服十丸，日三服，加至二十丸。

《和剂局方》桃花丸，治肠胃虚弱，冷气乘之，脐腹搅痛，下利纯白，或冷热相搏，赤白相杂，肠滑不禁，日夜无度。方同上，只面和为丸为异。

《千金翼》干姜丸，主胃中冷不能食，或食已不消方，干姜十两，赤石脂六两，上捣筛为末，炼蜜和丸如梧子，服十丸，日三。

《外台秘要》，崔氏疗伤寒后，赤白滞下无数，阮氏桃华汤方。赤石脂八两，冷多白滞者，加四两，粳米一升，干姜四两；冷多白滞者，加四两，切。上三味，以水一斗，煮米熟，汤成去滓，服一升，不瘥复作，热多则带赤，冷多则带白。

少阴病，二三日至四五日，腹痛，小便不利，下利不止，便脓血者，桃花汤主之。《全书》"痛"作"满"。"止"下，《玉函》有"而"字。

〔成〕二三日以至四五日，寒邪入里深也。腹痛者，里寒也。小便不利者，水谷不别也。下利不止，便脓血者，肠胃虚弱，下焦不固也。与桃花汤，固肠止利也。

〔钱〕二三日，至四五日，阴邪在里，气滞肠间，故腹痛也。下焦无火，气化不行，故小便不利，且下利不止，则小便随大便，而频去，不得潴蓄于膀胱，而小便不得分利也。下利不止，气虚不固，而大肠滑脱也。便脓血者，邪在下焦，气滞不流，而大肠伤损也。此属阴寒虚利，故以涩滑固脱，温中补虚之桃花汤主之。

〔汪〕少阴里寒，便脓血，所下之物，其色必黯而不鲜，乃肾受寒湿之邪，水谷之津液，为其凝泣，酝酿于肠胃之中，而为脓血，非若火性急速，而色鲜明，盖冰伏已久，其色黯黑，其气不臭，其人必脉微细，神气静而腹不甚痛，喜就温暖，欲得手按之，腹痛即止，斯为少阴寒利之征。

按：钱氏云腹痛小便不利，下利不止，便脓血者，痢疾也。自成氏以来，凡注皆为里寒，惟《尚论》为少阴热邪。若果热邪填塞胃中，如何可用干姜之辛热以散之，似属悖理，恐指为寒邪者，未为大误，指为热邪者，反贻误后人不少矣。若以干姜为误，其误当责之立法之仲景矣。但观痢证，有用大黄黄连而愈者，有用干姜、肉果、人参、附子而愈者，皆非明证邪，此论可谓能得经旨矣。《千金》诸书所用，亦皆不过治寒以热之意尔，况《名医别录》，赤石脂酸辛大温，无毒，治肠下利赤白，亦复一证矣。

少阴病，下利便脓血者，可刺。

〔钱〕邪入少阴而下利，则下焦壅滞，而不流行，气血腐化，而为脓血，故可刺之以泄其邪，通行其脉络，则其病可已。不曰刺何经穴者，盖刺少阴之井荣输经合也。其所以不言者，以良工必知之熟矣，故不必赘也。

〔张〕先下利日久，而后便脓血，则用桃花汤。若不先下利，而下利便脓血，则可刺经穴。若刺经穴不愈，则当从事白头翁汤，设更咽干心烦，不得眠，则又须黄连阿胶汤，为合法也。

〔汪〕《补亡论》常器之云：可刺幽门交信。

按：此条证与少阴病八九日，一身手足尽热者，以热在膀胱，必便血也正相同。乃是热迫血分，而便脓血者。钱注为是，方氏则为里寒滑脱证，汪氏则亦改"刺"字，作"灸"字，并误矣。

少阴病，吐利，手足逆冷，烦躁欲死者，吴茱萸汤主之。"利"下，《玉函》有"而"字。"逆"，成本作"厥"，诸本同，惟志聪、《金鉴》，作"逆"。

〔钱〕吐利，阴证之本证也。或但吐，或但利者，犹可。若寒邪伤胃，上逆而吐，下攻而利，乃至手足厥冷。盖四肢皆禀气于胃，而为诸阳之本，阴邪纵肆，胃阳衰败而不守，阴阳不相顺接而厥逆，阳受阴迫而烦，阴盛格阳而躁，且烦躁甚，而至于欲死。故用吴茱萸之辛苦温热，以泄其厥气之逆，而温中散寒，盖茱萸气辛味辣，性热而臭臊，气味皆浓，为厥阴之专药，然温中解寒，又为三阴并用之药，更以甘和补气之人参，以补吐利虚损之胃气，又宣之以辛散止呕之生姜，和之以甘缓益脾之大枣，为阴经急救之方也。

〔喻〕吐利厥冷，而至于烦躁欲死，肾中之阴气上逆，将成危候，故用吴茱萸，以下其逆气，而用人参姜枣，以浓土，则阴气不复上干矣。

按：吴茱萸汤之用有三，阳明食谷欲呕用之，少阴吐利用之，厥阴干呕吐涎沫者亦用之，要皆以呕吐逆气为主，与四逆汤之吐利厥逆自异。

少阴病，下利咽痛，胸满心烦，猪肤汤主之。 "烦"下，成本有"者"字。

〔**程**〕下利虽是阴邪，咽痛实为急候，况兼胸满心烦，谁不曰急则治标哉，然究其由来，实是阴中阳乏，液从下溜，而不能上蒸，故有此。只宜猪肤汤，润以滋其土，而苦寒在所禁也。虽是润剂，却加白粉，少阴经所重者，趺阳也。

按：此条证，成氏以降，诸家并以为阳经传入之热邪，特柯氏与程氏同义。若果为热邪，则宜用苦寒清热之品，明是不过阴证治标之药耳。

猪肤汤方

猪肤一斤

上一味，以水一斗，煮取五升，去滓，加白蜜一升，白粉五合，熬香，和令相得，温分六服。成本、《玉函》，脱"令"字。

〔**周**〕猪肤，王以为猪皮，吴以为猪时刮下黑肤，二说不同，考《礼运疏》云：革，肤内浓皮也。肤，革外浓皮也。由斯以言，则吴说为是，洵是浅肤之义。按：此说，出于《本草纲目》，引汪机《会编》。

〔**钱**〕猪肤一味，方中向未注明，如吴绥谓猪时刮下黑肤也。方有执谓既谓肤，当以猪时，所起之皮外毛根之薄肤为是，王好古以为猪皮。《尚论》云：若以为猪皮外毛根薄肤，则劣无力，且与熬香之说不符，但以外皮去其内层之肥白为是。若果以猪时毛根薄肤，则薄过于纸，且与垢腻同下，熬之有何香味，以意度之，必是毛根深入之皮，尚可称肤，试观刮去毛根薄肤，毛断处，毛根尚存皮内，所谓皮之去内层，极为允当，盖以猪为北方之水畜，肤近毛根，取其色黑，而走肾滋肾。

〔**吴**〕猪肤，但当取浓皮，汤泡去肥白油，刮取皮上一层白腻者，为是。

〔**徐**〕白粉，白米粉。舒云：取猪皮一斤，内去油，外去毛，刮净白者。

按：猪肤，诸说纷纷，未知孰是。《活人指掌》猪肤，诸家所论不同。庞安时云：去膜，如此论之，即猪膊膏也。肤上安得有膜，或有用猪皮者，兼《本草》中不载猪肤，但云猪汤，解诸毒，疑可用虼猪皮上黑肤也。所以言肤者，肌肤之义。《礼·内则》麋肤鱼醢。注：肤，切肉也。贾疏不太明，亦他书无所考，《外台》深师贴喉膏、集验乌扇膏并用猪膏脂，治喉痛，则姑用皮上白腻者，于理为是，当博考。

《活人指掌》英粉，白粉，即米粉也。○按：钱氏以白粉，为粟米粉，

248

非也。

《张氏医通》徐君育素禀阴虚多火，且有脾约便血证，十月间患冬温，发热咽痛，俚医用麻仁、杏仁、半夏、枳橘之属，遂喘逆倚息，不得卧，声飒如哑，头面赤热，手足逆冷，右手寸关虚大微数，此热伤手太阴气分也。与葳蕤、甘草等药不应，为制猪肤汤一瓯，令隔汤顿热，不时挑服，三日声清，终剂而痛如失。

《本经逢原》猪肤者，皮上白膏是也。取其咸寒入肾，用以调阴散热，故仲景治少阴病，下利咽痛，胸满心烦，有猪肤汤。予尝用之，其效最捷。

少阴病，二三日，咽痛者，可与甘草汤，不瘥，与桔梗汤。成本、《玉函》"瘥"下，有"者"字。

〔**程**〕若咽痛而不兼下利，则自无胸满心烦之证，虽不由于肾寒上逆，然只热客少阴之标，而无关脏本。若寒则犯本，不可用也，只宜甘草缓之。不瘥者，经气阻而不通也，加苦梗以开之。喻嘉言曰：此在二三日，他证未具故用之，若五六日，则少阴之下利呕逆诸证蜂起，此法并未可用矣。

甘草汤方

甘草二两

上一味，以水三升煮取一升半，去滓，温服七合，日二服。"二服"，《外台》作"三服"。

桔梗汤方

桔梗一两　甘草二两○《外台》作三两

上二味，以水三升，煮取一升，去滓，温分再服。"温分"，成本、《玉函》《千金翼》作"分温"。

〔**汪**〕经中客热，故咽痛，用甘草汤者，甘以发其热，缓其痛也。服汤后不瘥者，与桔梗汤，即于甘草汤内加桔梗，以开提其邪，邪散则少阴之气自和矣。

〔**钱**〕桔梗，乃苦桔梗，非甜桔梗也。

〔**徐**〕甘草一味单行，最能和阴，而清冲任之热，每见生便痛者，骤煎四两，顿服立愈，则其能清少阴客热可知，所以为咽痛专方也。

〔锡〕聂干庵曰：后人以甘桔，通治咽喉诸病，本诸于此。

志聪云：按本论汤方，甘草俱炙，炙则助脾土而守中，惟此生用，生则和经脉而流通，学人不可以其近而忽之也。

按：单味甘草汤，功用颇多。《玉函经》治小儿撮口发噤，用生甘草二钱半，水一盏，煎六分，温服，令吐痰涎，后以乳汁，点儿口中。《千金方》甘草汤，治肺痿涎唾多，心中温温液液者。又凡服汤，呕逆不入腹者，先以甘草三两，水三升，煮取二升，服之得吐，但服之不吐，益佳，消息定，然后服余汤即流利，更不吐也。此类不遑枚举也。

《金匮要略》：咳而胸满，振寒脉数，咽干不渴，时出浊唾腥臭，久久吐脓，如米粥者，为肺痈，桔梗汤主之。即本方。

《肘后方》喉痹，传用神效方。桔梗、甘草炙，各一两。上二味，切，以水一升，煮取服即消，有脓即出。

《圣惠方》治喉痹肿痛，饮食不下，宜服此方。桔梗一两，去芦头，甘草一两，生用，上件药，都锉，以水二大盏，煎至一大盏去滓，分为二服，服后有脓出，即消。

《和剂局方》如圣汤，治风热毒气，上攻咽喉，咽痛喉痹，肿塞妨闷，及肺壅咳嗽，咯唾脓血，胸满振寒，咽干不渴，时出浊沫，气息腥臭，久久吐脓，状如米粥。又治伤寒咽痛。即本方。

《圣济总录》散毒汤，治喉痹肿塞，用桔梗甘草各二两。

又桔梗汤，治咽喉生疮疼痛，于本方加恶实微炒，各一两，竹叶十斤。

《小儿方诀》甘桔散，治涎热咽喉不利，甘草炒，二两，桔梗一两，米泔浸一宿，焙干用，上为末，每服大二钱，水一盏，入阿胶半片，炮过，煎至五分，食后温服。

《三因方》荆芥汤，治风热肺壅，咽喉肿痛，语声不出，喉中如有物哽，咽之则痛甚。

于桔梗汤内，加荆芥穗。○《济生》名三神汤。

《直指》保安炙甘草方，痈疽漏疮，通用神妙。粉草，以山泉溪涧长流水一小碗，徐蘸水，漫火炙，水尽为度，秤一两，上锉粗末，用醇酒三碗，煎二碗，空心随意温服，最活血消毒。

又诸痈疽，大便秘方，甘草生一两，上锉碎，井水浓煎，入酒调服，能疏导恶物。

又乳痈初肿方，甘草生二钱，炙二钱，粗末，分两次，新水煎服，即令人吮乳。

又生姜甘桔汤，治痈疽诸发，毒气上冲，咽喉胸膈，窒塞不利，于本方内加生姜。

《御药院方》甘桔汤，治胸中结气，咽喉不利，下一切气，于本方，加杏仁二两。

《经验秘方》治喉咽郁结，声音不闻，大名安提举神效方，于桔梗汤内，加诃子各等分，生熟亦各半，为细末，食后沸汤调服，又名铁叫子如圣汤。

《施圆端效方》橘甘汤，治咽喉噎塞堵闭，咳咯脓或血，于桔梗汤内加橘皮、半夏、生姜，水煎服。

《备预百要方》喉闭，饮食不通，欲死方。即桔梗汤。兼治马喉痹。马项长，故凡痹在项内，不见处，深肿连，壮热吐气数者，是也。

《医垒元戎》仲景甘桔汤例、仁宗御名如圣汤，治少阴咽痛，炙甘草一两，桔梗三两，上粗末，水煎，加生姜煎亦可。一法，加诃子皮二钱，煎去渣饮清，名诃子散，治失音无声。如咳逆上气者，加陈皮。如涎嗽者，加知母、贝母。如酒毒者，加葛根。如少气者，加人参、麦门冬。如唾脓血者，加紫菀。如疫毒肿者，加黍粘子、大黄。如咳渴者，加五味子。如呕者，加生姜、半夏。如目赤者，加栀子、大黄。如胸膈不利者，加枳壳。如不得眠者，加栀子。如心胸痞者加枳实。如肤痛者加黄芪，如面目肿者，加茯苓。如咽痛者，加黍粘子、竹茹。如肺痿者，加阿胶，能续气。如发狂者，加防风、荆芥。如声不出者，加半夏。

《薛氏医案》，武选汪用之，饮食起居失宜，咳嗽吐痰，用化痰发散之药，时仲夏，脉洪数而无力，胸满面赤，吐痰腥臭，汗出不止。余曰：水泛为痰之证，而用前剂，是谓重亡津液，得非肺痈乎！不信仍服前药，翌日果吐脓，脉数左寸右寸为甚，始信用桔梗汤一剂，脓数顿止，再剂全止，面色顿白，仍以忧惶。余曰：此证面白脉涩，不治自愈。又用前药一剂，佐以六味丸，治之而愈。

少阴病，咽中伤生疮，不能语言，声不出者，苦酒汤主之。

〔钱〕前人以一咽疮，而有治法三等之不同，遂至议论纷出，不知其一条咽痛，少阴之邪气轻微，故但以甘桔和之而已。其一条，因经邪未解，痛在咽中，痰热锁闭，故以半夏开豁，桂枝解散，此条则咽已生疮，语言不能，声音不出，邪已深入，阴火已炽，咽以损伤，不必治表，和之无益，故用苦酒汤。以半夏，豁其咽之不利。鸡子白，以润咽滑窍，且能清气除伏热。皆用开豁润利，收敛下降而已，因终是阴经伏热，虽阴火上逆，绝不敢以寒凉用事也。

〔汪〕或问仲景言咽痛，咽以咽物，于喉何与，而云语声不出邪？余答云：喉与咽相附，仲景言少阴病热咽痛，而喉咙即在其中。

苦酒汤方

半夏洗，破如枣核，十四枚○《玉函》、成本"核"下，有"大"字。《神巧万全方》七个，洗，切，破，作十四片　鸡子一枚，去黄，纳上苦酒着鸡子壳中○《玉函》无"上"字。"着"作"于"。《千金翼》"上"下，有"好"字

上二味，纳半夏，着苦酒中，以鸡子壳，置刀环中，安火上，令三沸，去滓，少少含咽之，不瘥更作三剂。《玉函》无"着"字。成本、《玉函》"环"作"鐶"。"少少"，《玉函》作"细"一字。《玉函》无"三剂"二字。《千金翼》"剂"下，有"愈"字。《全书》"剂"下，有"服之"二字。"置刀环中"，《圣济总录》作"放剪刀环中"。

〔钱〕半夏，开上焦痰热之结邪。卵白，清气治伏热。苦酒，味酸，使阴中热淫之气敛降，今之优人，每遇声哑，即以生鸡子白啖之，声音即出，亦此方之遗意也。

〔鉴〕半夏涤涎，蛋清敛疮，苦酒消肿，则咽清而声出也。

按：《活人书》苦酒，米醋，是也。盖原于《本草》陶注。王氏云：按苦酒《本草》注曰醯，而成氏复云苦酒之酸，余则以为名义俱乖，安知酒之味苦者，不可以已咽痛邪！考《本草》醋也，醯也，苦酒也。并为一物，陶云以有苦味，俗呼苦酒，不知王氏何据有此说。又按：王氏云上苦酒，"上"字无着落矣，宜较正之，不知上是上好之谓，《千金翼》作上好苦酒，可见耳。

《外台秘要》《古今录验》鸡子汤疗喉痹方，半夏末，方寸匕，上一味，开鸡子头，去中黄白，盛淳苦酒，令小满，纳半夏末着中，搅令和鸡子，着刀子环令稳，炭上令沸，药成置杯中，及暖稍咽之，但肿即减。《肘后》文仲同，此与仲景苦酒汤同。半夏不可作末，剉之可也。

《圣惠方》治咽喉中如有物，咽唾不得，宜服此方。半夏一七枚，破如棋子大，汤洗七遍去滑，上以鸡子一枚，打破其头，出黄白，纳半夏，并入醋，于壳中令满，微火煎，去半夏，候冷冻饮料之，即愈。

《圣济总录》治狗咽。鸡子法，半夏一钱末，姜汁搜为饼子，焙干，研

细，鸡子一枚，上二味，先开鸡子头，去黄，又盛苦酒一半，入半夏末壳中，搅令匀，安鸡子，坐于灰火中，慢煎沸熟，取出，后稍冷，就壳，分温三服。

少阴病，咽中痛，半夏散及汤主之。《外台》"咽中"，作"咽喉"。

〔鉴〕少阴病，咽痛者，谓或左或右，一处痛也。咽中痛者，谓咽中皆痛也。较之咽痛而有甚焉，甚则涎缠于咽中，故主以半夏散，散风邪，以逐涎也。

半夏散及汤方

半夏洗　桂枝去皮　甘草炙

上三味，等分，各别捣筛，已合治之，白饮和服方寸匕，日三服。若不能散服者，以水一升，煎七沸，纳散两方寸匕，更煮三沸，下火令小冷，少少咽之，半夏有毒，不当散服。"上"，成本作"已上"。两字，《玉函》作"一二"二字，《全书》作"一两"二字。"更煮"，《玉函》、成本作"更煎"。《玉函》、成本无"半夏有毒不当散服"八字。

〔钱〕咽中痛，则阳邪较重，故以半夏之辛滑，以利咽喉，而开其黏饮，仍用桂枝，以解卫分之风邪，又以甘草和之。

《活人书》曰：半夏桂枝甘草汤，治伏气之病，谓非时有暴寒中人，伏气于少阴经，始不觉病，旬月乃发，脉便微弱，法先咽痛，似伤寒，非咽痹之病，次必下利，始用半夏桂枝甘草汤主之，次四逆散主之，此病只二日便瘥，古方谓之肾伤寒也。即本方作汤，入生姜四片煎服。

少阴病，下利，白通汤主之。

〔钱〕下利已多，皆属实在少阴，下焦清阳不升，胃中阳气不守之病，而未有用白通汤者。此条但云下利，而用白通汤者，以上有"少阴病"三字，则知有脉微细，但欲寐，手足厥之少阴证，观下文下利脉微，方与白通汤，则知之矣。利不止，而厥逆无脉，又加猪胆、人尿，则尤知非平常下利矣。盖白通汤，即四逆汤，而以葱易甘草。甘草所以缓阴气之逆，和姜附，而调护中州，葱则辛滑行气，可以通行阳气，而解散寒邪，二者相较，一缓一速，故其治亦颇有缓急之殊也。

按：柯氏以此条症治疏略，删去。

白通汤方

葱白四茎　干姜一两　附子一枚，生，去皮，破八片〇成本、《玉函》"生"下有"用"字。

上三味，以水三升煮取一升，去滓，分温再服。

〔方〕用葱白而曰白通者，通其阳，则阴自消也。

《肘后方》白通汤，疗伤寒泄利不已，口渴不得下食，虚而烦方，即本方。用葱白十四茎，干姜半两，更有甘草半两炙。方后云：渴微呕，心下停水者，一方，加犀角半两，大良。

少阴病，下利脉微者，与白通汤。利不止，厥逆无脉，干呕烦者，白通加猪胆汁汤主之。服汤，脉暴出者死，微续者生。

〔印〕少阴病；下利，阴寒在下也。脉微，邪在下，而生阳气微也。故当用白通汤，接在表在上之阳以下济。如利不止，阴气泄而欲下脱也。干呕而烦，阳无所附，而欲上脱矣。厥逆无脉，阴阳之气，不相交接矣，是当用白通汤以通阳，加水畜之胆，引阴中之阳气以上升，取人尿之能行故道，导阳气以下接，阴阳和，而阳气复矣。

〔方〕暴出，烛欲烬而焰烈也。微续，真阳回而渐复也。

《伤寒类方》曰：暴出，乃药力所迫，药力尽则气仍绝。微续，乃正气自复，故可生也。前云其脉即出者愈，此云暴出者死。盖暴出与即出不同，暴出，一时出尽；即出，言服药后，少顷即徐徐微续也。须善会之。

白通加猪胆汁汤方

葱白四茎　干姜一两　人尿五合　猪胆汁一合　附子一枚，生，去皮，破八片 ○"生"下，《宗印》及锡驹本，有"用"字，是。

上五味，以水三升，煮取一升，去滓，纳胆汁人尿，和令相得，分温再服。若无胆，亦可用。成本"上"，作"已上"二字。"五味"，作"三味"，并非也。

〔志〕始焉下利，继则利不止，始焉脉微，继则厥逆无脉，更兼干呕心烦者，乃阴阳水火并竭，不相交济，故以白通加猪胆汁汤。夫猪，乃水畜，胆具精汁，可以滋少阴，而济其烦呕。人尿，乃入胃之饮，水精四布，五经并行，可以资中土，而和其厥逆。中土相济，则烦呕自除。

〔汪〕按：方后云若无胆亦可用，则知所重在人尿，方当名白通加人尿汤，始妥。

少阴病，二三日不已，至四五日，腹痛小便不利，四肢沉重疼痛，自下利者，此为有水气，其人或咳，或小便利，或下利，或呕者，真武汤主之。"自下利"，《玉函》作"而利"。"利"下，无"者"字。"小便利"，作"小便自利"。

《千金》及《翼》，"真武汤"，作"玄武汤"。

〔鉴〕论中心下有水气，发热有汗，烦渴引饮，小便不利者，属太阳中风，五苓散证也。发热无汗，干呕不渴，小便不利者，属太阳伤寒，小青龙汤证也。今少阴病，二三日不已，至四五日，腹痛下利，阴寒深矣。设小便利，是纯寒而无水，乃附子汤证也。今小便不利，或咳或呕，此为阴寒兼有水气之证。故水寒之气，外攻于表，则四肢沉重疼痛。内盛于里，则腹痛自利也。水气停于上焦胸肺，则咳喘而不能卧。停于中焦胃腑，则呕而或下利。停于下焦膀胱，则小便不利，而或少腹满。种种诸证，总不外乎阴寒之水，而不用五苓者，以非表热之饮也。不用小青龙者，以非表寒之饮也。故惟主以真武汤，温寒以制水也。

〔汪〕或下利者，谓前自下利，系二三日之证，此必是前未尝下利，指四五日后始下利者而言。

真武汤方

茯苓三两　芍药三两　白术二两○《外台》作三两　生姜三两，切　附子一枚，炮，去皮，破八片

上五味，以水八升，煮取三升，去滓，温服七合，日三服。若咳者，加五味子半升，细辛一两，干姜一两。若小便利者，去茯苓。若下利者，去芍药，加干姜二两。若呕者，去附子，加生姜，足前为半斤。《外台》"五味"下，有"切"字。成本"细辛"下，无"一两"二字。"干姜"下，有"各"字。《千金翼》"半斤"下，有"利不止便脓血者，宜桃花汤"十一字。

〔张〕此方本治少阴病水饮内结，所以首推术附兼茯苓、生姜之运脾渗水为务，此人所易明也。至用芍药之微旨，非圣人不能，盖此证虽曰少阴本病，而实缘水饮内结，所以腹痛自利，四肢疼重，而小便反不利也。若极虚极寒，则小便必清白无禁矣，安有反不利之理哉！则知其人不但真阳不足，真阴亦已素亏。若不用芍药固护其阴，岂能胜附子之雄烈乎！即如附子汤、桂枝加附子汤、芍药甘草附子汤，皆芍药与附子并用，其温经护营之法与保阴回阳不殊，后世用药，获仲景心法者，几人哉！

〔知〕白通、通脉、真武皆为少阴下利而设。白通、四逆，附子皆生用，惟真武一证，熟用者。盖附子生用，则温经散寒，炮熟则温中去饮。白通诸汤，以通阳为重，真武汤以益阳为先，故用药有轻重之殊，干姜能佐生附以

温经，生姜能资熟附以散饮也。

〔钱〕加减法，为后世俗医所增。察其文理纰缪，恶其紫之乱朱，故逐一指摘其误，使学人有所别识云。今以文蔽，不录于斯，汪氏引武陵陈氏亦云：加减法，系后人所附，而非仲景原文矣。

《王氏易简方》，此药不惟阴证伤寒可服。若虚劳人，憎寒壮热，咳嗽下利，皆宜服之。因易名固阳汤，增损一如前法。今人每见寒热，多用地黄、当归、鹿茸辈，补益精血，殊不知此等药味多甘，却欲恋膈，若脾胃大段充实，服之方能滋养，然犹恐因时致伤胃气，胃为仓廪之官，受纳水谷之所，五脏皆取气于胃，所谓精气血气，皆由谷气而生，若用地黄等药，未见其生血，谷气已先有所损矣。孙兆谓补肾不如补脾，正谓是也。故莫若以固阳汤，调其寒热，不致伤脾，饮食不减，则气血自生矣。

《直指方》治少阴肾证，水饮与里寒，合而作嗽，腹痛下利。于本方加干姜、细辛、五味子，凡年高气弱久嗽通用，仍间服养正丹。

《医史》朱右撰《撄宁生传》云：宋可与外家，暑月身冷自汗，口干烦躁，欲卧泥水中。伯仁诊其脉，浮而数，沉之豁然虚散。曰《素问》云：脉至而从，按之不鼓，诸阳皆然。此为阴盛隔阳，得之饮食生冷，坐卧风露，煎真武汤冷冻饮料之，一进汗止，再进烦躁去，三进平复如初。余子元病恶寒战栗，持捉不定，两手皆冷汗浸淫，虽浓衣炽火不能解，伯仁即与真武汤。凡用附子六枚，一日病者忽出，人怪之。病者曰：吾不恶寒，即无事矣。或以问伯仁，伯仁曰：其脉两手皆沉微，余无表里证，此体虚受寒，亡阳之极也。初皮表气隧，为寒邪壅遏，阳不得伸而然也。是故血隧热壅，须用硝黄，气隧寒壅，须用桂附，阴阳之用不同者，无形有形之异也。

少阴病下利清谷，里寒外热，手足厥逆，脉微欲绝，身反不恶寒，其人面色赤，或腹痛，或干呕，或咽痛，或利止脉不出者，通脉四逆汤主之。 成本、《玉函》"色赤"，作"赤色"。"止"下，《玉函》有"而"字。

〔成〕下利清谷，手足厥逆，脉微欲绝，为里寒。身热不恶寒，面色赤，为外热。此阴甚于内，格阳于外，不相通也。与通脉四逆汤，散阴通阳。

〔汪〕武陵陈氏云：里寒外热者，寒甚于里，有阴无阳，而无根失守之火，浮越于外也。与通脉四逆汤，以温里散寒。

〔澜〕格，拒格也。亦曰隔阳，阴阳隔离也。又曰：戴阳，浮于上如戴也。夫真寒入里，阴气未有不盛者，然其剧不过阳愈微阴愈盛耳。

通脉四逆汤方

甘草二两，炙○《全书》作三两　干姜三两，强人可四两　附子大者一枚，生用，去皮，破八片

上三味，以水三升，煮取一升二合，去滓，分温再服，其脉即出者愈。面色赤者，加葱九茎。腹中痛者，去葱加芍药二两。呕者，加生姜二两。咽痛者，去芍药加桔梗一两。利止脉不出者，去桔梗加人参二两。病皆与方相应者，乃服之。《千金翼》"葱"下，有"白"字。《玉函》作"桔梗二两"。《全书》作"人参一两"。成本、《玉函》无"病皆"以下十字。《玉函》无"去葱去芍药去桔梗"八字。《千金翼》"乃""服"间，有"加减"二字。汪氏云："去葱去芍药去桔梗"，此系衍文。

〔汪〕武陵陈氏云：通脉四逆，即四逆汤也。其异于四逆者，附子云大，甘草干姜之分两加重，然有何大异，而加通脉以别之？曰四逆汤者，治四肢逆也。论曰：阴阳之气，不相顺接，便为厥。厥者，阳气虚也。故以四逆益真阳，使其气相顺接，而厥逆愈矣。至于里寒之甚者，不独气不相顺接，并脉亦不相顺接，其证更剧。故用四逆汤，而制大其剂，如是则能通脉矣。同一药耳，加重则其治不同，命名亦别，方亦灵怪矣哉！

〔钱〕加减法，揣其词义浅陋，料非仲景本意，何也？原文中已先具诸或有之证，然后出方立治，则一通脉四逆汤，其证皆可该矣，岂庸续用加减邪！况其立意，庸恶陋劣，要皆出于鄙俗之辈，未敢竟削，姑存之以备识者之鉴云。

汪氏云：据《条辨》，云通脉者，加葱之谓，其言甚合制方之意，况上证云脉微欲绝云云。其人面赤色，其文一直贯上，则葱宜加入方中，不当附于方后，虽通脉之力不全在葱，实赖葱为引而效始神。方中无葱者，乃传写之漏，不得名通脉也。钱氏云：以四逆汤，而倍加干姜，其助阳之力，或较胜。然既增"通脉"二字，当自不同，恐是已加葱白，以通阳气，有白通之义，故有是名，疑是久远差讹，或编次之失，致原方中脱落，未可知也。○按：二氏之说，未知果是否，姑附存于斯。

少阴病，四逆，其人或咳或悸，或小便不利，或腹中痛，或泄利下重者，四逆散主之。

〔锡〕凡少阴病四逆，俱属阳气虚寒，然亦有阳气内郁，不得外达而四

逆者，又宜四逆散主之。枳实，胃家之宣品，所以宣通胃络。芍药，疏泄经络之血脉。甘草，调中。柴胡，启达阳气于外行，阳气通而四肢温矣。魏士千曰：泄利下重者，里急后重也。其非下利清谷明矣。

〔鉴〕四逆，虽阴盛不能外温，然亦有阳为阴郁，不得宣达，而令四肢逆冷者。但四逆而无诸寒热证，是既无可温之寒，又无可下之热，惟宜疏畅其阳，故用四逆散主之。

〔钱〕少阴病者，即前所谓脉微细，但欲寐之少阴病也。成氏云：四逆，四肢不温也。其说似与厥冷有异，然论中或云厥，或云厥逆，或云四逆，或云厥冷，或云手足寒，或云手足厥寒，皆指手足厥冷而言也。

按：成氏、周氏、魏氏，并以此条证，为传经邪气之热厥，钱氏指摘其非，是矣。

四逆散方

甘草炙　枳实破，水渍，炙干　柴胡　芍药

上四味，各十分，捣筛，白饮和服方寸匕，日三服。咳者，加五味子、干姜各五分，并主下利。悸者，加桂枝五分。小便不利者，加茯苓五分。腹中痛者，加附子一枚，炮令拆。泄利下重者，先以水五升，煮薤白三升，煮取三升，去滓，以散三方寸匕，纳汤中，煮取一升半，分温再服。

〔注〕按：此方虽云治少阴，实阳明少阳药也。

〔柯〕加味俱用五分，而附子一枚，薤白三升，何多寡不同若是，不能不疑于叔和编集之误耳。

〔钱〕详推后加减法，凡原文中，每具诸或有之证者皆有之。如小柴胡汤、小青龙汤、真武汤、通脉四逆汤、四逆散皆是也。愚窃揆之以理，恐未必皆出于仲景。程云：四逆散一证，寒热未经详定，姑依小柴胡例，从事和解，然黄芩已经革去，而使人知少阴之有火，诚人身之至宝，而不可须臾失也。

《医学入门》，祝仲宁，号橘泉，四明人，治周身百节痛，及胸腹胀满，目闭肢厥，爪甲青黑，医以伤寒治之，七日昏沉，弗效。公曰：此得之怒火，与痰相搏，与四逆散，加芩连，泻三焦火而愈。○按：此按本出程《篁墩文集·橘泉翁传》，但不着四逆散之名，云与柴胡、枳壳、芍药、芩、连，泻三焦火，明日而省，久之愈。

少阴病，下利六七日，咳而呕渴，心烦不得眠者，猪苓汤主之。《千金翼》"下利"，作"不利"。

〔锡〕少阴病，下利六七日，阴尽出阳之期也。

〔鉴〕凡少阴下利清谷，咳呕不渴，属寒饮也。今少阴病，六七日，下利黏秽，咳而呕渴，烦不得眠，是少阴热饮为病也。饮热相搏，上攻则咳，中攻则呕，下攻则利，热耗津液，故渴，热扰于心，故烦不得眠，宜猪苓汤，利水滋燥，饮热之证，皆可愈矣。

〔汪〕此方乃治阳明病，热渴引饮，小便不利之剂，此条病，亦借用之，何也？盖阳明病，发热渴欲饮水，小便不利者，乃水热相结而不行。兹者少阴病，下利，咳而呕渴，心烦不得眠者，亦水热搏结而不行也。病名虽异，而病源则同，故仲景同用猪苓汤主之，不过是清热利水，兼润燥滋阴之义。

按：此条视之黄连阿胶汤证，乃有咳呕渴及小便不利，而大便下利之诸证，所以不同也。

又按：前条云少阴病欲吐不吐，心烦但欲寐，五六日自利而渴者，属少阴也，虚故引水自救。若小便色白者，少阴病形悉具，小便白者，以下焦虚有寒，不能制水，故令色白也。可知此条下利呕渴心烦同证，而有不得眠及不白之异，乃是寒热分别处。

少阴病，得之二三日，口燥咽干者，急下之，宜大承气汤。

〔钱〕此条得病才二三日，即口燥咽干，而成急下之证者，乃少阴之变，非少阴之常也。然但口燥咽干，未必即是急下之证，亦必有胃实之证，实热之脉，其见证虽少阴，而有邪气复归阳明，即所谓阳明中土，万物所归，无所复传，为胃家实之证据，方可急下，而用大承气汤也。其所以急下之者，恐入阴之证，阳气渐亡，胃腑败损，必至厥躁呃逆，变证蜂起，则无及矣，故不得不急也。

〔舒〕少阴挟火之证，复转阳明，而口燥咽干之外，必更有阳明胃实诸证兼见，否则大承气汤，不可用也。

少阴病，自利清水，色纯青，心下必痛，口干燥者，可下之，宜大承气汤。【原注】一法，用大柴胡，○"自利"，《玉函》《脉经》作"下利"。"可"字，成本、

《玉函》作"急"，是也。"宜"下，《脉经》有"大柴胡汤"四字。"宜"作"属"。"大承气汤"下，有"证"字。

〔钱〕此亦少阴之变例也。自利，寒邪在里也。自利清水，即所谓清水完谷，此则并无完谷，而止利清水，其色且纯青矣。清水固属寒邪，而青则又寒色也，故属少阴。成氏及方注，皆以为肝色，误矣。若证止如此，其为四逆汤证无疑，不谓胃中清水，虽自利而去其谷食之渣滓，热邪尚留于胃，所以心下按之必痛，且口中干燥，则知邪气虽入少阴，而阳明实热尚在，非但少阴证也。其热邪炽盛，迫胁胃中之津液下奔，下焦寒甚，故皆清水，而色纯青也。阳邪暴迫，上则胃中之津液，下则肾家之真阴，皆可立尽，故当急下之也。

《名医类案》曰：孙兆治东华门窦太郎患伤寒，经十余日，口燥舌干而渴，心中疼，自利清水，众医皆相守，但调理耳。汗下皆所不敢，窦氏亲故相谓曰：伤寒邪气，害人性命甚速，安可以不次之疾，投不明之医乎！召孙至曰：明日即已不可下，今日正当下，遂投小承气汤，大便通得睡，明日平复。众人皆曰：此证因何下之而愈？孙曰读书不精，徒有书尔，口燥舌干而渴，岂非少阴证耶！少阴证，固不可下，岂不闻少阴一证，自利清水，心下痛，下之而愈，仲景之书，明有此说也。众皆钦服。

少阴病，六七日，腹胀不大便者，急下之，宜大承气汤。 "胀"字，《玉函》《脉经》《千金》及《翼》并作"满"。

〔钱〕少阴病而至六七日，邪入已深，然少阴每多自利，而反腹胀不大便者，此少阴之邪，复还阳明也。所谓阳明中土，万物所归，无所复传之地，故当急下，与《阳明篇》，腹满痛者急下之，无异也。以阴经之邪，而能复归阳明之腑者，即《灵枢·邪气脏腑病形篇》所谓邪入于阴经，其脏气实，邪气入而不能容，故还之于腑，中阳则溜于经，中阴则溜于腑之义也。然必验其舌，聚其脉，有不得不下之势，方以大承气下之耳。

〔舒〕少阴复转阳明之证，腹胀不大便者，然必兼见舌苔干燥，恶热饮冷，方为实证。

少阴病，脉沉者，急温之，宜四逆汤。

〔汪〕少阴病，本脉微细，但欲寐，今者轻取之微脉不见，重取之细脉几亡，伏匿而至于沉，此寒邪深中于里，殆将入脏，温之不容以不急也。少迟则恶寒身蜷，吐利躁烦，不得卧寐，手足逆冷，脉不至等，死证立至矣，四逆汤之用，其可缓乎。

〔成〕既吐且利，小便复利，而大汗出，下利清谷，内寒外热，脉微欲绝者，不云急温，此少阴病脉沉，而云急温者，彼虽寒甚，然而证已形见于外，治之则有成法，此初头脉沉，未有形证，不知邪气所之，将发何病，是急与四逆汤温之。

少阴病，饮食入口则吐，心中温温欲吐，复不能吐，始得之手足寒，脉弦迟者，此胸中实，不可下也，当吐之。若膈上有寒饮，干呕者，不可吐也，当温之，宜四逆汤。"心中温温"，《玉函》作"心下嗢嗢"，《千金》作"心中愠愠"。"当"，《玉函》、成本作"急"，非也。

〔鉴〕饮食入口即吐，且心中嗢嗢欲吐，复不能吐，恶心不已，非少阴寒虚吐也。乃胸中寒实吐也。故始得之，脉弦迟，弦者饮也。迟者寒也。而手足寒者，乃胸中阳气，为寒饮所阻，不能通于四肢也。寒实在胸，当因而越之，故不可下也。若膈上有寒饮，但干呕有声，而无物出，此为少阴寒虚之饮，非胸中寒实之饮也，故不可吐，惟急温之，宜四逆汤或理中汤，加丁香吴茱萸，亦可也。

〔程〕"温温"字，与下文"寒饮"字对，"欲吐复不能吐"，与下文"干呕"字对。干，空也。饮食入口即吐，业已吐讫矣。仍复温温欲吐，复不能吐，此非关后入之饮食，吐之未尽，而胸中另有物，为之格拒也。胸中实者，寒物窒塞于胸中，则阳气不得宣越，所以脉弦迟，而非微细者比。手足寒，而非四逆者比。但从吐治，一吐而阳气得通。若膈上有寒饮，干呕者，虚寒从下上，而阻留其饮于胸中，究非胸中之病也，直从四逆汤，急温其下矣。

〔柯〕当吐之，宜瓜蒂散。

少阴病，下利脉微涩，呕而汗出，必数更衣，反少者，当温其上灸之。【原注】《脉经》云：灸厥阴可五十壮。

〔钱〕阳气衰少则脉微，寒邪在经则脉涩，阴邪下走则利，上逆则呕也。肾脏之真阳衰微，不能升越而为卫气，卫气不密，故汗出也。必数更衣，反少者，即里急后重之谓也。乃下焦阳虚，清阳不能升举，少阴寒甚，阴气内迫，而下攻也。阳气陷入阴中，阴阳两相牵制，致阴邪欲下走而不得，故数更衣，阳气虽不得上行，犹能提吸，而使之反少也。当温其上，前注皆谓灸顶上之百会穴，以升其阳。或曰：仲景无明文，未可强解。以意测之，非必巅顶然后谓之上也。盖胃在肾之上，当以补暖升阳之药温其胃，且灸之，则清阳升，而浊阴降，水谷分消，而下利自止矣。灸之者，灸少阴之脉穴，或更灸胃之三脘也。即前所谓当灸之，附子汤主之之法。

〔舒〕此证阳虚气坠，阴弱津衰，故数更衣，而出弓反少也。更衣者，古人如厕，大便必更衣，出弓者，矢去也。曾医一妇人，腹中急痛，恶寒厥逆，呕而下利，脉见微涩，予以四逆汤投之，无效。其夫告曰：昨夜依然，作泄无度。然多空坐，䐜胀异常，尤可奇者，前阴䐜出一物，大如柚子，想是尿脬，老妇尚可生乎？予即商之仲远，仲远踌躇，曰：是证不可温其下，以逼迫其阴，当用灸法温其上，以升其阳而病自愈。予然其言，而依其法，用生姜一片，贴头顶百会穴上，灸艾火三壮，其脬即收。仍服四逆汤加术，一剂而愈。

按：温其上灸之，义未详。方氏云：上，谓顶百会是也。汪氏云：百会，治小儿脱肛久不瘥，此证亦灸之者，升举其阳也。喻氏、程氏、柯氏《金鉴》，皆从方说为解，特志聪、锡驹并云：温其上，助上焦之阳，与钱所援或曰之说略同。汪氏又引常器之云灸太冲，郭白云云灸太溪，《脉经》云灸厥阴俞，俱误也。

卷　六

辨厥阴病脉证并治

厥阴之为病，消渴，气上撞心，心中疼热，饥而不欲食，食则吐蛔，下之利不止。《玉函》"食则"上，有"甚者"二字，"利不止"，作"不肯止"，《脉经》《千金翼》并同，无"食则"之"食"。

〔程〕厥阴者，两阴交尽，阴之极也。极则逆，逆固厥，其病多自下而上，所以厥阴受寒，则雷龙之火，逆而上奔，撞心而动心火，心火受触，则上焦俱扰，是以消渴，而心烦疼，胃虚而不能食也。食则吐蛔，则胃中自冷可知，以此句结前证，见为厥阴自病之寒，非传热也。且以见乌梅丸，为厥阴之主方，不但治蛔宜之。盖肝脉中行，通心肺，上巅，故无自见之证，见之中上二焦，其厥利发热，则厥阴之本证，胃虚脏寒，下之则上热未除，下寒益甚，故利不止。

〔钱〕邪入厥阴，则阴邪自下，迫阳于上，故气上撞心，心中疼热，而消渴也。消渴者，饮水多而渴不止也。阴中之阳，受迫而在上，故消渴而胃觉饥，然终是阴邪，所以不欲食，客热尚不杀谷，况阴邪乎！即使强食，阴邪不能腐化，湿热郁蒸，顷刻化而为蛔，随阴气之上逆，故吐蛔也。若不知，而以苦寒误下之，则胃阳败绝，真阳下脱，故利不止也。

〔舒〕按此条，阴阳杂错之证也。消渴者，膈有热也。厥阴邪气上逆，故上撞心。疼热者，热甚也。心中疼热，阳热在上也。饥而不欲食者，阴寒在胃也。强与之食，亦不能纳，必与饥蛔俱出，故食则吐蛔也。此证上热下寒。若因上热误下之，则上热未必即去，而下寒必更加甚，故利不止也。

〔张〕张卿子曰：尝见厥阴消渴数证，舌尽红赤，厥冷脉微渴甚，服白虎黄连等汤皆不救，盖厥阴消渴皆是寒热错杂之邪，非纯阳亢热之证，岂白虎黄连等药，所能治乎！

〔鉴〕此条，总言厥阴为病之大纲也。厥阴者，为阴尽阳生之脏，与少阳为表里者也。邪至其经，从阴化寒，从阳化热，故其为病，阴阳错杂，寒热混淆也。

杨氏《活人总括》云：张氏有言，厥阴为病，消渴，气上冲心，饥不欲食，食即吐蛔，吐蛔既出于胃冷，役有消渴之证，何哉？盖热在上焦，而中焦下焦，虚寒无热耳。设或大便硬结，是亦蕴毒使然，又不可指为燥粪，但用生料理中汤加大黄，入蜜以利之，白术、干姜所以辅大黄也。按：《六书》加味理中饮，本于此说，当考。

厥阴中风，脉微浮为欲愈，不浮为未愈。《玉函》《千金翼》"脉"上，有"其"字。

〔鉴〕厥阴中风，该伤寒而言。脉微，厥阴脉也。浮，表阳脉也。厥阴之病，既得阳浮之脉，是其邪已还于表，故为欲愈也。不浮则沉，沉，里阴脉也。是其邪仍在于里，故为未愈也。

〔锡〕王良能曰：阳病得阴脉者死，不浮，未必即是阴脉，故止未愈，不曰沉而曰不浮，下字极活。

〔张〕按：仲景三阴，皆有中风，然但言欲愈之脉，而未及于证治者，以风为阳邪，阴经之中，得风气流动，反为欲愈之机。

厥阴病，欲解时，从丑至卯上。《玉函》《千金翼》作"从丑尽卯"。

〔锡〕少阳旺于寅卯，从丑至卯，阴尽而阳生也。厥阴病解于此时者，中见少阳之化也。徐旭升曰：三阳解时，在三阳旺时而解，三阴解时，亦从三阳旺时而解，伤寒以生阳为主也。

厥阴病，渴欲饮水者，少少与之愈。《玉函》《千金翼》"愈"上有"即"字。喻本、程本、钱本、魏本，并无"渴"字。

〔程〕厥阴之见上热，由阴极于下，而阳阻于上，阴阳不相顺接使然，非少阴水来克火，亡阳于外者比，寒凉不可犯下焦，而不妨济上焦，欲饮水者少少与之，使阳神得以下通，而复不犯及中下二焦，亦阴阳交接之一法也。

按：成氏以降，以渴欲饮水，为阳回气暖，欲解之佳兆，殊不知消渴，乃厥阴中之一证，特柯氏注云：水能生木，能制火，故厥阴消渴最宜之，是也。盖曰愈者，非厥阴病愈之义，仅是渴之一证，得水而愈也。汪氏引武陵陈氏，辨篇首消渴，与此条之消渴不同，竟不免牵强耳。

诸四逆厥者，不可下之，虚家亦然。

〔锡〕诸病而凡四逆厥者，俱属阴寒之证，故不可下。然不特厥逆为不可下，即凡属虚家，而不厥逆者，亦不可下也。张均卫曰：虚家伤寒，未必尽皆厥逆，恐止知厥逆为不可下，而不知虚家虽不厥逆，亦不可下，故并及之。

〔汪〕仲景于后条，虽云热厥者应下之，然方其逆厥之时，下之一法，不轻试也。"诸"字，是该下文诸厥之条而言，虚家亦然者，言人于未病之前，气血本虚家也。

按：《玉函》从此条以下至篇末，别为一篇，题曰《辨厥利呕哕病形证治第十》。

伤寒先厥，后发热而利者，必自止，见厥复利。

〔成〕阴气胜则厥逆而利，阳气复则发热，利必自止，见厥则阴气还胜，而复利也。

〔张〕伤寒先厥，后发热而利，言伤寒表证罢，先见厥利而后发热，非阴证始病，便见厥利也。先厥后发热，而利必自止，乃厥阴之常候，下文见厥复利，乃预为防变之辞，设厥利止，而热不已，反见咽痛喉痹，或便脓血，又为阳热有余之证矣。

伤寒始发热六日，厥反九日而利，凡厥利者，当不能食，今反能食者，恐为除中。【原注】一云消中。**食以索饼，不发热者，知胃气尚在，必愈，恐暴热来出而复去也。后日脉之，其热续在者，期之旦日夜半愈。所以然者，本发热六日，厥反九日，复发热三日，并前六日，亦为九日，与厥相应，故期之旦日夜半愈。后三日脉之而脉数，其热不罢者，此为热气有余，必发痈脓也。**"食以索饼"，《千金翼》作"食之黍饼"。"后日脉之"，成本、《玉函》作"后三日脉之"。《玉函》无"所以然"以下三十八字。

〔钱〕自始发热，至夜半愈，是上半截原文，所以然者，至必发痈脓止，乃仲景自为注脚也。但厥反九日而利句下，疑脱"复发热三日利止"七字。

不然，如何下文有恐暴热来出而复去二句。且所以然句下云：发热六日，厥反九日，复发热三日，并前六日，亦为九日，是明明说出，其为脱落无疑矣。然何以知其为复发热利止乎？上条云：先厥后发热，利必自止，况自食索饼后，并不言利，是以知其复发热而利止也。言始初邪入厥阴，而发热者六日，热后厥者九日，是发热止六日，而厥反九日，厥多于热者三日矣，故寒邪在里而下利也。厥后复发热三日，利必自止。大凡厥冷下利者，因寒邪伤胃，脾不能散精以达于四肢，四肢不能禀气于胃而厥，厥则中气已寒，当不能食。今反能食者，似乎胃气已回，但恐为下文之除中，则胃阳欲绝，中气将除，胃中垂绝之虚阳复焰，暂开而将必复闭，未可知也。姑且食以索饼，索饼者，疑即今之条子面及子之类，取其易化也。食后不停滞而发热，则知已能消谷，胃气无损而尚在，其病为必愈也。何也？恐其后发之暴热暂来，出而复去故也。食后三日脉之，而厥后之热续在者，即期之明日夜半愈，所以然者，以其本发热六日，厥反九日，计后三日续发之热又三日，并前六日亦为九日，与厥相应，为阴阳相均，胜复之气当和，故期之且日夜半，阴极阳回之候，其病当愈。所谓厥阴欲解时，自丑至卯上也。所谓后三日脉之，其热续在，为阴阳相当而愈，则其热当止矣。若脉仍数，而其热不罢者，此为热气有余，阳邪太过，随其蕴蓄之处，必发痈脓也。

〔汪〕即来复骤去者，此胃中真气得食，而尽泄于外，即名除中，而必死矣。

〔魏〕食索饼以试之，若发热者，何以知其胃气亡，则此热，乃暴来出而复去之热也。即如脉暴出者，知其必死之义也。阴已盛极于内，孤阳外走，出而离阴，忽得暴热，此顷刻而不救之证也。凡仲景言曰：皆约略之辞，如此九日之说，亦未可拘，总以热与厥，较其均平耳。如热七八日，厥七八日，亦可。热五六日，厥五六日，俱可。不过较量其阴阳盛衰，非定谓必热九日厥九日，方可验准也。

〔柯〕发痈肿，是阳邪外溢于形身，俗所云伤寒留毒者，是也。

按：《金鉴》云，"不发热"之"不"字，当是"若"字，若是"不"字，即是除中，何以下接"恐暴热来出而复去"之文也。盖二"恐"字，皆疑为除中而下之。若是发热，则不可更言"恐暴热来出而复去"也。此说不可从。

按：方云，索当作素，谓以素常所食之饼饵饲之。一说，无肉曰素。志聪云：索饼，麦饼也。此说非也。刘熙《释名》云：饼，并也。溲面使合并也。蒸饼、汤饼、蝎饼、髓饼、金饼、索饼之属，皆随形而名之。《缃素杂记》云：凡以面为食具，皆谓之饼。清·来集之《倘湖樵书》云：今俗以麦面之线索而长者，曰面。其圆块而匾者，曰饼。考之古人，则皆谓饼也。汉张仲景《伤寒论》云：食以索饼，饼而云索，乃面耳，此汉人以面为饼之一证也。知是钱氏为条子面者，确有依也。

伤寒脉迟六七日，而反与黄芩汤彻其热，脉迟为寒，今与黄芩汤，复除其热，腹中应冷，当不能食，今反能食，此名除中，必死。 "今与"，《玉函》作"而与"。"此名"，《玉函》《千金翼》作"此为"。钱曰："彻"，读为"撤"。

〔汪〕脉迟为寒，不待智者而后知也。六七日反与黄芩汤者，必其病初起，便发厥而利，至六七日，阳气回复，乃乍发热，而利未止之时，粗工不知，但见其发热下利，误认以为太少合病，因与黄芩汤彻其热。彻，即除也。又脉迟云云者，是申明除其热之误也。

〔成〕除，去也。中，胃气也。言邪气太甚，除去胃气，胃欲引食自救，故暴能食也。

〔柯〕除中，则中空无阳，反见善食之状，俗云食禄将尽者是也。

〔程〕对上文看，则食入必发热可知矣，必见下利厥逆发躁等证而死。上条脉数，此条脉迟，是题中二眼目。

按：《金鉴》云伤寒脉迟六七日之下，当有"厥而下利"四字，若无此四字，则非除中证矣，有此四字，始与下文反与黄芩汤之义相属，此说颇有理。然而汪氏太明备，不必补"厥而下利"四字，而义自通矣。

伤寒先厥后发热，下利必自止，而反汗出，咽中痛者，其喉为痹。发热无汗，而利必自止。若不止必便脓血，便脓血者，其喉不痹。

〔汪〕先厥后发热，下利必自止，阳回变热，热邪太过，而反汗出，咽中痛者，此热伤上焦气分也。其喉为痹，痹者，闭也。此以解咽中痛甚，其喉必闭而不通，以厥阴经，循喉咙之后，上入颃颡故也。又热邪太过，无汗而利不止。便脓血者，此热伤下焦血分也。热邪泄于下，则不干于上，故云其喉不痹。或问，中寒之邪，缘何变热？余答曰：元气有余之人，寒邪不能深入，才着肌表，即便发热，此伤寒也。元气不足之人，寒邪直中阴经，不能发热，此中寒也。寒中厥阴，为阴之极，阴极则阳生，故发热。然亦当视其人之元气何如？若发热则自愈者，元气虽不足，不至太虚，故得愈也。元气太虚之人，不能发热，但厥而至于死者，此真阳脱也。有发热而仍厥者，此阳气虽复而不及，全赖热药以扶之也。有发热而至于喉痹便脓血，如上证者，此阳气虽复而太过，其力不能胜邪热，全赖凉药以平之也。余疑此条证，或于发厥之时，过服热药，而至于此。学人临证，宜细辨之。

按：汪云常器之曰喉痹，可桔梗汤。便脓血，可桃花汤，然桃花汤内有干姜，过于辛热，不可用也。如黄芩汤，可借用之。张云：便脓血者，白头翁汤，未知何是。

伤寒一二日至四五日，厥者必发热，前热者后必厥，厥深者热亦深，厥微者热亦微，厥应下之，而反发汗者，必口伤烂赤。"四五日"下，成本、《玉函》有"而"字。

〔程〕伤寒毋论一二日，至四五日，而见厥者，必从发热得之。热在前厥在后，此为热厥，不但此也。他证发热时不复厥，发厥时不复热，盖阴阳互为胜复也。唯此证，孤阳操其胜势，厥自厥，热仍热，厥深则发热亦深，厥微则发热亦微，而发热中，兼夹烦渴不下利之里证，总由阳陷于内，菀其阴于外，而不相接也。须用破阳行阴之法下其热，而使阴气得伸，逆者顺矣。不知此而反发汗，是徒从一二日，及发热上起见，认为表寒故也。不知热得辛温，而助其升散，厥与热两不除，而早口伤烂赤矣。

〔喻〕前云诸四逆厥者，不可下矣，此云厥应下之者，其辨甚微。盖先四逆而后厥，与先发热而后厥者，其来迥异，故彼云不可下，此云应下之也。

以其热深厥深，当用苦寒之药，清解其在里之热，即名为下。如下利谵语，但用小承气汤止耳，从未闻有峻下之法也。若不用苦寒，反用辛甘发汗，宁不引热势上攻，口伤烂赤，与喉痹互意。

按：喻注云先四逆而后厥，则似以四逆与厥，分为二证。钱氏于四逆散注，辨厥四逆同一义，极是，当参考。

按：注云此条系《阳明篇》错简，此说非也。此证固是阳明胃家实，然以其厥者，与厥阴之厥相似，故揭于此篇，与下白虎汤条同意。

伤寒病厥五日，热亦五日，设六日当复厥，不厥者自愈，厥终不过五日，以热五日，故知自愈。

〔鉴〕伤寒邪传厥阴，阴阳错杂为病。若阳交于阴，是阴中有阳，则不厥冷。阴交于阳，是阳中有阴，则不发热。惟阴盛不交于阳，阴自为阴，则厥冷也。阳亢不交于阴，阳自为阳，则发热也。盖厥热相胜则逆，逆则病进，厥热相平则顺，顺则病愈，今厥与热日相等，气自平，故知阴阳和，而病自愈也。

〔喻〕厥终不过五日以下三句，即上句之注脚。

〔程〕云自愈者，见厥热已平，其他些少之别证，举不足言矣。

〔魏〕厥热各五日，皆设以为验之辞，俱不可以日拘，如算法设为问答，以明其数，使人得较量其亏盈也。厥之本于肝，忽发热忽厥，亦犹少阳往来寒热之义也。阳经病本于腑，病浅在表，阴经病本于脏，病深在里，此所以为时之久暂不同也。观于疟证之一日间日三日，发之迟速不同，则少阳之往来寒热，厥阴之忽热忽厥，皆肝经脏之本然也。

凡厥者，阴阳气不相顺接，便为厥。厥者，手足逆冷者是也。 成本、《玉函》冷之者，无。

〔魏〕凡厥者，其间为寒为热不一，总由肝脏受病，而筋脉隧道，同受其患，非阴盛而阳衰，阳为寒邪所陷，则阳盛而阴衰，阴为热邪所阻，二气之正，必不相顺接交通，寒可致厥，热亦可致厥也。言凡厥者，见人遇厥，当详谛其热因寒因，而不可概论混施也。夫厥之为病何状，手足逆冷，是为厥也。在阴经诸证，原以手足温冷分寒热，今凡厥俱为手足逆冷，则是俱为寒，而非热矣。不知大寒似热，大热似寒，在少阴已然，至厥阴之厥证，阴阳凡不顺接，皆厥也。又岂可概言寒邪，反混施也！此仲景就厥阴病中，厥之一证，令人详分寒热，便于立法以出治也。

伤寒脉微而厥，至七八日肤冷，其人躁无暂安时者，此为脏厥，非蛔厥也。蛔厥者，其人当吐蛔，令病者静，而复时烦者，此为脏寒。蛔上入其膈，故烦，须臾复止，得食而呕，又烦者，蛔闻食臭出，其人当自吐蛔。蛔厥者，乌梅丸主之，又主久利。 "非蛔厥也"，成本作"非为蛔厥也"。王肯堂校本《千金翼》作"死"字。"令病者"，《玉函》作"今病者"。成本、《玉函》"时烦"下无"者"字，上"人"下无"其"字。"又主久利"四字，《玉函》无，《千金翼》为细注。

〔鉴〕伤寒脉微而厥，厥阴脉证也。至七八日不回，手足厥冷，而更通身肤冷，躁无暂安之时者，此为厥。阳虚阴盛之脏厥，非阴阳错杂之蛔厥也。若蛔厥者，其人当吐蛔，今病者静，而复时烦，不似脏厥之躁无暂安时，知蛔上膈之上也，故其烦须臾复止也。得食而吐，又烦者，是蛔闻食臭而出，故又烦也。得食蛔动而呕，蛔因呕吐而出，故曰其人当自吐蛔也。蛔厥，主以乌梅丸，又主久利者，以此药性味酸苦辛温，寒热并用，能解阴阳错杂，寒热混淆之邪也。

〔喻〕脉微而厥，则阳气衰微可知，然未定其为脏厥蛔厥也。惟肤冷而躁无暂安时，乃为脏厥，用四逆汤及灸法，其厥不回者死。

〔柯〕脏厥蛔厥，细辨在烦躁。脏寒则躁而不烦，内热则烦而不躁，其人静而时烦，与躁而无暂安者，迥殊矣。此与气上撞心，心中疼热，饥不能食，食即吐蛔者，互文以意见也。看厥阴诸证，与本方相符，下之利不止，与又主久利句合，则乌梅丸，为厥阴主方，非只为蛔厥之剂矣。

〔魏〕此为脏寒，此"脏"字即指胃，《内经》十二脏，并腑以言脏也。其蛔因胃底虚寒，浮游于上，故有易吐之势。

按：《金鉴》云"此"为脏寒之"此"字，当是"非"字。若是"此"字，即是脏厥，与辨蛔厥之义不属，此说误矣。盖此证膈热胃寒，蛔避寒就温，故上入其膈也。若果非脏寒，则乌梅丸中宜不用附子、干姜、桂枝、蜀椒之辛热。柯氏亦误作非脏寒，抑何不思之甚也！

《总病论》脏厥，宜四逆汤辈，极冷服之。

乌梅丸方

乌梅三百枚○成本"枚"作"个"　细辛六两　干姜十两　当归四两　黄连十六两○成本作一斤，《千金》作十两　附子六两，炮，去皮○方、周、魏、吴并作六枚。成本此与桂枝，并脱"去皮"字　蜀椒四两去汗　桂枝去皮，六两　人参六两　黄柏六两○《千金》云一方用麦蘖

上十味，异捣筛，合治之，以苦酒渍乌梅一宿，去核，蒸之五斗米下，饭熟捣成泥，和药令相得，纳臼中，与蜜杵二千下，丸如梧桐子大，先食饮服十丸，日三服，稍加至二十丸，禁生冷滑物臭食等。成本"丸"字，并作"员"。"渍"，志聪、锡驹作"浸"。《千金》"五斗米"，作"五升米"。"泥"，作"渣"。"和药"，作"盘中搅"三字。"饭熟下"，《玉函》有"取"字。"臭食"，作"食臭"。

〔吴〕此方主胃气虚，而寒热错杂之邪，积于胸中。所以蛔不安，而时时上攻，故仍用寒热错杂之味治之。方中乌梅之酸以安胃，蜀椒之辛以泄滞，连柏之苦以降气，盖蛔闻酸则定，见辛则伏，遇苦则下也。其他参归以补气血之虚寒，姜附以温胃中之寒饮。若无饮则不呕逆，蛔亦不上矣。辛桂

以祛陷内之寒邪，若无寒邪，虽有寒饮，亦不致呕逆。若不呕逆，则胃气纵虚，亦不致蛔厥。

〔程〕名曰安蛔，实是安胃，故并主久利。见阴阳不相顺接，厥而下利之证，皆可以此方括之也。

《内台方议》云：蛔厥者，乃多死也。其人阳气虚微，正元衰败，则饮食之物不化精，反化而为蛔虫也。蛔为阴虫，故知阳微而阴胜，阴胜则四肢多厥也。若病者时烦时静，得食而呕，或口常吐苦水，时又吐蛔者，乃蛔证也。又腹痛，脉反浮大者，亦蛔证也。有此当急治，不治杀人。故用乌梅为君，其味酸能胜蛔。以川椒、细辛为臣，辛以杀虫。以干姜、桂枝、附子为佐，以胜寒气，而温其中。以黄连、黄柏之苦以安蛔，以人参、当归之甘，而补缓其中，各为使。且此蛔虫为患，为难比寸白等，剧用下杀之剂，故得胜制之方也。

《千金方》，治冷痢久下，乌梅丸。即本方。

伤寒热少微厥，指【原注】一作稍。头寒，嘿嘿不欲食，烦躁数日，小便利，色白者，此热除也。欲得食，其病为愈。若厥而呕，胸胁烦满者，其后必便血。成本、《玉函》"微厥"，作"厥微"。《千金翼》"指头"，作"稍头"。

〔程〕热既少厥微，而仅指头寒，虽属热厥之轻者，然热与厥并现，实与厥微热亦微者，同为热厥之例，故阴阳胜复，难以揣摩，但以嘿嘿不欲食，烦躁，定为阳胜。不欲食似属寒以烦躁知其热。小便利，色白，欲得食，定为阴复。盖阴阳不甚在热厥上显出者。如此证，热虽少，而厥则不仅指头寒，且不但嘿嘿不欲食，而加之呕，不但烦躁，而加之胸胁满，则自是厥深热亦深之证也。微阴当不能自复，必须下之，而以破阳行阴为事矣。苟不知此，而议救于便血之后，不已晚乎！此条下半截曰：小便利色白，则上半截，小便短色赤，可知，是题中二眼目。嘿嘿不欲食，欲得食，是二眼目。胸胁满烦躁，与热除，是二眼目。"热"字包有烦躁等证，非专指发热之热也。

汪云：《补亡论》郭白云云热不除而便血，可犀角地黄汤。柯云：此少阳半表半里症，微者小柴胡和之，深者大柴胡下之。○按：以上二说，恐与经旨畔矣。

病者手足厥冷，言我不结胸，小腹满，按之痛者，此冷结在膀胱关

元也。

〔鉴〕病者手足厥冷，言我不结胸，是谓大腹不满，而惟小腹满，按之痛也。论中有小腹满，按之痛，小便自利者，是血结膀胱证，小便不利者，是水结膀胱证，手足热，小便赤涩者，是热结膀胱证。此则手足冷，小便数而白，知是冷结膀胱证也。

〔程〕发厥，虽不结胸，而小腹满，实作痛结，则似乎可下。然下焦之结多冷，不比上焦之结多热也。况手足厥，上焦不结，惟结膀胱关元之处，故曰冷结也。

〔钱〕关元者，任脉穴也。在脐下三寸，亦穴之在小腹者，总指小腹满痛而言，故谓冷结在膀胱关元也。

〔柯〕当知结胸证，有热厥者。

〔汪〕《补亡论》庞安时云：宜灸关元穴。据《图经》云：关元一穴，系腹部中行，在脐下三寸，足三阴任脉之会，治脐下痛，灸之良，可百壮，愚以灸关元，而膀胱之冷结自解矣。

按：《总病论》删"言我不结胸"五字，似是。《伤寒蕴要》云：小腹，下焦所治，当膀胱上口，主分别清浊，或用真武汤。

伤寒发热四日，厥反三日，复热四日，厥少热多者，其病当愈。四日至七日，热不除者，必便脓血。《玉函》无两"者"字。"便"，作"清"。成本无上"者"字，"热不除者"下，有"其后"二字。

〔鉴〕伤寒邪在厥阴，阳邪则发热，阴邪则厥寒，阴阳错杂，互相胜复，故或厥或热也。伤寒发热四日，厥亦四日，是相胜也。今厥反三日，复热四日，是热多厥少，阳胜阴退，故其病当愈也。当愈不愈，热仍不止，则热郁于阴，其后必便脓血也。

汪云：《补亡论》常器之云可桃花汤，误矣。愚以仲景黄芩汤，可借用之。○按：未知是否。

伤寒厥四日，热反三日，复厥五日，其病为进，寒多热少，阳气退，故为进也。喻本、程本、魏本、《金鉴》并接前条为一条。

〔方〕此反上条而言，进，谓加重也。

〔程〕厥阴少阳，一脏一腑，少阳在三阳为尽，阳尽则阴生，故有寒热之往来。厥阴在三阴为尽，阴尽则阳生，故有厥热之胜复。凡遇此证，不必论其来自三阳，起自三阴，只论厥与热之多少。热多厥少，知为阳胜，阳胜病当愈。厥多热少，知为阴胜，阴胜病日进。热在后而不退，则为阳过胜，过胜而阴不能复，遂有便血诸热证。厥在后而不退，则为阴过胜，过胜而阳不能复，遂有亡阳诸死证。所以调停二者，治法须合乎阴阳进退之机，阳胜宜下，阴胜宜温。若不图之于早，坐令阴竭阳亡，其死必矣。

〔汪〕补亡论，常器之云可四逆汤。待其热退寒进，厥不复热者，始可用之。

伤寒六七日，脉微，手足厥冷，烦躁，灸厥阴，厥不还者死。"脉"上，《玉函》《千金翼》有"其"字。"微"，《千金翼》作"数"。

〔鉴〕此详申厥阴脏厥之重证也。伤寒六七日，脉微，手足厥冷烦躁者，是厥阴阴邪之重病也。若不图之于早，为阴消阳长之计，必至于阴气而盛，厥冷日深，烦躁日甚，虽用茱萸附子四逆等汤，恐缓不及事，惟当灸厥阴，以通其阳，如手足厥冷，过时不还，是阳已亡也，故死。

〔程〕脉微厥冷而烦躁，是即前条中所引脏厥之证，六七日前无是也。

〔汪〕烦躁者，阳虚而争，乃脏中之真阳欲脱，而神气为之浮越，故作烦躁。

常器之云：可灸太冲穴，以太冲二穴，为足厥阴脉之所注，穴在足大指下后二寸，或一寸半陷中，可灸三壮。

武陵陈氏云：灸厥阴，如关元气海之类。

《宗印》云：此当灸厥阴之荥穴、会穴、行间、章门是也。关元、百会亦可。○按：今验气海关元，为得矣。

伤寒发热，下利厥逆，躁不得卧者死。

〔喻〕厥证但发热则不死，以发热则邪出于表，而里证自除，下利自止也。若反下利厥逆，烦躁有加，则其发热，又为阳气外散之候，阴阳两绝，亦主死也。

伤寒发热，下利至甚，厥不止者死。《玉函》无此条。

〔成〕《金匮要略》曰：六腑气绝于外者，手足寒，五脏气绝于内者，利下不禁。伤寒发热，为邪气独甚，下利至甚，厥不止，为腑脏气绝，故死。

〔钱〕发热则阳气已回，利当自止，而反下利至甚，厥冷不止者，是阴气盛极于里，逼阳外出，乃虚阳浮越于外之热，非阳回之发热，故必死矣。

伤寒六七日不利，便发热而利，其人汗出不止者死，有阴无阳故也。《玉函》"不利"，作"不便利"。"便"字，作"忽"。

〔魏〕伤寒六七日不下利，此必见阳微之证于他端也，而人不反觉，遂延误其扶阳之方，其人忽而热发，利行汗出，且不止，则孤阳为盛阴所逼。自内而出亡于外，为汗为热。自上而随阴下泄为利，顷刻之间，阳不守其宅，阴自独于里，有阴无阳而死，倘早为图，维何致噬脐莫追乎。

〔锡〕王元成曰：厥阴病发热不死，此三节，发热亦死者，首节在躁不得卧，次节在厥不止，三节在汗出不止。

伤寒五六日，不结胸腹濡，脉虚复厥者，不可下，此亡血，下之死。成本、《玉函》"亡"上，有"为"字。《千金翼》作"不可下之，下之亡血死"。

〔程〕诸四逆厥之不可下者，已条而析之矣，更得言夫虚家亦然之故。伤寒五六日，外无阳证，内无胸腹证，脉虚复厥，则虚寒二字，人人知之，谁复下者，误在肝虚则燥而有闭证，寒能涩血故也。故曰此为亡血，下之死。方云：亡与无通。钱本改原文作无血。《金鉴》云"结胸"二字，当是"大便"二字，不结胸腹濡，脉虚复厥，皆无可下之理，而曰不可下，何所谓邪？○按：以上数说，不可从，程注觉允当矣。

发热而厥，七日下利者，为难治。"发"上，《玉函》《千金翼》有"伤寒"二字。

〔钱〕厥多而寒盛于里，复至下利，则腔腹之内，脏腑经络，纯是阴邪，全无阳气，虽真武四逆白通等，温经复阳之法，恐亦未能挽回阳气，故曰难治。

〔志〕上文五节，言热言厥，言下利，或病五六日，或病六七日。此节乃通承上文死证之意而言，发热而厥，至七日而犹然下利者，病虽未死，亦为难治。上文言死证之已见，此言未死之先机。

伤寒脉促，手足厥逆，可灸之。【原注】"促"，一作"纵"。○成本、《玉函》"逆"下，有"者"字。

〔喻〕伤寒脉促，则阳气蹠躇可知，更加手足厥逆，其阳必为阴所格拒，而不能返，故宜灸以通其阳也。

按：汪引常器之云灸太冲穴，未知是否。

伤寒脉滑而厥者，里有热，白虎汤主之。成本《玉函》"热"下，有"也"字。

〔钱〕滑者，动数流利之象，无沉细微涩之形，故为阳脉。乃伤寒郁热之邪在里，阻绝阳气，不得畅达于四肢而厥，所谓厥深热亦深也。

〔鉴〕伤寒脉微细，身无热，小便清白而厥者，是寒虚厥也，当温之。脉乍紧，身无热，胸满而烦。厥者，是寒实厥也，当吐之。脉实大，小便闭，腹满硬痛而厥者，热实厥也，当下之。今脉滑而厥，滑为阳脉，里热可知，是热厥也。然内无腹满痛不大便之证，是虽有热，而里未实，不可下而可清，故以白虎汤主之。

〔印〕此章因厥故，复列于《厥阴篇》中，亦非厥阴之本病也。

《活人书》云：热厥者，初中病，必身热头痛，外别有阳证，至二三日，乃至四五日，方发厥。其热厥者，厥至半日，却身热。盖热气深，则方能发厥，须在二三日后也。若微厥，即发热者，热微故也。其脉虽沉伏，按之而滑，为里有热，其人或畏热，或饮水，或扬手掷足，烦躁不得眠，大便秘，小便赤，外证多昏愦者，知其热厥，白虎汤。又有下证悉具，而见四逆者，是失下后，血气不通，四肢便厥，医人不识，却疑是阴厥，复进热药，祸如反掌。大抵热厥，须脉沉伏而滑，头上有汗，其手虽冷，时复指爪温，须便用承气汤下之，不可拘忌也。

手足厥寒，脉细欲绝者，当归四逆汤主之。《玉函》《千金翼》作"脉为之细绝"，无"者"字。

〔钱〕四肢为诸阳之本，邪入阴经，致手足厥而寒冷，则真阳衰弱可知，其脉微细欲绝者。《素问·脉要精微论》云：脉者血之府也。盖气非血不附，血非气不行，阳气既已虚衰，阴血自不能充实，当以四逆汤，温复其真阳，而加当归以营养其阴血，故以当归四逆汤主之。

当归四逆汤方

当归三两　桂枝三两，去皮　芍药三两　细辛三两○《玉函》作一两　甘草二两，炙　通草二两　大枣二十五枚，擘，一法十二枚○枚，成本作个。

上七味，以水八升，煮取三升，去滓，温服一升，日三服。

〔钱〕手足厥寒，即四逆也，故当用四逆汤。而脉细欲绝，乃阳衰而血脉伏也，故加当归，是以名之曰当归四逆汤也。不谓方名虽曰四逆，而方中并无姜附，不知何以挽回阳气，是以不能无疑也。恐是历年久远，散失遗亡，讹舛于后人之手，未可知也。从来注伤寒家，皆委曲顺解，曾不省察其理，亦何异于成氏之随文顺释乎。

〔柯〕此条证为在里，当是四逆本方加当归，如茯苓四逆之例。若反用桂枝汤攻表，误矣，既名四逆汤，岂得无姜附？

若其人内有久寒者，宜当归四逆加吴茱萸生姜汤。

〔钱〕此承上文言，手足厥寒，脉细欲绝，固当以当归四逆治之矣。若其人平素，内有久寒者，而又为客寒所中，其涸阴沍寒，难于解散，故更加吴茱萸之性燥苦热，及生姜之辛热以泄之，而又以清酒，扶助其阳气，流通其血脉也。

当归四逆加吴茱萸生姜汤方

当归三两　芍药二两，炙○《玉函》作三两　通草二两○《玉函》作三两　桂枝三两，去皮　细辛三两　生姜半斤，切○《千金翼》作八两，方、周、钱、《鉴》作三两　大枣二十五枚，擘　茱萸二升○《玉函》《千金翼》作吴茱萸二两，方、周、钱《鉴》作半斤。

上八味，以水六升，清酒六升，和煮取五升，去滓，温分五服。【原注】一方，水酒各四升。○《玉函》《千金翼》并用水酒各四升。

〔柯〕此本是四逆，与吴茱萸相合，而为偶方也。吴茱萸配附子，生姜佐干姜，久寒始去。

《严氏济生方》通脉四逆汤，治霍乱多寒，肉冷脉绝，即本方加附子。

大汗出，热不去，内拘急，四肢疼，又下利厥逆而恶寒者，四逆汤主之。《千金翼》无"内"字，又作"若"。

〔鉴〕通身大汗出，热当去矣。热仍不去，而无他证，则为邪未尽而不解也。今大汗出热不去，而更见拘急肢疼，且下利厥逆而恶寒，是阳亡于表，寒盛于里也。故主四逆汤，温经以胜寒，回阳而敛汗也。

〔汪〕内拘急，此寒气深入于里，寒主收引，当是腹以内拘急。

按： 方氏云内拘急，四肢疼者，亡津液而骨气不利也。乃以内拘急，为手足拘急，然"内"字不妥帖。

大汗若大下利，而厥冷者，四逆汤主之。《玉函》《千金翼》"汗"下，有"出"字。

〔钱〕上条大汗出，而热不去，此条大汗出，而不言热，是无热矣。或曰上文下利厥逆而恶寒，且多内拘急四肢疼之证，此条亦大下利厥冷，而不恶寒，其不言热，乃阳气犹未飞越于外，得毋较前为稍轻乎？曰无热则阳气更微，大下利则阴邪更盛，故亦以四逆汤主之。

按：《玉函经》此下有两条，曰表热里寒者，脉虽沉而迟，手足微厥，下利清谷，此里寒也。所以阴证亦有发热者，此表热也。曰表寒里热者，脉必滑，身厥舌干也。所以少阴恶寒而倦，此表寒也。时时自烦，不欲浓衣，此里热也。

病人手足厥冷，脉乍紧者，邪结在胸中，心下满而烦，饥不能食者，病在胸中，当须吐之，宜瓜蒂散。《辨可吐篇》"乍紧"，作"乍结"。成本、《玉函》"心下"，作"心中"。

〔印〕曰病人者，非厥阴之为病，而亦非外受之寒邪也，以手足厥冷，故列于《厥阴篇》中。

〔鉴〕病人手足厥冷，若脉微而细，是寒虚也。寒虚者可温可补，今脉乍紧劲，是寒实也。寒实者，宜温宜吐也。时烦吐蛔，饥不能食，乃病在胃中也。今心中烦满，饥不能食，是病在胸中也。寒饮实邪，壅塞胸中，则胸中阳气，为邪所遏，不能外达四肢，是以手足厥冷，胸满而烦，饥不能食也。当吐之，宜瓜蒂散，涌其在上之邪，则满可消，而厥可回矣。

伤寒厥而心下悸，宜先治水，当服茯苓甘草汤，却治其厥，不尔水渍入胃，必作利也。成本、《玉函》"悸"下有"者"字，《玉函》作"与"。

〔钱〕《金匮》云：水停心下，甚者则悸。《太阳篇》中有饮水多者，心下必悸。此二语，虽皆仲景本文。然此条并不言饮水，盖以伤寒见厥，则阴寒在里，里寒则胃气不行，水液不布，必停蓄于心下，阻绝气道，所以筑筑然而悸动，故宜先治其水，当服茯苓甘草汤，以渗利之，然后却与治厥之药，不尔则水液既不流行，必渐渍入胃，寒厥之邪在里，胃阳不守，必下走而作利也。

〔鉴〕伤寒《太阳篇》，汗出表未和，小便不利，此条伤寒表未解，厥而心下悸，二证皆用茯苓甘草汤者。盖因二者见证虽不同，而里无热表未和，停水则同也。故一用之谐和营卫以利水，一用之解表通阳以利水，无不可也。此证虽不曰小便不利，而小便不利之意自在。若小便利，则水不停，则厥悸属阴寒矣，岂宜发表利水耶！

〔汪〕郭雍云：以四逆汤治厥。

《金鉴》云：厥而心下悸者之下，当有"以饮水多"四字。若无此四字，乃阴盛之悸，非停水之悸矣，何以即知是水，而曰宜先治水耶？○按：此说近是，汪氏、周氏以此条证，为热厥兼停水，误矣。

伤寒六七日，大下后，寸脉沉而迟，手足厥逆，下部脉不至，喉咽不利，唾脓血，泄利不止者，为难治，麻黄升麻汤主之。《玉函》无"而"字。"喉咽"，作"咽喉"，成本同。《千金翼》无"寸"字。

〔柯〕寸脉沉迟，气口脉平矣。下部脉不至，根本已绝矣。六腑气绝于外者，手足寒，五脏气绝于内者，利下不禁，喉咽不利，水谷之道绝矣。汁液不化，而成脓血，下濡而上逆，此为下厥上竭，阴阳离决之候，生气将绝于内也。麻黄升麻汤，其方味数多，而分两轻，重汗散而畏温补，乃后世粗工之伎，必非仲景方也。此证此脉，急用参附以回阳，尚恐不救，以治阳实之品治亡阳之证，是操戈下石矣，敢望其汗出而愈哉！绝汗出而死，是为可必，仍附其方，以俟识者。

麻黄升麻汤方

麻黄二两半，去节　升麻一两一分　当归一两一分○《玉函》升麻、当归各一两六铢，《千金翼》同。知母十八铢　黄芩十八铢　葳蕤十八铢，一作菖蒲　芍药六铢　天门冬六铢，去心○《玉函》《千金翼》作麦门冬　桂枝六铢　茯苓六铢　甘草六铢，炙　石膏六铢，碎，绵裹　白术六铢　干姜六铢

上十四味，以水一斗，先煮麻黄一两沸，去上沫，纳诸药，煮取三升，去滓，分温三服，相去如炊三斗米顷令尽，汗出愈。

按：此条证方不对，注家皆以为阴阳错杂之证，回护调停，为之诠释，而柯氏断然为非仲景真方，可谓千古卓见矣，兹不敢繁引诸说云！○又按：《外台》引《小品方》载本方，方后云此张仲景《伤寒论》方。

《伤寒选录》云：此药之大者。若瘟毒瘴利，表里不分，毒邪沉炽，或

咳或脓或血者，宜前药。

伤寒四五日，腹中痛，若转气下趣少腹者，此欲自利也。 "此"，《玉函》作"为"。"趣"，《正脉》本作"趋"，诸本同，唯方本作"趣"。

〔钱〕伤寒四五日，邪气入里，传阴之时也。腹中痛，寒邪入里，胃寒而太阴脾土病也。转气下趋少腹者，言寒邪盛，而胃阳不守，水谷不别，声响下奔，故为欲作自利也。

〔周〕愚按：腹中痛，又何以知是虚寒？若火痛，必自下逆攻而上。若热痛，必胸结烦满而实，故下气转趋，知为寒欲利无疑也。

伤寒本自寒下，医复吐下之，寒格更逆吐下。若食入口即吐，干姜黄芩黄连人参汤主之。 "复吐下之"，《玉函》《千金翼》《全书》作"复吐之"。《玉函》无"若"字，"即吐"，作"即出者"。《千金翼》"寒格"上，有"而"字。

〔王〕按：本自寒下，恐是本自吐下，玩"复"字可见，盖胃寒则吐，下寒则利，胃寒者不宜吐，医反吐之，则伤胃气，遂成寒格，下文文气不贯，当有阙文。

《金鉴》云：经论中并无寒下之病，亦无寒下之文，玩本条下文，寒格更逆吐下，可知"寒下"之"下"字，当是"格"字，文义始属，注家皆释胃寒下利，不但文义不属，且与芩连之药不合。

按：柯本，删"更逆吐下"四字，要之此条，必有误脱。

干姜黄芩黄连人参汤方

干姜　黄芩　黄连　人参各三两

上四味，以水六升，煮取二升，去滓，分温再服。

〔柯〕伤寒吐下后，食入口即吐，此寒邪格热于上焦也。虽不痞硬，而病本于心，故用泻心之半，调其寒热，以至和平。去生姜、半夏者，心下无水气也。不用甘草、大枣者，呕不宜甘也。

〔鉴〕朝食暮吐，脾寒格也。食入即吐，胃热格也。寒格，当以理中汤，温其太阴，加丁香降其寒逆，可也。热格，当用干姜、人参安胃，黄连、黄芩，降胃火也。

按：《金匮》，食已即吐者，大黄甘草汤主之。《金鉴》注文，与此条意同。

《保幼大全》四味人参汤，治伤寒脉迟，胃冷呕吐。即本方。

下利有微热而渴，脉弱者，令自愈。 "令"，成本作"今"，《玉函》无。

〔程〕下利脉绝者死，脉实者亦死，必何如而脉与证合也。缘厥阴下利，为阴寒胜，微热而渴，则阳热复也。脉弱，知邪已退，而经气虚耳，故令自愈。

〔钱〕脉弱者，方见其里气本然之虚，无热气太过，作痈脓便脓血，及喉痹口伤烂赤之变，故可不治，令其自愈也。若或治之，或反见偏胜耳。

按：汪氏、魏氏、周氏，以此条证，为传经热利，误矣。

《溯洄集》云：六经病篇必非叔和所能赞辞也。但厥阴经中下利呕哕诸条，却是叔和因其有厥逆而附，遂并无厥逆而同类者，亦附之耳。

下利脉数，有微热汗出，令自愈，设复紧为未解。【原注】一云：设脉浮复紧。○《千金翼》"有"，作"若"，"令"，成本作"今"，《玉函》《千金翼》作"者"。

〔成〕下利，阴病也。脉数，阳脉也。阴病见阳脉者生，微热汗出，阳气得通也，利必自愈。诸紧为寒，设复脉紧，阴气犹胜，故云未解。

下利，手足厥冷，无脉者，灸之不温，若脉不还，反微喘者死。《玉函》"若"，作"而"。

〔钱〕阴寒下利，而手足厥冷，至于无脉，是真阳已竭，已成死证，故虽灸之，亦不温也。若脉不还，反见微喘，乃阳气已绝，其未尽之虚阳，随呼吸而上脱，其气有出无入，故似喘非喘而死矣。

〔汪〕喘非灸所致，阳气不因灸复，则绝证以次第而至。《尚论篇》云：孤阳随火气上逆而脱，误矣。此条，仲景不言当灸何穴，常器之云：当灸关元、气海二穴。

少阴负趺阳者，为顺也。原本，及《千金翼》、志聪本、锡驹本，接前条，今据成本及《玉函》分为别条。

〔钱〕少阴负趺阳句，疑有脱字，不然何至词不达义邪。前注，皆以少阴为水，趺阳为土，恐土不能制水，得以泛溢而为呕吐下利。予其权于土，土强则水有制，而平成可几。按：此喻注，盖本成注，方意亦同。愚恐犹未合于至理。夫少阴，肾也。水中有火，先天之阳也。趺阳，胃脉也。火生之土，后天之阳也。此承上文下利而言，凡少阴证中，诸阳虚阴盛之证，而至于下利及下利清谷之证，皆由寒邪太盛，非惟少阴命门，真火衰微，且火不能生土，中焦胃脘之阳不守，故亦败泄而为下利。少阴脉虽微细欲绝，而为阴寒所胜，则为少阴之真阳负矣。若趺阳脉尚无亏损，则是先天之阳，虽为寒邪之所郁伏，而后天胃脘之阳尚在，为真阳犹未磨灭，所谓有胃气者生，故为顺也。若趺阳亦负，则为无胃气而死矣。

按：此条未妥帖，钱注稍觉稳当，柯氏删之，盖有所见也。

下利寸脉反浮数，尺中自涩者，必清脓血。

〔**成**〕下利者，脉当沉而迟，反浮数者，里有热也。涩为无血，尺中自涩者，肠胃血散也。随利下必便脓血，清与圊通。《脉经》曰：清者，厕也。按：《脉经》引四时经注。

〔**汪**〕热利而得数脉，非反也，得浮脉则为反矣。兹者寸反浮数，此在里之邪热，不少敛也。尺中涩者，阴虚也。阳邪乘阴分之虚，则其血必瘀，而为脓血。常器之云：宜桃花汤，误矣。愚意云：宜以仲景黄芩汤代之。

按：柯氏以此条，属白头翁汤部，似是。王云：黄连阿胶汤，亦得。

下利清谷，不可攻表，汗出必胀满。"表"上，《玉函》有"其"字。

〔**成**〕下利者，脾胃虚也。胃为津液之主，发汗亡津液，则胃气愈虚，必胀满。

〔**程**〕下利清谷，此为里虚，反攻其表，则汗出而阳从外泄，浊阴得内填，胀满所由来也。汗剂所以发邪阳之在表也。表若无邪，必拔及里阳而外泄，遂生内寒。

〔**汪**〕郭白云云宜通脉四逆汤。

下利脉沉弦者，下重也。脉大者为未止，脉微弱数者，为欲自止，虽发热不死。"也"字，《玉函》无，《千金翼》作"其"。

〔**汪**〕此辨热利之脉也。脉沉弦者，沉主里，弦主急，故为里急后重，如滞下之证也。脉大者，邪热甚也。经云：大则病进，故为利未止也。脉微弱数者，此阳邪之热已退，真阴之气将复，故为利自止也。下利一候，大忌发热，兹者脉微弱而带数，所存邪气有限，故虽发热，不至死耳。

〔鉴〕由此可知滞下脉大，身热者必死也。

〔舒〕按厥阴下利，法当分辨阴阳，确有所据，对证用药，无不立应。但言脉者，玄渺难凭，吾不敢从。

下利脉沉而迟，其人面少赤，身有微热，下利清谷者，必郁冒汗出而解，病人必微厥。所以然者，其面戴阳，下虚故也。

〔汪〕下利脉沉而迟，里寒也。所下者清谷，里寒甚也。面少赤，身微热，下焦虚寒，无根失守之火，浮于上越于表也，以少赤微热之故。其人阳气虽虚，犹能与阴寒相争，必作郁冒汗出而解。郁冒者，头目之际，郁然昏冒，乃真阳之气，能胜寒邪，里阳回而表和顺，故能解也。病人必微厥者，此指未汗出郁冒之时而言，面戴阳系下虚，此申言面少赤之故。下虚，即下焦元气虚。按仲景，虽云汗出而解，然于未解之时，当用何药？郭白云云：不解，宜通脉四逆汤。

〔张〕太阳阳明并病，面色缘缘正赤者，为阳气怫郁，宜解其表。此下利脉沉迟，而面见少赤，身见微热，乃阴寒格阳于外，则外微热，格阳于上，则面少赤，仲景以为下虚者，谓下无其阳，而反在外在上，故云虚也。虚阳至于外越上出，危候已彰，或其人阳尚有根，或用温药，以胜阴助阳，阳得复反而与阴争，瘥可恃以无恐。盖阳返虽阴不能格，然阴尚盛，亦未肯降，必郁冒少顷，然后阳胜而阴出为汗，邪从外解，自不下利矣。

《伤寒绪论》云：戴阳者，面赤如微酲之状，阴证冷极，发躁面赤，脉沉细，为浮火上冲，水极似火也。凡下元虚惫之人，阳浮于上，与在表之邪相合，则为戴阳。阳已戴于头面，而不知者，更行发散，则孤阳飞越，危殆立至矣。大抵阳邪在表之怫郁，必面合赤色，而手足自温。若阴证，虚阳上泛而戴阳，面虽赤足胫必冷，不可但见面赤，便以为热也。

下利脉数而渴者，今自愈。设不瘥，必清脓血，以有热故也。《玉函》《千金翼》"脉"下有"反"字。"今"，《全书》作"令"，程本、魏本同。

〔周〕下利脉数而渴，邪虽未尽，而数为热征，则亦阳气自复之候，而无利久入阴之虞，亦可自愈。而不愈者，必热势向盛，此不但利不止，而必至圊脓血耳。以此推之，则其脉必数而有力者也。

〔汪〕此条，仲景无治法。《补亡论》常器之云：可黄芩汤。

〔王〕黄连汤,《金匮直解》云:脉数而渴,则寒邪去,而利当止。《经》曰:若脉数不解,而下不止,必挟热而便脓血,此有热陷于下焦,使血流腐而为脓也。

下利后脉绝,手足厥冷,时脉还,手足温者生,脉不还者死。《玉函》"脉"上,有"其"字,无"冷"字。"生"下,无"脉"字。"不还"下有"不温"二字,《千金》同。

〔成〕晬时,周时也。

〔钱〕寒邪下利,而六脉已绝,手足厥冷,万无更生之理,而仲景犹云周时脉还,手足温者生,何也?夫利有新久,若久利脉绝,而至手足厥冷,则阳气以渐而虚,直至水穷山尽,阳气磨灭殆尽,脉气方绝,岂有复还之时!惟暴注下泄,忽得之骤利,而厥冷脉绝者,则真阳未至陟绝,一时为暴寒所中,致厥利脉伏,真阳未至陟绝,故阳气尚有还期,此条乃寒中厥阴,非久利也。故云晬时脉还,手足温者生。若脉不见还,是孤阳已绝而死也。

〔柯〕此不呕不烦,不须反佐,而服白通,外灸少阴及丹田气海,或可救于万一。

伤寒下利,日十余行,脉反实者死。《千金翼》"脉"上,有"其人"二字。

〔成〕下利者,里虚也。脉当微弱反实者,病胜脏也,故死。《难经》曰:脉不应病,病不应脉,是为死病。

〔钱〕所谓实者,乃阴寒下利,真阳已败,中气已伤,胃阳绝而真脏脉现也。

〔印〕以上十章,论下利有表里阴阳,寒热气血,邪正虚实,而为审辨之法,故不立方。

按:汪氏以此条证,为热利之死证,恐不然也。

下利清谷,里寒外热,汗出而厥者,通脉四逆汤主之。

〔锡〕夫谷入于胃,藉中土之气,变化而黄,以成糟粕,犹奉心化赤而为血之义也。若寒伤厥少二阴,则阴寒气甚,谷虽入胃,不能变化其精微,蒸津液而泌糟粕,清浊不分,完谷而出,故下利清谷也。在少阴则下利清谷,里寒外热,手足厥逆,脉微欲绝,身反不恶寒。在厥阴则下利清谷,里寒外热,汗出而厥。俱宜通脉四逆汤,启生阳之气,而通心主之脉也。

〔汪〕下利清谷，为里寒也。外热为身微热，兼之汗出，此真阳之气，外走而欲脱也。前条汗出为欲解，此条汗出而反厥，乃阳气大虚也。与通脉四逆汤，以温经固表，通内外阳气。

按：吴人驹云有协热下利者，亦完谷不化，乃邪热不杀谷，其别在脉之阴阳虚实之不同，今验之，小儿此最多。

热利下重者，白头翁汤主之。

〔鉴〕热利下重，乃火郁湿蒸，秽气奔逼广肠，魄门重滞而难出。即《内经》所云：暴注下迫者是也。

《金匮直解》云：热利下重，则热客于肠胃，非寒不足以除热，非苦不足以坚下焦，故加一"热"字，别以上之寒利。

白头翁汤方

白头翁二两○《金匮》《全书》方、魏、钱《鉴》并作三两　黄柏三两　黄连三两　秦皮三两

上四味，以水七升，煮取二升，去滓，温服一升，不愈更服一升。

〔鉴〕白头翁，《神农本经》言其能逐血止腹痛，陶弘景谓其能止毒痢，故以治厥阴热痢。黄连苦寒，能清湿热，浓肠胃；黄柏泻下焦之火；秦皮亦属苦寒，治下痢崩带，取其收涩也。

下利腹胀满，身体疼痛者，先温其里，乃攻其表。温里宜四逆汤，攻表宜桂枝汤。成本脱二"宜"字。

〔喻〕此与《太阳中篇》，下利身疼，用先里后表之法大同。彼因误下，而致下利，此因下利，而致腹胀，总以温里为急者，见曰消之义也。身疼痛有里有表，必清便已调，其痛仍不减，方属于表，太阳条中已悉，故此不赘。

下利欲饮水者，以有热故也，白头翁汤主之。"以"，《玉函》《千金翼》作"为"，无"故"字。

〔钱〕此又申上文热利之见证，以证其为果有热者，必若此治法也。夫渴与不渴，乃有热无热之大分别也。里无热邪，口必不渴，设或口干，乃下

焦无火，气液不得蒸腾，致口无津液耳，然虽渴亦不能多饮。若胃果热燥，自当渴欲饮水，此必然之理也。宁有里无热邪，而能饮水者乎！仲景恐人之不能辨也，故又设此条，以晓之曰下利渴欲饮水者，以有热故也。白头翁汤主之。

下利谵语者，有燥屎也，宜小承气汤。《千金翼》"利"下有"而"字，"者"作"为"，无"也"字。

〔鉴〕下利里虚，谵语里实。若脉滑大，证兼里急，知其中必有宿食也。其下利之物，又必稠黏臭秽，知热与宿食，合而为之也。此可决其有燥屎也，宜以小承气汤下之。于此推之，可知燥屎不在大便硬与不硬，而在里之急与不急，便之臭与不臭也。

〔汪〕下利者，肠胃之疾也。若谵语则胃家实，与厥阴无与，乃肠中有燥屎，不得下也。治宜小承气汤者，此半利半结，只需缓以攻之也。或问，既下利矣，则热气得以下泄，何由而致谵语有燥屎也？答曰：此系阳明腑实，大热之证，胃中糟粕，为邪所壅，留着于内，其未成硬者，或时得下，其已成硬者，终不得出，则燥屎为下利之根，燥屎不得出，则邪热上乘于心，所以谵语，要之此证须以手按脐腹，当必坚痛，方为有燥屎之征。

按：《少阴篇》云少阴病，自利清水，色纯青，心下必痛，口干燥者，急下之，宜大承气汤。《辨可下编》云：下利心下硬者，急下之，宜大承气汤。下利脉迟而滑者，内实也，宜大承气汤。下利不欲食者，有宿食故也，当下之，宜大承气汤。并与此条证同。

下利后更烦，按之心下濡者，为虚烦也，宜栀子豉汤。

〔方〕更烦，言本有烦，不为利除，而转甚也。

〔柯〕虚烦，对实热而言，是空虚之虚，不是虚弱之虚。

〔鉴〕林澜曰：此利后余热之证也。曰下利后利止者，必非虚寒之烦，乃热遗于胸中也。按之心下濡，虽热而非实热，故用此以清其虚烦。

呕家有痈脓者，不可治呕，脓尽自愈。

〔鉴〕心烦而呕者，内热之呕也，渴而饮水呕者，停水之呕也。今呕而有脓者，此必内有痈脓，故曰不可治，但俟呕脓尽自愈也。盖痈脓腐秽，欲去而呕，故不当治。若治其呕，反逆其机，热邪内壅，阻其出路，使无所泄，必致他变，故不可治呕，脓尽则热随脓去，而呕自止矣。郑重光曰：邪热上逆，结为内痈，肺胃之痈是也。

呕而脉弱，小便复利，身有微热见厥者，难治，四逆汤主之。

〔成〕呕而脉弱，为邪气传里。呕则气上逆，而小便反不利，小便复利者，里虚也。身有微热见厥者，阴胜阳也，为难治。与四逆汤，温里助阳。

〔汪〕按：诸条厥利证，皆大便利，此条以呕为主病，独小便利而见厥，前后不能关锁，用四逆汤，以附子散寒下逆气，助命门之火，上以除呕，下以止小便，外以回厥逆也。

干呕吐涎沫，头痛者，吴茱萸汤主之。"沫"下，《玉函》《千金翼》有"而复"二字，方本、喻本脱"头痛"字。

〔张〕凡用吴茱萸汤有三证，一为阳明食谷欲呕，一为少阴吐利，手足厥冷，烦躁欲死，此则干呕吐涎沫头痛，经络证候各殊，而治则一者，总之下焦浊阴之气，上乘于胸中清阳之界，真气反郁在下，不得安其本位，有时欲上不能，但冲动浊气，所以干呕吐涎沫也。头痛者，厥阴之经，与督脉会于巅也。食谷欲呕者，浊气在上也。吐利者，清气在下也。手足厥冷者，阴寒内盛也。烦躁欲死者，虚阳扰乱也。故主吴茱萸汤，以茱萸专主开豁胸中逆气，兼人参姜枣以助胃中之清阳，共襄祛浊之功。由是清阳得以上升，而浊阴自必下降矣。

〔锡〕成氏云：呕者，有声者也。吐者，吐出其物也。故有干呕而无干吐，今干呕吐涎沫者，涎沫随呕而吐出也。

〔钱〕涎沫者，黏饮白沫也。

按： 柯氏云干呕吐涎，是二证不是并见，可谓执拘矣，舒氏云：此条多一"干"字，既吐涎沫，何为干呕？当是呕吐涎沫。盖为阴邪协肝气上逆，则呕吐涎沫，此与柯说同。

《金匮要略》：呕而胸满者，茱萸汤主之。

呕而发热者，小柴胡汤主之。

〔成〕《经》曰：呕而发热者，柴胡证具。

〔钱〕邪在厥阴，惟恐其厥逆下利。若见呕而发热，是厥阴与少阳，脏腑相连，乃脏邪还腑，自阴出阳，无阴邪变逆之患矣。故当从少阳法治之，而以小柴胡汤，和解其半表半里之邪也。

伤寒大吐大下之极虚，复极汗者，其人外气怫郁，复与之水，以发其汗，因得哕，所以然者，胃中寒冷故也。 成本、《玉函》"极汗"下有"出"字。"其人"上有"以"字。

〔钱〕伤寒而大吐大下，则胃中阳气极虚矣。复极汗出者，非又汗之而极出也。因大吐大下之后，真阳已虚，卫外之阳，不能固密，所以复极汗出，乃阳虚而汗出也。愚医尚未达其义，以其人外气怫郁，本是虚阳外越，疑是表邪未解，复与之暖水以发其汗，因而得哕。哕者，呃逆也。其所以哕者，盖因吐下后，阳气极虚，胃中寒冷，不能营运其水耳。水壅胃中，中气遏绝，气逆而作呃逆也。治法当拟用五苓散、理中汤，甚者四逆汤可耳。

《宗印》云：此章与《辨脉篇》之医不知，而反饮冷水，令大汗出，水得寒气，冷必相搏，其人即噎，大意相同。程云：点出"胃中寒冷"字，是亦吴茱萸汤之治也。汪云：理中汤亦可借用之。

《活人书》云：橘皮干姜汤、羌活附子散、半夏生姜汤、退阴散。

伤寒哕而腹满，视其前后，知何部不利，利之即愈。《玉函》"视"作"问"。成本"即"作"则"。

〔锡〕伤寒至哕，非中土败绝，即胃中寒冷，然亦有里实不通，气不得下泄，反上逆而为哕者。《玉机真脏论》曰：脉盛，皮热，腹胀，前后不通，闷瞀，此谓五实。身汗得后利，则实者活。今哕而腹满，前后不利，五实中之二实也。实者泻之，前后，大小便也。视其前后二部之中，何部不利，利之则气得通，下泄而不上逆，哕即愈矣。夫以至虚至寒之哕证，而亦有实者存焉，则凡系实热之证，而亦有虚者在矣。医者能审其寒热虚实，而为之温凉补泻于其间，则人无夭札之患矣。

〔汪〕常器之云：前部不利，猪苓汤。后部不利，调胃承气汤。愚以须小承气汤利之。

按：常氏原于活人，盖前部不利，五苓散、猪苓汤。后部不利，宜三承气。撰而用之，仲景不载主方，意在于此耶。

卷　七

辨霍乱病脉证并治

问曰：病有霍乱者，何？答曰：呕吐而利，此名霍乱。"此名"，成本、《玉函》作"名曰"。《千金翼》"何"下，有"也"字。"名"，作"为"。

〔成〕三焦者，水谷之道路。邪在上焦，则吐而不利。邪在下焦，则利而不吐。邪在中焦，则既吐且利。以饮食不节，寒热不调，清浊相干，阴阳乖隔，遂成霍乱。轻者止曰吐利。重者挥霍撩乱，名曰霍乱。

〔锡〕霍者，忽也。谓邪气忽然而至，防备不及，正气为之仓忙错乱也。胃居中土，为万物之所归，故必伤胃。邪气与水谷之气，交乱于中，故上呕吐而下利也。吐利齐作，正邪纷争，是名霍乱。

《病源候论》曰：霍乱者，人温凉不调，阴阳清浊二气，有相干乱之时，其乱在于肠胃之间者，因遇饮食而变，发则心腹绞痛。其有先心痛者，先吐。先腹痛者，则先痢。心腹并痛者，则吐痢俱发。霍乱，言其病挥霍之间，便致撩乱也。

《千金方》曰：原夫霍乱之为病也。皆因食饮，非关鬼神，饱食肫脍，复餐乳酪，海陆百品，无所不啖，眠卧冷席，多饮寒浆，胃中诸食，结而不消，阴阳二气，拥而反戾，阳气欲降，阴气欲升，阴阳乖隔，变成吐利。头痛如破，百节如解，遍体诸筋，皆为回转，论证虽小，卒病之中，最为可畏。

《外台秘要》《必效方》云：上吐下利者，名为湿霍乱。

按：《文选·蜀都赋》翕响挥霍。刘曰：奄忽之间也。济曰：沸乱貌。《文赋》纷纭挥霍。善曰：挥霍，疾貌。

唐惠琳《藏经音义》云：转霍，呼郭反。按：霍倏，急疾之貌也。霍然，忽霍，皆是也。又霍然，倏忽速疾之貌也。由是考之，成氏云挥霍撩乱，锡驹云忽也，钱云大约是倏忽间，吐泻扰乱之意耳，其义并同。方氏云：霍，吐也。乱，杂乱也。其说不通。

问曰：病发热头痛，身疼恶寒，吐利者，此属何病？答曰：此名霍乱。霍乱自吐下，又利止，复更发热也。成本无下"霍乱"二字。《玉函》"寒"下，有"不复"二字。"此名"，作"当为"，无"自"字、"又"字，《千金翼》"寒"下，有"而复"二字。

〔鉴〕此承上条，以详出其证也。头痛身疼，发热恶寒，在表之风寒暑热为病也。呕吐泻利，在里之饮食生冷为病也。具此证者，名曰霍乱。若自呕吐已，又泻利止，仍有头痛身疼恶寒，更复发热，是里解而表不解也。沈明宗曰：吐利已止，复更发热，乃里气和，而表邪未解，当从解表之法。或无表证，但有腹痛吐利，此为里邪未解，当以和里为主。

〔方〕发热头痛，身疼恶寒，外感也。吐利，内伤也。上以病名求病证，此以病证实病名，反复详明之意。

〔锡〕夫但曰利止，而不曰吐止者，省文也。

伤寒，其脉微涩者，本是霍乱，今是伤寒，却四五日，至阴经上，转入阴必利。本呕下利者，不可治也。欲似大便，而反失气，仍不利者，此属阳明也。便必硬，十三日愈，所以然者，经尽故也。下利后当便硬，硬则能食者愈。今反不能食，到后经中，颇能食，复过一经能食，过之一日当愈，不愈者，不属阳明也。成本、《玉函》、方氏诸本，并"以下利后当便硬"以下，别为一条。《玉函》"本"上，有"素"字。"欲似"，《玉函》及钱本作"似欲"，成本"属"上无"此"字。

〔鉴〕此承上条，辨发热头痛，身疼恶寒，吐利等证，为类伤寒之义也。若有前证，而脉浮紧，是伤寒也。今脉微涩，本是霍乱也。然霍乱初病，即有吐利，伤寒吐利，却在四五日后，邪传入阴经之时，始吐利也。此本是霍乱之即呕吐，即下利，故不可作伤寒治之，俟之自止也。若止后，似欲大便，而去空气，仍不大便，此属阳明也。然属阳明者，大便必硬，虽大便硬，乃伤津液之硬，未可下也。当俟至十三日经尽，胃和津回，便利自可愈矣。若过十三日，大便不利，为之过经不解，下之可也。下利后，肠胃空虚，津液匮乏，当大便硬，硬则能食者，是为胃气复。至十三日，津回便利，自当愈也。今反不能食，是为未复。俟到十三日后，过经之日，若颇食，亦当愈也。如其不愈，是为当愈不愈也。当愈不愈者，则可知不属十三日过经便硬之阳明，当属吐利后胃中虚寒不食之阳明，或属吐利后，胃中虚燥之阳明也。此则非药不可，俟之终不能自愈也。理中脾约，择而用之可矣。

恶寒，脉微【原注】一作□**而复利，利止亡血也，四逆加人参汤主之。**

〔**成**〕恶寒脉微而利者，阳虚阴胜也。利止则津液内竭，故云亡血。《金匮》《玉函》曰：水竭则无血，与四逆汤，温经助阳，加人参生津液益血。

按：《金鉴》曰利止亡血，如何用大热补药？利止，当是利不止。亡血，当是亡阳。钱氏亦疑亡血之为亡阳。然徐大椿曰，按亡阴，即为亡血，不必真脱血也。此说似是。

四逆加人参汤方

甘草二两，炙 附子一枚，生，去皮，破八片 干姜一两半 人参一两

上四味，以水三升，煮取一升二合，去滓，分温再服。《千金》《外台》用人参三两。利甚者加龙骨二两，《小品方》名四顺汤。

〔**魏**〕于温中之中，佐以补虚生津之品，凡病后亡血津枯者，皆可用也，不止霍乱也，不止伤寒吐下后也。

〔**徐**〕今利虽止，而恶寒脉微如故，则知其非阳回而利止，乃津液内竭而利止也，故曰亡血。又当加人参，以生津益血矣。

霍乱头痛，发热身疼痛，热多欲饮水者，五苓散主之。寒多不用水者，理中丸主之。"用"字，方氏，作"欲饮"二字。"丸"，成本作"员"，《玉函》作"汤"，《千金翼》同。

〔**魏**〕伤寒者，外感病。霍乱者，内伤病也。伤寒之发热头痛，身疼恶寒，风寒在营卫。霍乱之头痛、身疼、恶寒，必兼吐下，风寒在胃腑也。风寒外邪，何以遽入于胃腑，则平日中气虚歉，暴感风寒，透表入里，为病于内，因其为风寒客邪，故发热头痛，身疼恶寒。与伤寒同，因其暴感胃腑，故兼行吐利。与伤寒异，此二病分关之源头也。其所以吐利时不热，利止复热者，则亦因中气虚弱，当吐利行时，邪虽在胃，而气散热不能发，利止气收方发耳，亦异于伤寒之热发在表，无作息时也。既明霍乱致病之由，为病

与伤寒之异，而治法方可就其人之寒热施之。热多者，胃虽虚自热。多虚热者，吐利行必大饮水，五苓散主之，导湿清热滋干，所必用也。寒多者，胃素虚且寒，多虚寒者，吐利行，必不用水，理中丸主之，温中燥湿补虚，所必用也。

《伤寒类方》曰：按霍乱之症，皆由寒热之气不和，阴阳拒格，上下不通，水火不济之所致。五苓，所以分其清浊；理中，所以壮其阳气，皆中焦之治法也。

《医史》戴良撰吕沧洲翁传云：内子王病伤寒，乃阴隔阳，面赤足蜷，而下利躁扰不得眠，论者有主寒主温之不一，余不能决。翁以紫雪、金匮理中丸进，徐以水渍甘草干姜汤饮之愈。且告之曰：下利足蜷，四逆证也。苟用常法，则上焦之热弥甚。今以紫雪折之，徐引辛甘以温里，此热因寒用也。闻者皆叹服。

理中丸方【原注】下有作汤加减。○《玉函》丸，作圆。

人参　干姜　甘草炙　**白术**各三两

上四味，捣筛，蜜和为丸，如鸡子黄许大，以沸汤数合，和一丸，研碎温服之，日三四，夜二服，腹中未热，益至三四丸，然不及汤，汤法以四物，依两数切，用水八升，煮取三升，去滓，温服一升，日三服。若脐上筑者，肾气动也，去术，加桂四两。吐多者，去术，加生姜三两。下多者还用术。悸者，加茯苓二两。渴欲得水者，加术，足前成四两半。腹中痛者，加人参，足前成四两半。寒者，加干姜，足前成四两半。腹满者，去术，加附子一枚。服汤后，如食顷，饮热粥一升许，微自温，勿发揭衣被。成本《玉函》"筛"下，有"为末"二字，无"子许"二字。"若脐上"上，有"加减法"三字。"日三四"，瘥后病篇，《玉函》、成本作"日三服"。

〔**方**〕理，治也，料理之谓。中，里也，里阴之谓。参术之甘，温里也。甘草甘平，和中也。干姜辛热，散寒也。

〔**程**〕阳之动始于温，温气得而谷精运，谷气升而中气赡，故名曰理中，实以燮理之功，予中焦之阳也。盖谓阳虚，即中气失守，膻中无发宣之用，六腑无洒陈之功，犹如釜薪失焰，故下至清谷，上失滋味，五脏凌夺，诸证所由来也。参术炙甘，所以守中州。干姜辛以温中，必假之以燃釜薪，而腾阳气，是以谷入于阴，长气于阳，上输华盖，下摄州都，五脏六腑，皆受气矣，此理中之旨也。

〔钱〕后加减方，文理悖谬，量非仲景之法。

《伤寒类方》曰：桂枝汤之饮热粥，欲其助药力以外散。此饮热粥，欲其助药力以内温。

《金匮要略》：胸痹，心中痞，气结在胸，胸满胁下逆抢心，人参汤主之。程林注，此即理中汤也。中气强，则痞气能散，胸满能消，胁气能下，人参、白术所以益脾，甘草、干姜所以温胃。脾胃得其和，则上焦之气开发，而胸痹亦愈。

《千金方》治中汤，治霍乱吐下，胀满，食不消化，心腹痛，即本方。四味㕮咀，以水八升，煮取三升，分三服，不瘥频服三剂。远行防霍乱，依前作丸，如梧子大，服三十丸，如作散服方寸匕，酒服亦得。若转筋者，加石膏三两。又四理顺中丸，已产讫可服此方。新生脏虚，此所以养脏气也。即本方。

《外台秘要》崔氏理中丸，疗三焦不通，呕吐不食，并霍乱吐逆下痢，及不得痢；即本方。及延年理中丸，疗霍乱吐利，宿食不消，于本方加大麦。

又《广济》疗冷热不调，霍乱吐利，宿食不消，理中丸，于本方加良姜、桂心。

又范汪茯苓理中汤，疗霍乱脐上筑而悸，于本方加茯苓、木瓜。

又范汪理中加二味汤，疗霍乱胸满，腹痛吐下，于本方加当归、芍药。

又延年增损理中丸，主霍乱，下气能食，止泄痢，于本方，加厚朴、茯苓。〇《直指》水煎，亦名理中汤。

又《小品方》扶老理中散，疗羸老冷气，恶心食饮不化，腹虚满，拘急短气，及霍乱呕逆，四肢厥冷，心烦气闷流汗，于本方，加麦门冬、附子、茯苓。

《活人书》或四肢拘急，腹满下利，或转筋者，去白术，加附子一枚生用。

《三因方》，病者因饮食过度伤胃，或胃虚不能消化，致翻呕吐逆，物与气上冲蹙胃口，决裂所伤吐出，其色鲜红，心腹绞痛，白汗自流，名曰伤胃吐血，理中汤，能止伤胃吐血者，以其功最理中脘，分利阴阳，安定血脉，方证广如《局方》，但不出吐血证，学人当自知之，或只煮干姜甘草汤饮之，亦妙。见《养生必用》。

又加味理中丸，治饮酒过多，及啖炙爆热食动血，发为鼻衄，于本方中加干葛、川芎各等份。《济生方》不用川芎。《直指方》于本方加木香，治饮食伤胃失血诸证。

又附子理中汤，治五脏中寒，口噤，四肢强直，不语，于本方，加大附子各等分。

《施氏续易简方》有中寒气虚，阴阳不相守，血乃妄行者，《经》所谓阳虚阴必走，是也。咯血吐血，衄血便血，皆有此证，理中汤加官桂治之。人皆知此药能理中脘，不知其有分利阴阳，安定血脉之功也。

又理中汤，治伤寒时气，里寒外热，加五味子、阿胶末等分名顺味丸，治寒邪作嗽甚妙，老人吐泻不止，去甘草加白茯苓一两，名温中汤。

《直指方》理中丸，补肺止寒嗽，于本方，加炒阿胶、五味子、。

又加味理中汤，治肺胃俱寒咳嗽，于本方，加半夏、茯苓、橘红、细辛、五味子，姜枣煎。

又妇人妊娠胎动，腹胁腰痛，下血水者，以真料理中汤，加缩砂佐之。

《体仁汇编》三建汤，此必审真房劳，及冬月真伤寒，方可用，本方加川乌、鹿茸。

《医汇》腹痛全然不思饮食，其人本体素弱而腹冷痛，以手按之则不痛，此亦虚也。本方，如良姜、吴茱萸。

《阴证略例》寒证不能食，理中建中各半汤，为二中汤。

《医经会解》本方，倍白术、人参，加猪苓、泽泻、茯苓、肉桂，名理苓汤。吃忒加丁香、柿蒂。

《张氏医通》衄血，六脉弦细而涩，按之空虚，色白不泽者，脱血也。此大寒证，理中汤加黄芪。

吐利止，而身痛不休者，当消息和解其外，宜桂枝汤小和之。

〔成〕吐利止，里和也。身痛不休，表未解也。与桂枝汤小和之。《外台》云：里和表病，汗之则愈。

〔方〕消息，犹斟酌也。小和，言少少与服，不令过度之意也。

《伤寒直格》，消息，谓损益多少也。

吐利汗出，发热恶寒，四肢拘急，手足厥冷者，四逆汤主之。

〔志〕吐利汗出，乃中焦津液外泄，发热恶寒，表气虚也。四肢拘急，津液竭也。手足厥冷者，生阳之气，不达于四肢，故主四逆汤，启下焦之生阳，温中焦之土气。

既吐且利，小便复利，而大汗出，下利清谷，内寒外热，脉微欲绝者，四逆汤主之。内，《玉函》作里。

〔钱〕吐利，则寒邪在里，小便复利，无热可知，而大汗出者，真阳虚衰，而卫气不密，阳虚汗出也。下利清谷，胃寒不能杀谷也。内寒外热，非表邪发热，乃寒盛于里，格阳于外也。阴寒太甚，阳气寖微，故脉几欲绝也。急当挽救真阳，故以四逆汤主之。

按：据《少阴篇》《厥阴篇》之例，此条所主，当是通脉四逆汤。

吐已下断，汗出而厥，四肢拘急不解，脉微欲绝者，通脉四逆加猪胆汤主之。成本《玉函》"胆"下，有"汁"字。《外台》不用猪胆汁，《千金》同。

〔锡〕吐已下断者，阴阳气血俱虚，水谷津液俱竭，无有可吐而自已，无有可下而自断也。故汗出而厥，四肢拘急之亡阴证，与脉微欲绝之亡阳证，仍然不解，更宜通脉四逆加猪胆，启下焦之生阳，而助中焦之津液。

〔志〕霍乱之证，至汗出而厥，四肢拘急，脉微欲绝，乃惟阴无阳，用四逆汤，不必言矣。又加胆汁人尿者，津液竭而阴血并虚，不当但助其阳，更当滋益其阴之意。

按：志聪、锡驹注，本方更加人尿，然原文中无所考，盖据白通加猪胆汁汤，而有此说耳。锡驹云：每见夏月霍乱之证，四肢厥逆，脉微欲绝，投以理中四逆，不能取效，反以明矾少许，和凉水服之而即愈，亦即胆汁人尿之意。先贤立法，可谓周遍详明矣。霍乱用矾石，原见于华佗危病方，与胆汁、人尿，盖其意迥别。

通脉四逆加猪胆汤方

甘草二两，炙　干姜三两，强人可四两　猪胆汁半合○《玉函》作四合，《肘后》，作一合　附子大者一枚，生，去皮，破八片

上四味，以水三升，煮取一升二合，去滓，纳猪胆汁，分温再服。其脉即来，无猪胆，以羊胆代之。

〔吴〕汗出而厥，阳微欲绝，而四肢拘急，全然不解，又兼无血以柔其筋，脉微欲绝，固为阳之欲亡，亦兼阴气亏损，故用通脉四逆以回阳，而加猪胆汁以益阴，庶几将绝之阴，不致为阳药所劫夺也。注认阳极虚，阴极盛，故用反佐之法，以通其格拒，误矣。按：成氏、方氏、钱氏、《金鉴》，并同。

程云：吐已下断，犹阴邪坚结，阳气难伸，所以证则汗出而厥，四肢拘急不解，脉则微而欲绝，此汤主之。于回阳救急中，交通其气，善后犹难为力如此，敢不慎厥初哉！○按：此亦一说，故附存于此。

吐利发汗，脉平，小烦者，以新虚不胜谷气故也。《发汗吐下后篇》"汗"下，有"后"字。

〔**魏**〕吐利发汗后，脉遂就平，病遂瘥可，此尤为素日胃气有余，而病邪轻微之效也。但余小烦，乃胃气暴为吐下所虚，非素虚乃新虚也。胃既新虚，仍与以旧日之谷数，则谷气多于胃气，所以不胜谷气，而作小烦也。仲景不言治法，盖损其谷则愈之治，见于大病瘥后之条矣。故不复赘此，凡病可云然也。

辨阴阳易瘥后辨劳复病脉证并治

伤寒阴阳易之为病，其人身体重，少气，少腹里急，或引阴中拘挛，热上冲胸，头重不欲举，眼中生花，【原注】"花"，一作"眵"。膝胫拘急者，烧裈散主之。"花"下，《玉函》有"眼胞赤"三字。《千金翼》作"痂胞赤花"。巢源，作"眯"。

〔成〕大病新瘥，血气未复，余热未尽，强合阴阳得病者，名曰易。男子新病瘥未平复，而妇人与之交得病，名曰阳易。妇人新病瘥未平复，男子与之交得病，名曰阴易。按：以上，出巢源。以阴阳相感动，其余毒相染着，如换易也。其人病身体重，少气者，损动真气也。少腹里急，引阴中拘挛，膝胫拘急，阴气极也。热上冲胸，头重不欲举，眼中生花者，感动之毒，所易之气，熏蒸于上也。与烧裈散，以导阴气。

〔钱〕男女一交之后，自然元气空虚，余邪错杂于精气之中，走入精隧，溢入经络，乘其交后虚隙之中，入而浸淫于脏腑筋骨脉络俞穴之间，则正气因邪而益虚，邪气因虚而益盛，故有此阴盛阳衰之诸证也。邪入阴经，身体必重，真阳亏损，三焦不运，宗气不行，所以少气，邪从阴窍，而溜入少阴厥阴，故少腹里急。若里急之甚，或引阴中拘挛，皆阴邪之所致也。阴邪在下，而虚阳上走，故热上冲胸，头重不欲举，眼中生花，下焦虚冷，所以膝胫拘急也。此真所谓阴阳之患，故以烧裈散主之。

《肘后方》两男两女，并不自相易，则易之为名，阴阳交换之谓也。

方云：伤寒，包中风而言也。易，犹交易、变易之易。言大病新瘥，血气未复，强合阴阳，则二气交感，互相换易，而为病也。

烧裈散方

妇人中近隐处，取烧作灰

上一味，水服方寸匕，日三服，小便即利，阴头微肿，此为愈矣。妇人病，取男子烧服。成本、《玉函》作"上取妇人中裈近隐处，剪烧灰，以水和服方寸匕，日三服，小便即利，阴头微肿则愈。妇人病，取男子剪裆烧灰"。

〔钱〕男女之交媾，易所谓二气感应，以相与也。以未净之邪，随交合之情，精神魂魄，无不动摇，翕然而感，感而遂通，混入于少阴之里，故以近隐处之裈裆，引出其阴中之邪，所谓物从其类，同气相求之义也。

〔鉴〕男女裈裆，浊败之物也。烧灰用者，取其通散，亦同气相求之义耳。服后或汗出，或小便利则愈，阴头微肿者，是所易之毒，从阴窍而出，故肿也。

《伤寒蕴要》曰：阴阳易，仲景治以烧裈散，《活人书》以猳鼠屎汤、栝楼根竹茹汤、竹皮汤、当归白术散之类主之，易老分寒热而治。若伤在少阴肾经，有寒无热者，以附子汤，调下烧裈散。若伤在厥阴肝经者，以当归四逆汤，加吴茱萸、附子，送下烧裈散主之。如有热者，以猳鼠屎竹茹汤之类，送下烧裈散主之。要在审察脉症，分其冷热而治矣。

《阴证略例》曰：若阴阳易，果得阴脉，当随证用之。若脉在厥阴，当归四逆汤，送下烧裈散。若脉在少阴，通脉四逆汤，送下烧裈散。若脉在太阴，四顺理中丸，送下烧裈散。

《证治准绳》曰：尝治伤寒病未平复，犯房室，命在须臾，用独参汤，调烧裈散。凡服参一二斤余，得愈者三四人，信哉！用药不可执一也。

大病瘥后，劳复者，枳实栀子汤主之。

〔钱〕凡大病新瘥，真元大虚，气血未复，精神倦怠，余热未尽，但宜安养，避风节食，清虚无欲，则元气日长，少壮之人，岂惟复旧而已哉！若不知节养，必犯所禁忌，而有劳复女劳复食复饮酒复剧诸证矣。夫劳复者，如多言多虑，多怒多哀，则劳其神。梳洗澡浴，早坐早行，则劳其力。皆可令人重复发热，如死灰之复燃，为重复之复，故谓之复。但劳复之热，乃虚热之从内发者，虽亦从汗解，然不比外感之邪，可从辛温发散取汗也。故以枳实栀子豉汤主之。惟女劳复，虽为劳复之一，而其见证危险，治法迥别，多死不救。所以吴绶谓前人有大病新瘥，如大水浸墙，水退墙苏，不可轻犯之喻也。

〔喻〕劳复，乃起居作劳，复生余热之病，方注作女劳复，大谬。

《病源候论》曰：伤寒病新瘥，津液未复，血气尚虚，若劳动早，更复成病，故云复也。若言语思虑，则劳神，梳头澡洗则劳力，劳则生热，热气乘虚，还入经络，故复病也。又大病之后，脾胃尚虚，谷气未复，若食猪肉肠血肥鱼，及久腻物，必大下利，医所不能治也。必至于死，若食饼饵、粢黍、饴脯、炙脍、枣栗诸果脯物，及牢强难消之物，胃气虚弱，不能消化，必更结热。适以药下之，则胃虚冷。大利难禁，不可下之，必死，下之亦危，皆难救也。

枳实栀子汤方○成本、《玉函》"子"下，有"豉"字。

枳实三枚，炙　栀子十四个，擘　豉一升，绵裹

上三味，以清浆水七升，空煮取四升，纳枳实、栀子，煮取二升，下豉，更煮五六沸，去滓，温分再服，覆令微似汗。若有宿食者，纳大黄如博棋子，五六枚，服之愈。"清浆水"，《千金》作"酢浆"，《千金翼》同。"空煮取四升"，《玉函》作"空煎减三升"。"纳大黄"，成本作"加大黄"。"子"下，成本有"大"字，无"服之愈"三字。"五六枚"，《千金》《外台》作"一枚"。

〔成〕劳复则热气浮越，与枳实栀子豉汤以解之。食复则胃有宿积，加大黄以下之。

〔汪〕劳复证，以劳则气上，热气浮越于胸中也。故用枳实为君，以宽中下气；栀子为臣，以除虚烦；香豉为佐，以解劳热。煮以清浆水者，以瘥后复病，宜助胃气也。

〔周〕如果虚劳而复，当用补矣，乃立此汤，虽曰劳复，实食复也。何也？新瘥未必大劳，或偶不慎起居，致食不能消化者有之。若有宿食，竟自过饱矣，故枳实宽中破结，栀子散热除烦，香豉解虚热微汗，合三物之苦寒，主劳伤之复热也。如多食停滞，因生热者，必按之痛，宜加大黄去之，快愈之速，使不大耗胃液也。设不知者，以病后不可用，所损多矣。

《伤寒类方》曰：浆水，即淘米泔水，久贮味酸，为佳。《本草蒙筌》曰：浆水造法，炊粟米，热投冷水中，浸五六日，生白花，色类浆者。《医方祖剂》曰：浆水，乃粆米和曲酿成，如酢而淡。《字汇》曰：浆，米汁也。吴云：清浆水，一名酸浆水，炊粟米，熟投冷水中，浸五六日，味酢，生白花，色类浆，故名。若浸至败者，害人，其性凉善走，能调中宣气，通关开胃，解烦渴，化滞物。○按：李时珍引嘉谟云：浆水，酢也。误。

《千金方》羊脂煎方后云：棋子，大小如方寸匕。又《服食门》博棋子，长二寸，方一寸。

《伤寒蕴要》枳实栀子汤，治食复劳复，身热心下痞闷，如有宿食不下，大便秘实，脉中有力者，可加大黄。《内外伤辨惑论》食膏粱之物过多，烦热闷乱者，亦宜服之。

伤寒瘥以后，更发热，小柴胡汤主之。脉浮者，以汗解之，脉沉实

【原注】一作紧。**者，以下解之。** 成本、《玉函》"热"下有"者"字。

〔钱〕伤寒既瘥以后，更发热者，若病后余气作虚热，固当以柴胡、黄芩，清解余热，以人参补其病后之虚，而以姜枣和之。若复感外邪而发热，亦属病后新虚，理宜和解，但察其脉证之有类于半表半里之少阳者，以小柴胡汤主之。若脉浮则邪盛于表，必有可汗之表证，仍当以汗解之，但病后新虚，不宜用麻黄过汗，使伤卫亡阳。若脉沉实者，沉为在里，实则胃实，仍当用下法解之，但卫气已虚，不宜用承气峻下，宜消息其虚实，或小承气，或调胃，或如博棋子之法，随其轻重，以为进止，可也。

〔方〕脉浮，有所重感也。沉脉，饮食失节也。

按： 喻云汗下之法，即互上条，汗用枳实栀豉微汗，下用枳实栀豉加大黄微下也。此恐非是。

《千金方》黄龙汤，治伤寒瘥后，更头痛壮热烦闷方，仲景名小柴胡汤。

大病瘥后，从腰以下，有水气者，牡蛎泽泻散主之。

〔钱〕大病后，若气虚，则头面皆浮，脾虚则胸腹胀满，此因大病之后，下焦之气化失常，湿热壅滞，膀胱不泻，水性下流，故但从腰以下，水气壅积，膝胫足跗，皆肿重也。以未犯中上二焦，中气未虚，为有余之邪，脉必沉数有力，故但用排决之法，而以牡蛎泽泻散主之。

牡蛎泽泻散方

牡蛎熬　泽泻　蜀漆暖水洗去腥　葶苈子熬　商陆根熬　海藻洗去咸　栝楼根各等分

上七味，异捣，下筛为散，更于臼中治之，白饮和服方寸匕，日三服。小便利，止后服。成本"葶苈"下，无"子"字。"于臼"，作"入臼"。钱本、《金鉴》"葶苈"上有"苦"字。

〔钱〕牡蛎咸而走肾，同渗利，则下走水道。泽泻利水入肾，泻膀胱之火，为渗湿热之要药。栝楼根，解烦渴，而行津液，导肿气。蜀漆，能破，其为驱痰逐水必用之药。苦葶苈，泄气导肿，去十肿水气。商陆，苦寒，专于行水，治肿满，小便不利，海藻，咸能润下，使邪气自小便出也。

〔鉴〕此方，施之于形气实者，其肿可随愈也。若病后土虚，不能制水，肾虚不能行水，则又当别论，慎不可服也。

大病瘥后，喜唾，久不了了，胸上有寒，当以丸药温之，宜理中丸。《玉函》、成本"胸上"，作"胃上"。《玉函》无"以丸药"三字。

〔方〕唾，口液也。寒以饮言。

〔锡〕大病瘥后喜唾者，脾气虚寒也。脾之津为唾，而开窍于口，脾虚不能摄津，故反喜从外窍而出也。久不了了者，气不清爽也。所以然者，以胃上有寒，故津唾上溢，而不了了也。

〔钱〕胃上者，胃之上口，贲门也。不用理中汤，而用理中丸者，非取其缓也。因病后余症，不必用大剂力救，但欲其常服耳。

〔周〕理中者，理中焦，利在下焦，已为非治，今寒在胃上，何宜理中乎，不知痰积膈上者，总胃虚不能健运也。设复以逐饮破滞之药与之，痰即出矣。独不虑今日之痰虽去，而明日之痰复积乎？惟温补其胃，自使阳气得以展布，而积者去，去者不复积已。

伤寒解后，虚羸少气，气逆欲吐，竹叶石膏汤主之。成本"吐"下，有"者"字。

〔汪〕伤寒，本是热病，热邪所耗，则精液销铄，元气亏损，故其人必虚羸少气。气逆欲吐者，气虚不能消饮，胸中停蓄，故上逆而欲作吐也。与竹叶石膏汤，以调胃气散热逆。

〔钱〕仲景虽未言脉，若察其脉虚数，而渴者，当以竹叶石膏汤主之。虚寒者，别当消息也。

竹叶石膏汤方

竹叶二把　石膏一斤　半夏半升，洗　麦门冬一升，去心　人参二两○《玉函》成本作三两　甘草二两，炙　粳米半升

上七味，以水一斗，煮取六升，去滓，纳粳米，煮米熟，汤成去米，温服一升，日三服。

〔鉴〕是方也，即白虎汤去知母，加人参、麦门冬、半夏、竹叶，以大寒之剂，易为清补之方，此仲景白虎变方也。

〔钱〕竹叶性寒，而止烦热。石膏入阳明，而清胃热。半夏蠲饮而止呕吐。人参补病后之虚，同麦冬而大添胃中之津液。又恐寒凉损胃，故用甘草

和之，而又以粳米，助其胃气也。

《本草》序例云：凡云一把者，二两为正。

《千金方》本方用生姜四两，《外台秘要》文仲疗天行表里虚烦，不可攻者，竹叶汤，本方用石膏一升，人参二两，粳米一升。方后云：此仲景方。

《千金》竹叶汤，治产后虚渴，少气力，于本方去石膏、粳米加茯苓、大枣、小麦。

《千金》《月令》主风毒脚气，多睡心中悸，石发攻心，口干方，于本方去半夏、粳米、甘草，加茯苓、生姜。

《外台》崔氏疗骨蒸，唇干口燥，欲得饮水，止渴，竹叶饮，于本方去石膏，加生姜、大枣。

《王氏易简方》，既济汤，治发热下利者，于本方去石膏，加熟附子。

《和剂局方》竹叶石膏汤，治伤寒时气，表里俱虚，遍身发热，心胸烦闷，或得汗已解，内无津液，虚羸少气，胸中烦满，气逆欲吐，及诸虚烦热，并宜服之。诸虚烦热，与伤寒相似，但不恶寒，身不疼痛，头亦不痛，脉不紧数，即不可汗下，宜服此药。即本方。

《总病论》竹叶汤，治虚烦病，兼治中渴吐逆，而脉滑数者。即本方。

《直指方》本方，治伏暑内外热炽，烦躁大渴。

《伤寒选录》竹叶汤，阳明汗多而渴，衄而渴欲水，水入即瘥后渴，即本方，汤成去滓，入生姜自然汁三匙，再煎一沸服，神效。

《证治要诀》热嗽诸药不效，竹叶石膏汤，去竹叶，入粳米，少加知母，多加五味、杏仁，此必审是伏热，在上焦心肺间者可用。

《张氏医通》上半日嗽多，属胃中有火，竹叶石膏汤，降泄之。

又唇青有二：若唇与爪甲俱青，而烦渴引饮者，为热伏厥阴，竹叶石膏汤。若唇青，厥冷而畏寒，振振欲擗地者，为寒犯少阴，真武汤。

又夏月感冒吐泻霍乱，甚则手足厥逆，少气，唇面爪甲皆青，六脉俱伏，而吐出酸秽，泻下臭恶，便溺黄赤者，此火伏于厥阴也。为热极似阴之候，急作地浆，煎竹叶石膏汤，误作寒治必死。

《夷坚志》袁州天庆观主首王自正病伤寒，旬余，四肢乍冷乍热，头重气塞，唇寒面青，累日不能食，势已甚殆。医徐生诊之曰：脉极虚，是为阴证，必服桂枝汤乃可。留药而归，未及煮，若有语之，曰何故不服竹叶石膏汤？王回顾不见，如是者三。遂买见成药两帖，付童使煎，即尽其半，先时头不能举，若戴物千斤，倏尔轻清，唇亦渐暖，咽膈通畅。无所碍，悉服之，少顷，汗出如洗，径就睡，及平旦脱然如常时。自正为人谨饬，常茹素，与人斋醮尽诚，故为神所如此。

病人脉已解，而日暮微烦，以病新瘥，人强与谷，脾胃气尚弱，不能消谷，故令微烦，损谷则愈。"病人"，《玉函》作"伤寒"。

〔喻〕脉已解者，阴阳和适，其无表里之邪可知也。日暮微烦者，日中卫气行阳，其不烦可知也。乃因脾胃气弱，不能消谷所致。损谷则脾胃渐趋于旺，而自愈矣。注家牵扯日暮为阳明之王时，故以损谷为当小下。

成注：不知此论瘥后之证，非论六经转阳明之证也。方注：日暮，即《内经》日西而阳气已衰之意，所以不能消谷也。损谷，当是减损谷食，以休养脾胃，不可引前条宿食例，轻用大黄，重伤脾胃也。

〔魏〕损其谷数，每食一升者，食七合，食五合者，食三合，俟胃脾渐壮，谷渐增益，亦节饮食防病复之一道也。

《玉函经》病后劳复，发热者，麦门冬汤主之。方与《金匮要略》咳嗽篇所载同。○此条今本遗脱，当是仲景旧文。

附

引用书简称全称对照

《说文》:汉·许慎《说文解字》

《诗·王风》:《诗经·王风》

《曹风》:《诗经·曹风》

《史·孟轲列传》:《史记·孟轲列传》

《史·秦始皇纪》:《史记·秦始皇纪》

《汉·平帝纪》:《汉书·平帝纪》

《汉·萧望之传》:《汉书·萧望之传》

《隋·经籍志》:《隋书·经籍志》

《后汉·李膺传》:《后汉书·党锢传·李膺传》

《楚语》:《国语·楚语》

《后汉·光武纪》:《后汉书·光武帝纪》

《公羊》:东汉·何休《春秋公羊传解诂》

《述哀诗》:南北朝·江淹《潘黄门岳述哀》

《家语》:魏·王肃《孔子家语》

《千金方》《千金》:唐·孙思邈《备急千金要方》

《礼·哀公问》:《礼记·哀公问》

《易·系辞》:《易经·系辞》

《甲乙经·序》:《针灸甲乙经·序》

《书·微子》:《尚书·商书·微子》

《素问》《素》:《黄帝内经·素问》

《书·毕命》:《尚书·毕命》

《九卷》《灵枢》《灵》:《黄帝内经·灵枢》

《神农本经》《本草经》《本经》:《神农本草经》

《甲乙经》:唐·孙思邈《针灸甲乙经》

《金匮》:东汉·张仲景《金匮要略》

《玉函经》《玉函》:《金匮玉函经》

《医统正脉》《正脉》:明·王肯堂《古今医统正脉全书》

《礼·王制》:《礼记·王制》

《明理论》:金·成无己《伤寒明理论》

《准绳》:明·王肯堂《证治准绳》

《金鉴》:清·吴谦《医宗金鉴》

《原病式》:金·刘完素《素问玄机原病式》

《肘后方》《肘后》:晋·葛洪《肘后备急方》

《后条辨》:清·程郊倩《伤寒论后条辨》

《条辨》:明·方有执《伤寒论条辨》

《外台》《外台方》:唐·王焘《外台秘要》

《本事方》:宋·许叔微《普济本事方》

《千金翼》《翼》:唐·孙思邈《千金翼方》

《经》:《黄帝内经》

《总病论》:宋·庞安常《伤寒总病论》

《溯源集》:顾宪章《伤寒溯源集》

《直格》:金·刘完素《伤寒直格》

《元戎》:元·王好古《医垒元戎》

《百一选方》:宋·王璆原《是斋百一选方》

《类要》《类要方》:北宋·高若讷《伤寒类要》

《类方》:清·徐大椿《伤寒类方》

《直指方》《直指》:宋·杨士瀛《仁斋直指方》

《集验》:姚僧垣《集验方》

《病源候论》《病源》:隋·巢元方《诸病源候论》

《圣惠方》《圣惠》:《太平圣惠方》

《局方》《和剂局方》：《太平惠民和剂局方》

《活人》《活人书》：宋·朱肱《类证活人书》

《三因方》《三因》：宋·陈言《三因极一病证方论》

《缵论》：清·张璐《伤寒缵论》

《补亡论》：宋·郭雍《伤寒补亡论》

《别录》：《名医别录》

《纲目》：明·楼英《医学纲目》

《续易简方》：南宋·卢祖常《续易简方后集》

《济生》《济生方》：南宋·严用和《严氏济生方》

《集注》：清·张志聪《伤寒论集注》

《全书》：清·刘常彦《医学全书》

《古今医统》：明·徐春甫《古今医统大全》

《保命集》：宋·刘完素《素问病机气宜保命集》

《方论》：清·柯琴《古今名医方论》

《蕴要》：明·吴绶《伤寒蕴要全书》

《全生集》：明·陶华《伤寒全生集》

《本草》：南朝梁·陶弘景《本草经集注》

《妇人良方》：宋·陈自明《妇人大全良方》

《医彀》：明·程式《程氏医彀十六卷》

《宣明论》：金·刘完素《宣明论方》

《宗印》：清·张志聪《伤寒宗印》

《拔萃方》：元·杜思敬《济生拔萃方》

《图经》：北宋·王惟一《铜人腧穴针灸图经》

《书》：《尚书》

《诗》：《诗经》

《小儿直诀》：北宋·钱乙《小儿药证直诀》

《直解》：清·张锡驹《伤寒直解》

《内台方》：明·许宏《金镜内台方议》

《指迷方》：宋·王贶《全生指迷方》

《活人总括》：南宋·杨士瀛《伤寒类书活人总括》

《六书》：明·陶华《伤寒六书》

《溯洄集》：元·王履《医经溯洄集》